Anne Alvarez

Das denkende Herz

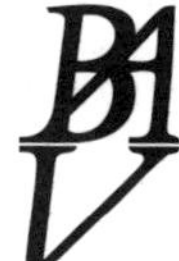

»Minutiös diagnostiziert Alvarez den psychischen Zustand ihrer Patienten, unterscheidet beispielsweise sehr genau, ob ein Kind auf psychopathische Weise von Gewalt fasziniert ist oder einfach voller Gewalt ist, die es nicht verarbeiten kann (...). Anne Alvarez hat wirklich etwas zu sagen.« (*Herbert Kley, Psyche*)

Alvarez unterscheidet drei Ebenen von psychischen Zuständen und damit auch von technischen Herangehensweisen: erstens eine Ebene, auf der erklärende Deutungen im eigentlichen Sinn möglich und nötig sind, also die mehr oder weniger neurotischen Zustände; dann eine Ebene, die eher Beschreibungen des Zustandes erfordert, um auf diese Weise die eigene innere Verfassung für Patienten erlebbar zu machen; drittens eine Ebene, auf der es um Zustände geht, in denen die Patienten keine Hoffnung mehr zu haben scheinen, überhaupt auf ein interessiertes und vor allem auch auf ein interessantes Objekt zu stoßen, das es wert wäre, Kontakt zu ihm aufzunehmen.

Anne Alvarez, PhD, Psychologin, Psychoanalytikerin für Kinder und Jugendliche in freier Praxis, Leiterin des Autismusprojektes und Dozentin an der Tavistock Clinic und dem San Francisco Psychoanalytic Society Child Program. Zahlreiche Veröffentlichungen, bei Brandes & Apsel: *Zum Leben wiederfinden* (2001).

Monika Noll, renommierte Übersetzerin psychoanalytischer und anderer Literatur, lebt in Berlin.

Anne Alvarez

Das denkende Herz

Drei Ebenen
psychoanalytischer Therapie
mit gestörten Kindern

Aus dem Englischen übersetzt
von Monika Noll

Brandes & Apsel

Deutsche Originalausgabe des 2012 bei Routledge erschienenen Werkes
The Thinking Heart.
Three levels of psychoanalytic therapy with disturbed children

Die Übersetzung wurde freundlicherweise gefördert
von Susanne Zimmermann von Siefart.

Schriften zur Psychotherapie und Psychoanalyse
von Kindern und Jugendlichen, Band 27

1. Auflage 2014

Umschlag und DTP: Felicitas Müller, Brandes & Apsel Verlag,
unter Verwendung des Bildes Frauenkopf *Sarah* (Acryl auf Leinwand, 2009)
von Hannelore Schäfer, Reichelsheim
Druck: STEGA TISAK d.o.o., Printed in Croatia
Gedruckt auf einem nach den Richtlinien des Forest Stewardship Council (FSC) zertifizierten, säurefreien, alterungsbeständigen und chlorfrei gebleichten Papier.

Bibliografische Information der Deutschen Nationalbibliothek:
Die Deutsche Nationalbibliothek verzeichnet diese Publikation in der Deutschen Nationalbibliografie; detaillierte bibliografische Daten sind im Internet über www.ddb.de abrufbar.

ISBN 978-3-95558-066-7

Inhalt

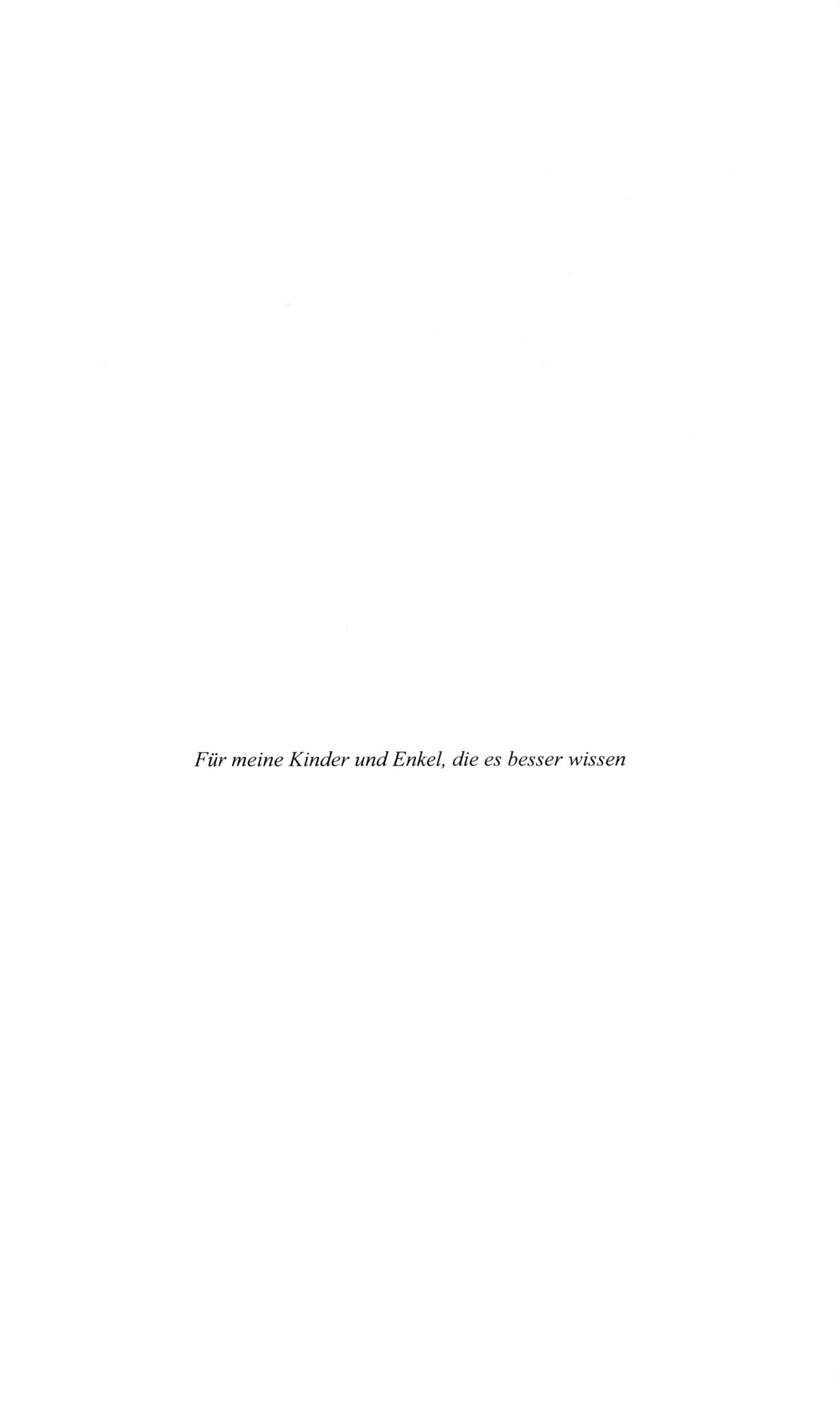

Für meine Kinder und Enkel, die es besser wissen

Dank

Teile der Einführung und des ersten Kapitels konnte ich 2001 dem Center for Psychoanalysis in San Francisco vortragen. Mein Dank geht auch an die vielen anderen psychoanalytischen und psychotherapeutischen Vereinigungen – darunter die Canadian Association of Psychoanalytic Child Therapists und die Association of Child Psychotherapists (UK) –, denen ich danach meine These von den drei Ebenen vorstellte und die das Buch mit ihren Diskussionen nachhaltig geprägt haben. Eine erste Fassung von Kapitel 1 erschien 2010 unter dem Titel: »Levels of analytic work and levels of pathology: the work of calibration« (Ebenen der analytischen Arbeit und Ebenen der Pathologie: Das Abstufen) im *International Journal of Psychoanalysis* 91, Heft 4, S. 859–878. Danken möchte ich den lektorierenden Kollegen, die mir bei der Klärung meines Denkens behilflich waren. Eine erste Fassung von Kapitel 2 erschien 1997 in: Susan Reid (Hrsg.), *Developments in Infant Observation: The Tavistock Model* (London: Routledge), S. 123–139. Dankbar bin ich Piera Fiurgiuele, die ihr Plazet zur Publikation der hier überarbeiteten Fassung gab. Kapitel 3 erschien 1995 in einer ersten Fassung unter dem Titel »Fantasía inconscia, pensare e camminare: alcune riflessioni preliminare« in *Richard e Piggle* 3, Heft 2, S. 190–206. Den Herausgebern danke ich für die freundliche Genehmigung, den Text in der hier überarbeiteten Form zu übernehmen. Kapitel 4 beruht auf der Annual Lecture von 1995 für das *British Journal of Psychotherapy*. Die Textfassung erschien 1998 unter dem Titel »Failures to link: attacks or defects? Some questions concerning the thinkability of Oedipal and pre-Oedipal thoughts« (Nicht verbinden können: Angriff oder Defekt? Fragen zur Denkbarkeit ödipaler und präödipaler Gedanken) im *Journal of Child Psychotherapy* 24, Heft 2, S. 213–231. Eine frühere Fassung von Kapitel 5 veröffentlichte ich zusammen mit Anne Harrison und Edna O'Shaughnessy unter dem Titel »Symposium on Frustration« (Symposium zum Thema Versagung) im *Journal of Child Psychotherapy* 25, Heft 2, S. 167–198. Kapitel 6 erschien 1997 in erster Fassung unter dem Titel »Projective identification as a communication: its grammar in borderline psychotic children« (Projektive Identifizierung als Kommunikation: ihre Grammatik bei psychotischen Kindern) in *Psychoanalytic Dialogues* 7, Heft 6, S. 753–768. Eine erste Fassung von Kapitel 7 erschien 1995 unter dem Titel »Motiveless malignity: problems in the psychotherapy of psychopathic patients« (Unmotivierte Bösartigkeit: Probleme bei der Psychotherapie psychopathischer Patienten) im *Journal of Child Psychotherapy* 21, Heft 2, S. 167–182. Im Jahr darauf erschien eine weitere Fassung in: M. O. de A. Franca und R. Almedia (Hrsg.), *Anne Alvarez in São Paulo: Seminars* (São Paulo: Sociedade Brasileira de Psicanálise de São Paulo). Kapitel 8 erschien 2006 in einer ersten Fassung unter dem Titel »Narzissmus und das dumme Objekt – Entwertung oder Missachtung? Mit einer Anmerkung zum süchtigen und zum manifesten Narzissmus«, übers. von Petra Holler, in: Otto F. Kernberg und Hans-Peter Hartmann (Hrsg.), *Narzissmus: Grundlagen – Störungsbilder – Therapie* (Stuttgart: Schattauer). Ich danke dem Verlag für die freundliche Genehmigung zur Publikation des Textes in überarbeiteter Form. Mit einer ersten Fassung von Kapitel 9 habe ich mich im November 2006 an der Vortragsreihe »Sexuality Throughout the Lifespan« beim Psychoanalytischen Forum des Londoner Institute of Psychoanalysis beteiligt. Die jetzige Fassung erschien 2010 unter dem Titel »Types of sexual transference and countertransference in psychotherapeutic work with children and adolescents« (Arten der sexuellen Übertragung und Gegenübertragung bei der Psychotherapie von Kindern und Jugendlichen) im *Journal of Child Psychotherapy* 36, Heft 3, S. 211–224. Viviane Green danke ich sehr für ihre Anmerkungen und ihre hilfreiche redaktionelle Arbeit. Kapitel 10 erschien 2006 in einer ersten Fassung unter dem Titel »Some questions concerning states of fragmentation: unintegration, under-integration, disintegration, and the nature of early integrations« (Über Zustände der Fragmentierung: Nichtintegration, Unterintegration, Desintegration und die Beschaffenheit früher Integrationsprozesse) im *Journal of Child Psychotherapie* 32, Heft 2, S. 158–180. Ein herzlicher Dank geht an Judith Edwards und Janine Sternberg, die mir bei diesem zunächst endlosen Beitrag so engagiert geholfen und ihn redigiert haben. Eine erste Fassung von Kapitel 11 habe ich im Juni 2002 bei der James S. Grotstein Annual Conference am UCLA Faculty Center in Los Angeles vorgetragen. Teile der Arbeit erschienen 1998 in: Anne Alvarez und Asha Phillips, »The importance of play: a child psychotherapist's view« (Die Bedeutung des Spielens aus der Sicht einer Kinderpsychotherapeutin) im *Journal of Child*

Psychology and Psychiatry Review 3, S. 99–103. Ich danke Asha Phillips für die freundliche Genehmigung zur Publikation von Teilen des Textes in der vorliegenden Neufassung. Eine weitere Fassung erschien 2003 unter dem Titel »Sich die Realität vorstellen. Die Bedeutung von Spiel und positiven Erfahrungen für geistiges Wachstum« in: *Analytische Psychologie* 34, S. 156–172. Dank an Gustav Bovensiepen und die Verantwortlichen des S. Karger Verlages für die freundliche Genehmigung zur Publikation von Teilen des Textes. Frühere Fassungen von Kapitel 12 erschienen zunächst 2004 unter dem Titel »Finding the wavelength: tools in communication with children with autism« (Die Wellenlänge finden: Kommunikationshilfen bei Kindern mit Autismus) in *Infant Observation: The International Journal of Infant Observation and its Applications* 7, Heft 2/3, S. 91–106, dann 2007 unter dem Titel »Trouver la bonne longueur d'ondes: les outils de communication avec les enfants autistes« (dtsch. wie oben), in: B. Touati, F. Jouly und M. C. Laznik (Hrsg.), *Langage, voix et parole dans l'autisme* (Paris: Presses Universitaires de France), S. 239–260. Für Kapitel 13, in dem ich unter anderem einigen Parallelen zu den Neurowissenschaften nachgehe, habe ich auf Anregung von Lucy Biven noch einmal die Arbeit von Jaak Panksepp über das »Suchsystem« gelesen. Das brachte mich auf den Gedanken, dass auch eine Verbindung zum Bionschen »K« mit Gewinn ins Auge gefasst werden könnte.

Herzlichen Dank schulde ich dem Verlag Taylor & Francis für seine großzügige Genehmigung, Teile der Kapitel 1, 2, 4, 5, 6, 7, 9, 10 und 12 aus den oben genannten Fachzeitschriften zu publizieren.

Für die Erlaubnis, klinisches und Beobachtungsmaterial zu verwenden, danke ich Britt Bonneviers, Janet Bungener, Tamsin Cottis, Judith Edwards, Caroline Freeman, Lucy Griffin-Beale, Soraya Lari, Pia Massaglia, Jo McClatchey, Motoyo Miki, Claudio Rotenberg, Marija Stojkovic, David Trevatt und vielen anderen.

Sehr dankbar bin ich auch Joanne Forshaw von Taylor & Francis sowie Stephanie Ebdon von Marsh Agency für ihre unendliche Geduld und Hilfe.

Besonderer Dank gebührt Erin Hope Thompson, der nicht nur das gesamte Manuskript samt Bibliografie eingerichtet, sondern auch die drei Abbildungen zur depressiven, paranoiden und schizoiden Position mehrmals neu entworfen hat. Danken möchte ich überdies Sabine Dechent und Teilnehmern eines im kinderpsychotherapeutischen Ausbildungsjahr 2010/2011 an der Tavistock Clinic veranstalteten Supervisionsseminars für ihre hilfreichen Anmerkungen.

Sollten die Abbildungen noch immer unverständlich sein, so bin ich allein verantwortlich dafür.

Ein großes Dankeschön sage ich auch dieses Mal Al Alvarez für seine sorgfältige Durchsicht der früheren Kapitelfassungen und ganz besonders meiner lieben Freundin und Kollegin Judith Edwards, die das Geschriebene wiederholt gelesen und zu praktisch jeder Seite mit kreativer Kritik und Vorschlägen beigetragen hat. Dankbar bin ich ferner dem anonymen Lektor von Routledge für seine hilfreichen und erhellenden Anregungen. Wenn der Gedanke der drei Ebenen nach wie vor unverständlich, unbrauchbar oder grob vereinfachend sein sollte, liegt das an mir.

Einführung

> Was wir vermehrt brauchen, ist die Kunst der Langsamkeit: eine Kunst, die Zeit hält, wie eine Vase Wasser hält. (Robert Hughes, 2004)

Ich liebe die Psychoanalyse – nicht zuletzt deshalb, weil sie funktioniert – und kann wohl sagen, dass sie den meisten Kindern, die ich in den letzten 50 Jahren behandelt habe, geholfen hat. Gleichwohl stellten während der ersten Arbeitsjahre zwei meiner extrem kranken Patienten – ein paranoider Junge mit Borderline-Psychose und ein weiterer mit schwerem Autismus – eine solche Herausforderung für meine Behandlungsmethoden dar, dass ich ganz aus dem Konzept kam. Ich entdeckte, dass manche Deutungen, die ich dem paranoiden Jungen vortrug, seine Krankheit, also seine Verfolgungsgefühle, seine Verzweiflung und seine gefährliche Gewalttätigkeit noch verstärkten. Den autistischen Jungen, Robbie, erreichten viele Deutungen so gut wie gar nicht. In einem früheren Buch habe ich nachgezeichnet, wie es kam, dass ich mich zufällig zu ihm durcharbeiten konnte, und wie ich dies als eine Art Reklamieren[1] begrifflich zu fassen suchte. Bei beiden Kindern lernte ich, was man *nicht* tun darf und dass man sich Methoden ausdenken muss, die von den klassischen abweichen. Erst sehr viel später ging ich der Frage nach, wie diese abweichenden Methoden sich in eine größere schematische Darstellung psychoanalytischer Interventionen und Prioritäten einfügen könnten. Im vorliegenden Buch versuche ich, drei Punkte auf einem solchen Methodenkontinuum zu benennen und einzutragen.

Damals, in *Zum Leben wiederfinden* ([1992] 2001), wollte ich schildern, wann ich Robbie zu Kontaktaufnahme und einem vitaleren Daseinsgefühl aufrufen konnte[1], und damit vor Augen führen, wie sich eine psychoanalytische

[1] Den englischen Begriff *reclamation* übersetze ich nicht wie im Vorgängerbuch der Autorin, *Zum Leben wieder finden*, mit »Regeneration«: Erstens kommt das Wort *regeneration* gesondert vor. Zweitens und vor allem muss die Bedeutungsnähe zu den fast synonym verwendeten Verben *call* (aufrufen) und *recall* (zurückrufen) erhalten

Einstellung, der es um Reklamieren geht, von derjenigen unterscheidet, die eher auf Neutralität oder Containment setzt. Doch das Buch handelte nicht nur vom Autismus: Die zweite Hälfte enthielt etliche Kapitel über die Frage, welche technischen Probleme auftreten, wenn man mit Borderline-Patienten arbeitet, die über begrenzte Ich-Fähigkeiten verfügen und von Verzweiflung oder Verfolgungsgefühlen so überwältigt sind, dass sie aus Deutungen, die helfen sollen, die Abwehr gegen peinliche Wahrheiten aus dem Weg zu räumen, gar keinen Gewinn ziehen können. Ich lernte, dass ich auf ihre Hoffnungen und Sehnsüchte eingehen, ja sie sogar stellvertretend übernehmen muss, und dass solche Interventionen, wenn sie mit Bedacht angegangen werden, nicht zwangsläufig zu manischer Verleugnung ermuntern. Allerdings war damals noch unklar, wie derlei Ideen und behandlungstechnische Reaktionen mit dem Reklamieren zusammenhängen und sich zugleich von ihm unterscheiden. Beobachten konnte ich nur, dass viele Leser meinten, die Erwähnung von Lebendigkeit im Buchtitel sei ein Plädoyer für das aktive Reklamieren ausnahmslos aller unserer Patienten; ich selbst freilich dachte bei dem Titel lediglich an die Momente, in denen ich Robbie mit einem solchen Verhalten begegnete. Überdies fiel mir bei meiner und der Arbeit anderer eine Intervention auf, die mit dem weitgehend affirmativen Reklamieren zwar nicht identisch ist, aber eine bestimmte Intensität teilt. In der heutigen Rückschau wird mir klarer, dass mehr Licht auf das Ganze fällt, wenn wir von einer Kontinuität zwischen verschiedenen Arten, Bedeutung zu verleihen und mitzuteilen, ausgehen und damit in Rechnung stellen, wie weit der Patient wirklich verstehen kann, was wir sagen: wie weit er also einerseits zu Introjektion und andererseits zu komplexem Erkennen, zum sogenannten zweispurigen Denken, in der Lage ist. Zum Nachdenken darüber brachten mich die folgenden Erfahrungen, die ich mit Robbie machte, als er schon viel empfänglicher für Gefühle war. Damals verfügte er über seine ganz eigene Quelle der Lebendigkeit, aber manchmal überforderte sie ihn.

Robbie – ein schwer autistisches und, wie mir schien, total abgekapseltes Kind – war vom siebten Lebensjahr an bei mir in nicht-intensiver und häufig

---

bleiben, denn im Begriff »Reklamieren« steckt nicht nur das Moment des Forderns oder Beanspruchens, sondern ganz wörtlich auch das Rufen (worauf die Autorin auf einer der letzten Buchseiten mit der Schreibweise »*reclaim*« – in Anführungszeichen – aufmerksam macht). (A. d. Ü.)

unterbrochener Behandlung. Allmählich merkte ich, dass er sich anders als die übrigen autistischen Kinder nicht versteckte: Er war einfach weg, verloren. Erst mit dreizehn begann er eine Therapie, die fünf Mal pro Woche stattfand. Mehrere Jahre später, gegen Ende seiner Teenagerzeit, konnte er klarer denken, besaß endlich ein (wenngleich von Angst durchsetztes) Zeitgefühl und gewann Raum- wie Ortsorientierung, so dass er imstande war, allein mit der U-Bahn zu mir zu fahren. Überdies hatte er nun manchmal einen höchst ungebremsten Zugang zum Gefühlsleben. Wenn die U-Bahn Verspätung hatte oder er zu spät aufgebrochen war und deshalb auch nur eine oder zwei Minuten zu spät zur Sitzung kam, klingelte er in wilder Erregung und rasender Wut an der Haustür. Wenn ich öffnete, stand da ein etwa ein Meter achtzig großer Mann, der mit ausgestrecktem Arm auf mich losging und mit seiner geballten Faust direkt auf meinen Brustkasten zielte. Damals nahm er Boxunterricht, und sein Anblick war ziemlich furchterregend.

In *La ricerca delle radici* (1981; The Search for Roots, 2001, S. 75), seiner persönlichen Anthologie mit Ausschnitten aus Büchern, die immer unverzichtbar für ihn geblieben sind, erklärt Primo Levi, warum er zu ihnen auch die Ratschläge zählt, mit denen Ludwig Gattermann dem »Organischen Chemiker« helfen will, Unfälle bei der Laborarbeit zu vermeiden. Bei Gattermann heißt es:

> Man arbeite *nie ohne Schutzbrille* mit *explosiven Substanzen* […] Beim Arbeiten mit *Äther* und andern *flüchtigen, leicht entzündlichen Flüssigkeiten* ist stets darauf zu achten, daß *keine Flamme in der Nähe brennt*. Kommt es zu einem Brand, so ist zu allererst *alles Entzündbare sofort zu entfernen*. Man lösche dann mit feuchten *Tüchern*, durch *Aufgießen von Tetrachlorkohlenstoff, nicht* aber mit Wasser. (Ludwig Gattermann, 1944, S. 90f.)

Vermutlich habe ich mehrere Monate, wann immer Robbie den Weg entlang stürmte, mit Wasser gelöscht. Und bestimmt habe ich Entzündbares nicht entfernt!

Natürlich versuchte ich, schnell und treffend zu deuten. Dann sagte ich etwa: »Du bist ganz aufgebracht und wütend, weil du [die U-Bahn] zu spät gekommen bist [ist]. Du meinst, daran müsste ich schuld sein, und du willst gar nicht wissen, was wirklich passiert ist oder zu deiner Verspätung geführt hat.« Das war eine ziemlich wortreiche erklärende Deutung nach dem Schema »warum? – weil« und »wer? – du«. In der nächsten Zeit kam er immer noch wutentbrannt. Ein paar Monate später habe ich abgekürzt: Ich sagte nur mitfühlend: »Du bist heute ganz aufgebracht.« Dieser Kommentar zum »Was« seines Erlebens half ein wenig und ließ ihn ruhiger werden, allerdings nicht viel. Aber nach wie vor war ich mit meinem »du« darauf aus, das Erleben in ihm selbst zu lokalisieren. Wieder ein paar Monate später sagte ich eher beiläufig (indem ich den Blick nicht auf ihn, sondern in einen Raum irgendwo zwischen uns und zur einen Seite hin richtete): »Es bringt einen auf, wenn die Bahn nicht pünktlich fährt«, oder nur: »Es bringt einen so auf, wenn man zu spät kommt.« Das half ihm endlich, innezuhalten und nachzudenken.

Beth Steinberg, Mitarbeiterin von Bryce Boyers (1989), hat mir berichtet (persönliche Mitteilung, 1999), wie das Personal einer Krankenhausstation gelernt hatte, dass ein Mensch im paranoid-psychotischen Zustand niemals mit »du« angeredet werden darf. Und zwar offenbar deshalb, weil das simple Wort »du« für eine bereits überforderte Person vollends zu viel sein oder wie eine Anschuldigung wirken kann, während das »es« ein Stückchen Abstand ermöglicht. Dann kann der Patient so viel oder so wenig aufnehmen, wie er zu ertragen vermag. *Was* empfunden wird, muss jedenfalls zu bestimmten Zeiten mehr Gewicht erhalten als die Frage, *warum* es empfunden wird, oder manchmal sogar, *wer* es empfindet.

Das aktive Reklamieren freilich – das Bemühen, Robbie aus seinem früheren Zustand der Verfallenheit und Leere wachzurufen – war denn doch etwas ganz anderes. Dabei ging es weder um ein »warum« noch auch nur um ein »was«, sondern um eine Art »hey!«. In diesem neuen Buch versuche ich, mögliche Verbindungen zwischen allen drei therapeutischen Einstellungen aufzufinden und zu erklären sowie genauer zu prüfen, welche psychischen Zustände des Patienten den Therapeuten mal zu der einen, mal zu der anderen Reaktion nötigen. Die drei Ebenen der analytischen Arbeit und des Bedeutens ordne ich auf einem Kontinuum an: der erste Teil meines Buches handelt von der Erklärungsebene, die alternative Bedeutungen anbietet (warum – weil); der zweite Teil von der Beschreibungsebene, die einzelne Bedeutungen erweitert (was und ist); der dritte Teil von der Intensivierungs- und Belebungsebene mit ihrem Dringen auf Bedeutung (hey!). Bei vielen heutigen Autoren findet sich der Hinweis, dass einem Patienten, den erklärende Deutungen nicht erreichen, auf einer ihnen vorgeordneten Ebene (wo es unter anderem darum geht, Bedeutung mittels Beschreiben oder Erweitern zu verleihen) wirksamer zum Denken verholfen werden kann. Wie ich im Folgenden betone, ist diese zweite Methode, wenn sie dem Entwicklungs- und Psychopathologie-Niveau des Patienten entspricht, im Vergleich zur ersteren nicht unbedingt als minderwertig oder unvollständiger anzusehen. Wo sie einem dringenden Bedürfnis nach Verständnis entgegenkommt, kann sie das *richtige Gefühl* treffen. Manche Autoren bezeichnen dies als *stellvertretend für andere* fühlen oder als *mit*-fühlen: Bei beiden Methoden, durch Deuten Bedeutung zu verleihen, geht es um das Was, das Ist des Erlebens und, so meine These, um Fragen, die sowohl mit Grad und Art von Introjektionsprozessen als auch mit der – größeren oder geringeren – Fähigkeit des Patienten zur Symbolbildung zu tun haben. Beide respektieren die Tatsache, dass der Patient Beistand für das von Bruner (1968) so genannte einspurige Denken braucht, ohne dass ihm anspruchsvollere und womöglich unverständliche zweispurige Gedanken aufgedrängt werden. Eine solche Arbeitsebene lässt sich nach meiner Ansicht besser durch das definieren, was sie ist (und was sie bereitstellt), als durch das, was sie nicht ist.

Damit meine ich nicht, dass wir auf Worte verzichten könnten, wenn wir mitteilen wollen, was wir verstehen, sondern nur, dass wir die richtigen Worte und den richtigen Ton, das richtige Feinempfinden erst dann treffen, wenn wir uns an die geheimsten Gefühle halten, die der Patient in uns geweckt hat. Wir müssen also sorgfältig darauf achten, wie unsere Gegenübertragungsgefühle und die – positive wie negative – Übertragung des Patienten auf uns beschaffen sind. Um die diversen Möglichkeiten, solche Beobachtungen zu nutzen, geht es in meinem Buch. Irgendwann einmal hörte ich, wie ein brasilianischer Musikwissenschaftler sagte, die Welt des Ästhetischen verlangsame das zweckgebundene Alltagstempo des Sprechens und zwinge uns zur Aufmerksamkeit. Das Kunstwerk, so seine These, hält die Zeit an. Bei der psychoanalytischen Arbeit kann uns – ganz gelegentlich – dasselbe gelingen.

Aufbau des Buches

In Kapitel 1 skizziere und erörtere ich die drei auf dem Kontinuum angeordneten Arbeitsebenen.

Im ersten Teil »Voraussetzungen der Erklärungsebene« (Kapitel 2, 3 und 4) versuche ich zu zeigen, dass der psychische Zustand, der es einem ermöglicht, die höhere, zweiteilig erklärende Deutung zu verstehen, mit einer Fähigkeit zu zweispurigem Denken/Fühlen verbunden ist, also der Fähigkeit, zwei Gedanken auf einmal zu denken (oder zwei Gefühle auf einmal zu empfinden). Die emotionalen Voraussetzungen sind klar: Man muss imstande sein, Angst und Schmerz zuzulassen und Denken zu ertragen – ein Zustand, der in die Nähe dessen rückt, was Melanie Klein »depressiven Position« nennt. Doch bedarf es zugleich einer gewissen kognitiven Funktionsfähigkeit, das heißt eines Stücks gelungener Ich-Entwicklung und Symbolbildung. Beides zusammen kann im Seelenleben einem neurotischen oder schwachen Borderline-Zustand entsprechen. Wohlgemerkt: selbst eine Übertragungsdeutung im Hier und Jetzt – etwa wenn ein Junge sich darüber beklagt, wie eine Lehrerin in der Schule einen anderen Jungen behandelt – setzt voraus, dass vier Gedanken gleichzeitig gedacht werden: nämlich »sie«, »er«, »du« und »ich«. Trotzdem meine ich, dass Denken und Fühlen in Übertragung und Gegenübertragung bei dieser Arbeit immer eine absolut zentrale Rolle spielen. Bleibt nur die Frage: Wie weit und wie häufig sollen wir das gegenüber dem Patienten offen ansprechen (Roth, 2001)? In den genannten drei Kapiteln geht es zunächst um die emotionalen/kognitiven Voraussetzungen für die Entwicklung des zweispurigen Denkens und danach um diverse, gegen die Letztere gerichtete Blockaden bei Kindern, die gleichwohl ein Stück weit dazu imstande sind.

Im zweiten Teil »Voraussetzungen der Beschreibungsebene« (Kapitel 5 bis 10) erörtere ich mehrere Situationen mit schwer traumatisierten und vernachlässigten Kindern, bei denen es nicht so sehr gilt, alternative und zusätzliche Bedeutungen anzubieten, sondern eine jeweilige Bedeutung zu klären und auszuweiten. Die sechs Kapitel dieses Teils befassen sich mit den verschiedenen psychischen Zuständen und Übertragungen des Patienten, die eine solche eher beschreibende oder erweiternde Arbeit erfordern: nämlich manchmal szenisches Darstellen, aber meistens sprachliche, allerdings emotional grundierte Kommentare. Hier geht es um übermächtige Verzweiflung, heftige paranoide Rachsucht, kalte psychopathische Grausamkeit und Fragmentierung. Ferner wird anschaulich vorgeführt, wie man über kurze, bisweilen kaum wahrnehmbare Anzeichen einer Besserung nachdenken – und auf sie eingehen – kann. Dazu sei angemerkt, dass die Psychoanalyse zwar jahrzehntelang Projektionsprozesse studiert hat, jetzt aber das Augenmerk gleichermaßen auf die Introjektionsprozesse der Patienten richtet (Williams, [1997] 2003). In diesem Abschnitt des Buches will ich Momente festhalten, in denen es dem Therapeuten geholfen hat, wenn er die Arbeit langsamer, auf einer rein deskriptiven Ebene fortsetzte, um ein Verständnis anzubieten, das der Patient in sich aufnehmen konnte. Heute sieht jeder, dass es bei der Arbeit in den Tiefen der paranoid-schizoiden Position um Containment geht, also darum, dass der Analytiker im Zuge der Gegenübertragung die bösen Anteile von Selbst oder Objekt des Patienten in seinem Innern aufbewahrt (Feldman, 2004). Aber Aufmerksamkeit verdient auch die Frage nach dem unterentwickelten Guten. An weiteren konkreten Beispielen möchte ich zeigen, dass diese Containment-Funktionen auf der einfachen, durch Empathie geprägten Beschreibungsebene keineswegs ausgeschlossen sind.

Etwas Besonderes an der Beschreibungsarbeit: das Augenmerk für Momente der Zufriedenheit und Neugierde

In meinem früheren Buch ([1992] 2001) habe ich die These vertreten, dass wir die von Freud und Bion vorgelegte Theorie des Lernens, der zufolge gerade die Erfahrung der versagenden Realität uns aus unseren infantilen Träumen weckt beziehungsweise aufmerksam und lernfähig macht, unbedingt ergänzen müssen. Ich wies darauf hin, dass lustvolle Erlebnisse – Gefühle wie: ich werde gemocht oder mag andere; was ich ersehne, wird anerkannt – ebenso anregend wirken können wie die ernüchternden, namentlich bei Kindern mit wenig Hoffnung und geringen Erwartungen. Das deprivierte Kind kann nicht nur emotional, sondern auch kognitiv angeregt werden, wenn es entdeckt, dass sein Therapeut zuverlässig, redlich und in der Gegenübertragung leicht ansprechbar ist. Die Erfahrungen, die ich damit gemacht habe, beruhen auf klinischer Praxis, aber interessanterweise belegt auch die heutige Hirnforschung, dass in früher Kindheit das Hirnwachstum auf Neurotransmitter wie Opiate und Dopamin zurückgeht, die ihrerseits freigesetzt werden durch Lächeln, Blick und Stimme der Betreuungsperson (Gerhardt, [2004] 2006, S. 54; Panksepp, 1998; Panksepp und Biven, 2011; Schore, 1994). (Näheres über mögliche Parallelen zu neurowissenschaftlichen Befunden siehe Kapitel 13.) Die meisten klinischen Nachweise und Beispiele finden sich in Kapitel 5 bis 10. Wir müssen, wahrscheinlich öfter, als wir denken, unsere Arbeit verlangsamen, so dass sie wirklich die Zeit hält wie eine Vase das Wasser.

Im dritten Teil »Intensivierungs- und Belebungsebene« (Kapitel 11 und 12) möchte ich zeigen, dass wir uns bei manchen autistischen, verzweifelnden/apathischen, fragmentierten oder perversen Kindern auf eine andere, den beiden genannten noch einmal vorgeordnete Arbeitsebene begeben müssen, auf der es um Containment *und intensivierte Transformation* von inneren Objekten geht, die in der Wahrnehmung dieser Kinder nutz- und wertlos (nicht: entwertet) und außerdem schwach sind oder sich durch Perversion zu leicht erregen lassen. Im Anschluss ergänze ich meine ursprünglichen Vorstellungen vom Reklamieren als einer Belebung jener Patienten, bei denen Defizit oder Schädigung das Ich, das Selbst *und* das innere Objekt betreffen, durch mehrere Beispiele dafür, wie man auf dieser dritten psychotherapeutischen Ebene mit einem unbedingten Dringen auf Bedeutung arbeitet. Bei den entleerten oder pervertierten Patienten, die wir hier vorfinden, geht es nicht darum, über Gefühle nachzudenken oder sie gar zu identifizieren, sondern darum, überhaupt Zugang zum Gefühl zu finden. Im Fall der perversen Patienten kann das heißen, dass wir ihnen den Weg zu einem Fühlen zeigen, das sich von den ihnen vertrauten devianten Erregungsformen erheblich unterscheidet.

In den genannten Kapiteln schildere ich diverse Intensivierungs- oder Belebungsverfahren und Versuche, Patienten von suchtförmigen oder perversen Beschäftigungen abzubringen. Es fällt nicht leicht, zwischen zu viel Intensität und daher Zudringlichkeit einerseits und zu viel Ferne oder Schwäche andererseits eine Balance zu finden. Doch manche Patienten müssen, lange bevor sie ihren Hass verarbeitet und zur Liebesfähigkeit gefunden haben, vielleicht erst einmal lernen, sich für ein Objekt, das handfest und lebendig ist oder – im Fall der Perversion – über Stärke verfügt und in nicht-perverser Form erregen kann, überhaupt zu interessieren. Bei dieser Belebungsfunktion geht es um die Arbeit an den Fundamenten der menschlichen Beziehungsfähigkeit. Zwar müssen wir solche Patienten auf ihren Mangel an Interesse – oder eigentlich: auf ihre pervertierten Interessen – hinweisen, aber manchmal sind wir auch genötigt, auf diese oder jene Art zu demonstrieren, dass andere Erfahrungen interessant und sogar erregend sein können. Dann bleibt uns nur, ihre Aufmerksamkeit auf uns zu lenken und zu lernen, wie wir sie wachhalten können. Ist das erst einmal gelungen, kann die Arbeit zu »höheren« Ebenen aufsteigen, was bisweilen im Verlauf einer einzigen Sitzung geschieht.

Im ganzen Buch halte ich daran fest, dass unsere Arbeit mit zutiefst gestörten oder autistischen Kindern und Jugendlichen nicht nur der Psychoanalyse, sondern auch der Entwicklungspsychologie und der Psychopathologie verpflichtet zu sein hat. Ich schreibe hier (wie die zahlreichen Spezifizierungen und Ausnahmen beweisen) kein Handbuch, sondern versuche, mir ein paar ältere und viele neue Fallgeschichten vorzunehmen und die technischen Reaktionen des Therapeuten auf verschiedenste psychische Zustände in eine Prioritäten-Rangfolge einzuordnen. Vielleicht haben wir Kinder- und Jugendlichen-Psychotherapeuten mittlerweile so viel gelernt, dass wir unsere jahrzehntelange Erfahrung mit extrem gestörten und retardierten Kindern und Jugendlichen in einen theoretischen und technischen Zusammenhang bringen können. Wie alle Psychoanalytiker seit Freud mussten wir aus unseren Fehlern lernen.

Anmerkung zu Tabelle und Abbildungen

Die Tabelle und die Abbildungen in diesem Buch sind, wie Schaubilder fast immer, extrem schematisiert und grob vereinfacht.

Tabelle 1.1 (am Ende von Kapitel 1) ist der Versuch, das Konzept der Arbeitsebenen als Schema zu visualisieren.

Die Abbildungen A1, A2 und A3 (im Anhang) sollen visuell begreifbar machen, wie ich die Klein'sche Theorie einer Entwicklung von der paranoid-schizoiden zur depressiven Position fortentwickelt und erweitert habe. Abbildung A1 gibt Merkmale der depressiven Position so wieder, wie Melanie Klein sie beschrieben hat. Die Abbildungen A2 und A3 hingegen weichen vom Klein'schen Modell ab, weil sie »paranoid/Verfolgungsangst« und »schizoid/Leere« als unterschiedliche Zustände darstellen. Ganz unberücksichtigt lassen sie alle möglichen Probleme der Pathologie – zum Beispiel wenn positive Gefühle zu manischen Abwehrmaßnahmen eskalieren, wenn aus negativen Gefühlen suchtförmige oder gar perverse sadistische Zerstörungswut wird und nicht zuletzt wenn die im dritten Schaubild dargestellten Zustände der Leere und Passivität ge- oder missbraucht werden, um andere dazu zu bringen, an Stelle der eigenen Person zu handeln und zu leben. Und natürlich werden sie der unendlichen Komplexität des menschlichen Geistes, mit der wir Kliniker täglich zu tun haben (und die uns immer wieder in Entzücken versetzt), in keiner Weise gerecht.

Kapitel 1

Ebenen der therapeutischen Arbeit und Ebenen der Pathologie

Das Abstufen

Einführung

In den letzten Jahrzehnten haben viele Autoren die Frage erörtert, welches relative Gewicht bei der Behandlung von Borderline oder schwer geschädigten Patienten zwei unterschiedliche Arbeitsebenen besitzen: nämlich die Ebene der Einsicht und andere, primäre Ebenen des Verstehens. Im folgenden Kapitel lege ich dar, dass ich mit all diesen Autoren übereinstimme, aber zugleich eine dritte, den beiden vorgeordnete Ebene für unverzichtbar halte. Außerdem vertrete ich die These, dass alle drei als Punkte auf einem Kontinuum der Bedeutungsebenen miteinander verbunden sind. Auf der dritten Ebene der Psychopathologie, also der Technik, erhebt sich die Frage, ob für Patienten in Zuständen der Affektlosigkeit – wie Autismus, Dissoziation, verzweiflungsvolle Apathie oder deviante Erregung – Gefühle und Bedeutungen überhaupt von Belang sind.

Die Erörterung der beiden ersten Ebenen liegt in ganz unterschiedlichen Fassungen vor. Bei manchen Autoren geht es um das Gleichgewicht zwischen zwei Notwendigkeiten: Der Patient muss Verantwortung für Gefühle übernehmen, und der Analytiker muss sie in sich aufbewahren, als Container für sie fungieren (Bion, [1962b] 1990; Feldman, 2004; Joseph, [1978] 1994; Steiner, 1994). Andere befassen sich mit dem Gegensatz zwischen Einsicht und »Mentalisierung« (Fonagy und Target, 1998) sowie Deuten und Spielen (Blake, 2008). Wieder andere betonen, dass wir über die Deutung hinaus etwas brauchen, das »prozedurale« Informationsverarbeitung in einem »Augenblick des Erkennens« garantiert (Sander, 2002; Stern et al., 2012 [1998]). Allan Schore fordert bei gravierenden Krankheitsbildern ein »Gespräch zwischen limbischen Systemen«, nämlich denen von Patient und Analytiker ([2003] 2007, S. 294; vgl. auch S. 199f.). César und Sára Botella vertreten die Ansicht (2001), bei Patienten, deren Erinnerungsspuren nichts repräsentieren, sondern eher Ähnlichkeit mit »Amnesiespuren« haben, müsse der Analytiker die »psychische Darstellbarkeit« allererst erarbeiten. Und unlängst hat Richard Tuch die Frage erörtert (2007), wie man mit Hilfe von Verfahren, die noch vor der Deutung angesiedelt sind, die Funktion des Nachdenkens fördern kann.

Melanie Klein, die große Forscherin in Sachen infantile Persönlichkeitsebenen, weist darauf hin, dass präverbale Gefühle und Fantasien, wenn sie in der Übertragungssituation wiederbelebt werden, als »in Gefühle eingebundene Erinnerungen« an die Oberfläche treten. »Tatsächlich können wir«, schreibt sie weiter, »die Sprache des Unbewußten überhaupt nicht ins Bewußte übersetzen, ohne auf Worte aus unserem bewußten Bereich zurückzugreifen« (Klein, [1957] 2000, S. 288f., Fn. 2). Die Kinderpsychotherapeutinnen Monika Lanyado und Ann Horne gehen der Frage nach, wie unterschiedlich man bei der Behandlung extrem geschädigter und agierender Kinder und Jugendlicher im Übergangsbereich arbeiten kann, während Peter Blake anschaulich vorführt, wie wichtig der Humor ist, wenn man bei aggressiven deprivierten Jugendlichen aus Sackgassen herauskommen will (Blake, 2008; Lanyado und Horne, 2006). Im zweiten und dritten Teil meines Buches möchte ich aufzeigen, dass wir, um an die »in Gefühle eingebundene[n] Erinnerungen« (oder gar an einen gravierenden Gefühlsverlust) heranzukommen und mit ihnen zu kommunizieren, vielleicht über Worte hinausgehen und bereit sein müssen, unsere emotionalen, ja emotionsgeladenen Gegenübertragungsreaktionen so einzusetzen, dass klar wird, ob wir die richtigen Worte wählen und vor allem den richtigen Ton treffen.

Priscilla Roth (2001) unterscheidet vier Ebenen der Übertragungsdeutung, die von Kommentaren zur Bedeutung von Außenweltbeziehungen bis zu Inszenierungen im Hier und Jetzt der analytischen Beziehungen reichen. Ihr zufolge befindet sich die letztere Ebene zwar im Mittelpunkt der Analyse, aber sie als Analytikerin muss bereit sein, der Patientin durch eine ausgedehnte Landschaft ihres Erlebens zu folgen, damit sie ein reichhaltigeres, vollständigeres Bild von deren Welt zeichnen kann. Allerdings gibt Roth ihren Kommentar über die Fähigkeit der Patientin, Schuldgefühle anzuerkennen, in einem Moment ab, in dem sie eine besonders starke Deutung vorbringt, was darauf schließen lässt, dass sie zumindest hier zu dem Urteil kommt, die Wahl der

Ebene hänge davon ab, ob die Patientin imstande ist, etwas zu hören. Hauptsächlich aber zielt ihr Gedankengang auf die Feststellung, wie nützlich und bereichernd die Arbeit auf sämtlichen Ebenen ist. Roth will wohl sagen, dass jegliche Arbeit Einsicht verschaffen kann. Die meisten anderen Autoren scheinen hingegen vornehmlich daran interessiert herauszufinden, unter welchen Bedingungen eine Deutung, die Einsicht verschafft, ungeeignet ist und zuerst etwas anderes getan werden muss.

Anna Freud fasst das Thema sehr plastisch, aber im traditionellen Rahmen der Ein-Personen-Psychologie. In einer Diskussionsreihe mit ihren Kollegen von der Hampstead-Klinik über den Begriff der Abwehr spricht sie davon, dass es erst einmal einer »Strukturierung der Persönlichkeit« bedarf: »Wenn man das Haus noch nicht gebaut hat, kann man auch niemanden hinauswerfen« – nämlich mit Hilfe von Projektionsmechanismen. Joseph Sandler fügt hinzu: »Und auch keinen im Keller einschließen« – nämlich mit Hilfe der Verdrängung (Sandler und Freud, [1985] 1989, S. 177). Ein Vertreter der Klein'schen Objektbeziehungstheorie, der extrem deprivierte Kinder behandelt, könnte dem durchaus zustimmen, aber doch hinzufügen wollen, dass es im Grunde manchmal darum geht, zwei Häuser zu errichten, nämlich eins für das Selbst und eins für das innere Objekt. Sowohl Anne-Marie Sandler (1996, S. 281) als auch Anne Hurry ([2002] 1998, S. 45) sind mit ihrer These, es sei falsch, zwischen entwicklungsfördernder Therapie und psychoanalytischer Arbeit zu unterscheiden, über Anna Freud hinausgegangen. Ich selbst zeige im Folgenden immer wieder, dass die analytische Arbeit sowohl der Entwicklungspsychologie als auch der Psychopathologie verpflichtet sein und deshalb die Introjektionsfähigkeit des Patienten in Rechnung stellen muss.

Die Idee eines Kontinuums stammt von Elias Da Rocha Barros (2002), der darauf aufmerksam gemacht hat, dass *Schritte in Richtung* Denkbarkeit vielleicht durch Affekt-Piktogramme in Träumen ermöglicht werden. In den früheren Stadien ihres Auftretens seien solche visuellen und szenisch konkretisierten Bilder noch keine Denkprozesse, hätten aber bisweilen etwas stark Expressives und Suggestives, das unterhalb unbewusster Fantasien angesiedelt sei (S. 1087). Der Autor sagt nicht, ob der Analytiker auf solche ersten Schritte mit einer andersartigen Deutung reagieren soll; er sagt aber durchaus, sie könnten zu einer Umgestaltung und Durcharbeitung führen, von der aus man zum Symbolisieren und zum Wortverstehen gelangt. Mary Sue Moore hat nachgewiesen (2004), dass traumatisierte Kinder dazu neigen, Bilder zu malen, welche die Form nicht etwa symbolischer Repräsentation, sondern nur einer Re-Präsentation annehmen, die nicht eigentlich symbolisch ist. Im Laufe der Psychotherapie werden die Bilder der Kinder in aller Regel freier und im echten Sinn symbolisch. Diese Veränderung vergleicht Moore mit Ernest Hartmanns Beobachtung, dass bei traumatisierten Erwachsenen eine Entwicklung von den Alpträumen des Schlafstadiums 4 zu den REM-Träumen stattfindet, die anzeigen, dass das Trauma ein Stück weit verarbeitet und verdaut wurde – und gerade wird (Hartmann, 1984).

Wie Da Rocha Barros und Moore plädiere auch ich für die Vorstellung eines Kontinuums, aber mit dem Ziel, die Interventionsebene zu finden, die der Ebene der Störung und/oder der Ich- (und Objekt-)Entwicklung auf Seiten des Patienten entspricht. Dazu gehört das Augenmerk für seine Introjektionsfähigkeit. Während Da Rocha Barros im Medium der Träume das Modell für einen bestimmten Entwicklungsschritt bei seinen erwachsenen Patienten findet, gehe ich im Folgenden der Frage nach, wie man im Spiel oder im Gespräch zwischen Patient und Therapeut Kontakt zu den einzelnen Ebenen der geistigen/emotionalen Entwicklung des kindlichen oder jugendlichen Patienten herstellen kann, und zwar so, dass es dem Letzteren einleuchtet – und ihn erreicht. Von der Art, wie der Therapeut sein Verständnis verbalisiert und zum Ausdruck bringt und seine womöglich zutiefst verstörenden Gegenübertragungsgefühle verarbeitet, hängt es ab, ob Schritte in Richtung Symbolisierung gefördert oder behindert werden. Im Fall der unten geschilderten Patienten geht es bisweilen, wie Da Rocha Barros schreibt, um Schritte in Richtung Durcharbeiten. In anderen Fällen hingegen – in denen nicht nur die Verarbeitung von Schmerz und Angst ansteht, sondern auch die Introjektion ganz neuer Erfahrungen wie Erleichterung oder Freude oder der Entdeckung, dass die eigenen Objekte interessant und aufnahmebereit sind – würden wir sein »Arbeiten in Richtung auf« vielleicht gern stärker ins Zentrum rücken als das »Durcharbeiten« oder diesem etwas Ergänzendes wie das »In-sich-Aufnehmen« hinzufügen.

Wir haben es hier mit Dingen wie Introjektion, Internalisierung und Identifizierung zu tun. Bei Melanie Klein ([1957] 2000, S. 366f.) heißt es: »Wenn der Säugling tatsächlich ungünstigen Bedingungen ausgesetzt war, kann selbstverständlich auch die retrospektive Verankerung eines guten Objekts negative frühe Erfahrungen nicht ungeschehen machen. Dennoch läßt die Introjektion des Analytikers als gutes Objekt, falls sie nicht auf einer Idealisierung beruht, ein inneres gutes Objekt entstehen, das zuvor weitgehend gefehlt hat.« Mittlerweile haben uns neben Bion auch die Entwicklungspsychologen und Neurowissenschaftler gelehrt, dass an der Fähigkeit, zu denken und daher Deutungen aufzunehmen, sowohl kognitive als auch emotionale Funktionen – oder, wie Urwin schreibt, kognitiv-emotionale Funktionen – beteiligt sind (Bion, [1962b] 1990; Panksepp, 1998; Schore, 1994; Trevarthen, 2001; Urwin, 1987). Sie hängt zum Teil von der schon erreichten Stufe der Ich-, Selbst- und Objektentwicklung ab, aber auch vom jeweiligen Grad der emotionalen Störung: Ist diese erheblich, dann kann sie ein bereits entwickeltes Ich samt Symbolfunktion durchaus behindern.

Wie Neurowissenschaftler gezeigt haben, wirkt sich ein soziales/emotionales Trauma oder eine Vernachlässigung in früher Kindheit nicht nur auf die Entwicklung von Verhalten und Psyche, sondern auch auf das Hirnwachstum aus. Die auf das Trauma folgende Dissoziation – oder vielleicht auch Unaufmerksamkeit und Rückzug, wie sie im Autismus entstehen – kann die betreffende Person in eine deviante emotionale und kognitive Entwicklung hineinsteuern und das Wachstum der für Gefühle und Beziehungsverhalten zuständigen Teile des Gehirns gründlich sabotieren (Perry, 2002; Schore, [2003] 2007). Der orbitofrontale Kortex, der unverzichtbar ist für die Fähigkeit, das Seelenleben anderer Menschen und die eigenen Emotionen mitfühlend zu verstehen, entwickelt sich nämlich größtenteils erst nach der Geburt (Gerhardt, [2004] 2006) – in den Interaktionen des Säuglings mit anderen Menschen. Als Robbie, der sowohl an Autismus als auch an einem Trauma litt, zu guter Letzt anfing, sich seines Geistes zu bedienen, war es oftmals, als verhalte sich ein Teil seines Geistes/Gehirns wie ein fast vollständig atrophierter Muskel, der mit plötzlichen und ziellosen Zuckungen wieder in Bewegung gerät und lebendig wird. Damals standen die neuen Befunde der Hirnforschung noch nicht zur Verfügung, aber aus heutiger Sicht kann ich sagen, dass genau dies in Robbies Gehirn und Geist vor sich ging. (In Kapitel 13 stelle ich einige Überlegungen zu neurowissenschaftlichen Parallelen an.)

In der Einführung zu diesem Buch habe ich geschildert, wie es mir Schritt für Schritt gelang, Robbie aus seinen heftigen Panikattacken wegen jeder Verspätung herauszuhelfen, und wie ich schließlich darauf verzichtete, »du« zu sagen, sobald ich seine Gefühle zu beschreiben suchte. Ich begann, vom Empfinden selbst zu sprechen: »Es bringt einen auf, wenn …« – und das verschaffte wohl den nötigen Abstand. Es war, als könnte er nun so viel oder so wenig aufnehmen, wie er zu ertragen vermochte. *Was* empfunden wird, muss jedenfalls zu bestimmten Zeiten mehr Gewicht erhalten als die Frage, *warum* es empfunden wird (und sogar, wie schon erwähnt, *wer* es empfindet).

Deshalb sollten wir, wenn wir daran gehen, Anna Freuds Haus oder besser Melanie Kleins zwei Häuser (für das Selbst und das innere Objekt) zu bauen, vielleicht mit dem Fundament eines jeden Hauses beginnen. Bei den Intersubjektivisten erfahren wir etwas über das Problem des Defizits im Selbst und den Unterschied zwischen jenen Abwehrstrategien, die einen Entwicklungsstillstand wettmachen sollen, und den echten, gegen konfligierende Triebwünsche gerichteten Abwehrmechanismen (Stolorow und Lachmann, 1980). Melanie Klein würde sagen, wir denken an den Unterschied zwischen dem Versuch, ein solches Defizit zu »überwinden«, und dem anderen, es abzuwehren (vgl. Klein, [1935] 1996).

In diesem Buch möchte ich das Thema Defizit um eine Dimension erweitern und darauf hinweisen, dass es bei manchen Patienten ein Defizit oder eine Beeinträchtigung am inneren Objekt gibt. Dabei geht es um Objekte, die als uninteressant, wertlos (nicht: entwertet), nutzlos und womöglich »geistlos« erlebt werden; außerdem Objekte mit perverser, manchmal sadomasochistischer Erregbarkeit. Vor Jahren (Alvarez, [1992] 2001, 1999) vertrat ich die These, bei Patienten wie Robbie, denen so etwas droht wie der psychische Tod, brauchten wir eine intensivere Intervention, ein »Reklamieren« als Reaktion auf ein Gegenübertragungsgefühl verzweifelter Dringlichkeit. Wie oben erwähnt, habe ich mich bei meiner späteren Erfahrung mit einem sehr lebendigen und fast psychotisch haltlosen Robbie gefragt, unter welchen Bedingungen er – und jeder andere in denselben abweichenden Zuständen – mich bei meinem Versuch, an ihn heranzukommen, überhaupt hören kann.

Mit Blick auf Klinik, Psychopathologie und Entwicklungspsychologie müssen wir also vielleicht die historischen und chronologischen Entwicklungen in Theorie und Technik, die von Freud und Klein über Bion bis hin zu Autismus-Spezialisten gleichsam von oben nach unten verlaufen, einfach umkehren. Ich werde mich von der oberen Etage des von Anna Freud beschriebenen Hauses durch das Erdgeschoss hindurch bis in den Keller und zu den Grundmauern vorarbeiten, indem ich drei verschiedene Möglichkeiten, via Deutung dem Erleben oder der Fantasie Bedeutung zu verleihen, näher betrachte. Roy Schafer zufolge (1999, S. 347) hat der Rückgriff auf ein hermeneutisches Modell nicht unbedingt etwas mit »gedankenlosem Relativismus« zu tun. Und schon gar nicht besagt er, dass die hierzu zitierten Analytiker und Therapeuten etwa nur für eine einzige Arbeitsebene plädiert hätten; ich erwähne ja einige speziel-le Beiträge, die den Weg zu einer Erweiterung der Technik gebahnt haben. Er bedeutet auch nicht, dass die analytische Arbeit sich säuberlich auf diese drei Ebenen aufteilen lässt. Psychoanalytische Schaubilder haben wir schon, das bekannteste ist Bions Raster ([1963] 1992); allerdings möchte ich hier die Ebene der Symbolentwicklung mit der Technik verknüpfen. Zwar gibt es zwischen den drei Punkten auf dem Kontinuum noch viele andere, aber die Ersteren markieren doch, so könnte man sagen, deutlich erkennbare Schritte auf einem Aufwärtsweg von den Fundamenten bis hin zum höheren Symbolisieren. Zuerst nämlich müssen wir manchen Patienten beibringen, zu fühlen und zur Bedeutung zu finden, manchmal mit Hilfe der Erfahrung, dass etwas für einen anderen Menschen von unbedingter Wichtigkeit ist; danach können Gefühle identifiziert und erkundet werden; und zum Schluss werden vielleicht Erklärungen, die zusätzliche Alternativbedeutungen mit sich bringen, gehört und aufgenommen.

Das Technikkontinuum von oben nach unten

Erklärungsebene: Alternativbedeutungen anbieten

Freud hat entdeckt (1895d), welche Macht Deutungen haben, die den Zusammenhang zwischen verdrängten, verschobenen Persönlichkeitsanteilen und den gegen sie gerichteten Abwehrmechanismen erklären. Zum Beispiel: deine Überzeugung, das Bein sei gelähmt, geht zurück auf dein Schuldgefühl, weil du feindselige Gefühle gegen deinen sterbenden Vater hegtest, als du ihn gepflegt hast. Das wäre eine Deutung nach dem Muster »warum? – weil«. Melanie Klein hat ([1946] 2000) Freuds Arbeit zum Thema Projektion fortentwickelt und erweitert durch die These, dass ganze Persönlichkeitsanteile in andere Menschen hineinprojiziert werden können. Damit gelangt man zu einer neuen Art der Erklärungsdeutung, die abgespaltene oder projizierte Persönlichkeitsanteile verortet oder neu verortet. Zum Beispiel: du versuchst, in mir Unterlegenheitsgefühle zu wecken, um dein eigenes Unterlegenheitsgefühl loszuwerden. Dies wäre eine Deutung nach dem Muster »wer? – du« oder »wo? – da«. Beide Male ist das Deuten darauf angelegt, eine Bedeutung durch eine andere zu ersetzen: die bewusste durch die unbewusste oder die nicht anerkannte durch die wieder anerkannte. Wilfred Bion schließlich hat den Zusammenhang zwischen projektiver Identifizierung und Gegenübertragung hergestellt ([1962b] 1990; [1965] 1997): Ihm zufolge kann der Analytiker die vom Patienten ausgehenden projektiven Identifizierungen in seinem Innern aufs Heftigste empfinden und muss sie dort nicht nur aufbewahren, sondern auch umwandeln, bevor er sie dem Patienten zurückgibt.

Beschreibungsebene: Bedeutung verleihen oder erweitern

Aber Bion hat noch etwas geltend gemacht: zur projektiven Identifizierung komme es in manchen Fällen nicht nur aus Abwehr- und Destruktionsmotiven, sondern weil ein Kommunikationsbedürfnis da ist ([1962b] 1990). Auch Betty Joseph ([1978] 1994) und John Steiner ([1993] 1998) haben auf dieses Bedürfnismoment hingewiesen, also darauf, dass der Analytiker bei manchen Patienten zu bestimmten Zeiten Projektionen in sich bewahren muss, ohne sie dem Patienten zurückzugeben. In dieser Zeit erkundet er, wie der fehlende Persönlichkeitsanteil beschaffen ist, der so lange in seinem Innern verbleibt, bis der Patient in der Lage ist, ihn anzuerkennen oder wieder anzuerkennen. Eine solche rezeptivere Haltung gegenüber dem Projektionsbedürfnis des Patienten erinnert an Winnicotts Gedanken ([1951] 1976, S. 308–310), man müsse dem Übergangsobjekt (auch wenn es paradox anmutet) seine eigenständige Bedeutung lassen, ohne sie vorschnell wegzuerklären. Diese mit der Kommunikation zwischen Eltern und Säugling – sowie deren Folgen für die psychische Gesundheit des Säuglings – befassten Forscher sind, von der Normalentwicklung her kommend, auf Vorgänge gestoßen, zu denen es in gemeinsamen Geistes- oder Gefühlszuständen kommt und aus denen sich schließen lässt, dass einfachere einfühlende oder erweiternde Kommentare, die dem Patienten nicht zu viele Gedanken aufbürden, gleichzeitig die empfindenden und die denkenden Teile der Psyche erreichen (Stern, [1985] 1992; Trevarthen, 2001). Die oben erwähnten Kleinianer sprechen von »stellvertretend für … empfinden« und die Entwicklungspsychologen von »mit-empfinden«. Beides scheint eine zentrale Rolle zu spielen, wenn es gilt, auf elementarer Ebene Verständnis zu kommunizieren. Bei jeder dieser zwei Methoden des Bedeutung-Verleihens geht es, sofern sie deutend verfährt, um das Was, das Ist des Erlebens und, so meine These, um Fragen, die sowohl mit Grad und Art von Introjektionsprozessen als auch mit der – größeren oder geringeren – Fähigkeit des Patienten zur Symbolbildung zu tun haben. Jede respektiert die Tatsache, dass der Patient Beistand auf der Ebene des einspurigen Denkens braucht, ohne dass ihm anspruchsvollere und womöglich unverständliche zweispurige Gedanken aufgedrängt werden. Vielleicht lässt sich eine solche Arbeitsebene besser durch das definieren, was sie ist, als durch das, was sie nicht ist.

Eine noch einmal vorgeordnete Arbeitsebene – die Belebung: auf Bedeutung dringen

Im folgenden Abschnitt möchte ich, wie schon erwähnt, dem Thema Defizit eine weitere Dimension hinzufügen und darauf hinweisen, dass es bei manchen Patienten ein Defizit oder eine Beeinträchtigung am inneren Objekt gibt. Dabei geht es um Objekte, die als uninteressant, wertlos (nicht: entwertet), nutzlos oder »geistlos« erlebt werden; außerdem Objekte mit perverser Erregbarkeit. Die hier erforderliche Arbeitsebene muss vielleicht noch vor der Erklärungs- und der Beschreibungsebene liegen. Auf der Ebene besonders gravierender Psychopathologie und folglich extremer Techniken stellt sich sogar die Frage, ob für Patienten in Zuständen von Affektlosigkeit – wie Autismus, Dissoziation oder Apathie nach chronischer Verzweiflung – Gefühle und Bedeutungen überhaupt von Belang sind. In diesem Fall spitzt sich das Defizit noch zu: Das Objekt ist so weit entfernt und so undeutlich, dass es kaum existiert. Zudem stellt sich die Frage, wo sich perverse Motive an Dissoziation und Verhärtung angelagert haben, und auch hier kann die Verbindung zu einem lebendigen inneren Objekt verkümmern.

Auf dieser letzten Arbeitsebene – die mit den Fundamenten des Seelen- und Beziehungslebens zu tun hat – ist unser Problem, wie wir uns bei Patienten, die, vielleicht aufgrund von Autismus oder chronischer, weil traumabedingter Dissoziation oder auch chronischer, der Verzweiflung oder Vernachlässigung geschuldeter Apathie, weder zuhören noch empfinden können, dennoch Gehör verschaffen. Hier geht es nicht um einspurig oder zweispurig, sondern erst einmal darum, den Patienten in Situationen, in denen er recht eigentlich weg oder verloren (nicht: versteckt) ist, überhaupt auf eine Spur zu bringen oder zurückzubringen – oder, um es noch einmal mit der Hausmetapher zu sagen, unseren Patienten zu »festem Grund« zu verhelfen, wie ein autistischer Jugendlicher es auf dem Wege zur Besserung ausdrückte (Edwards, 1994). Zu tun haben wir es nicht einfach mit einem schwachen Ich oder auch schweren

Defekten des Selbstempfindens, vielmehr mit Defekten sowohl des Selbst wie des inneren Objekts, so dass *beide* als tot und leer oder nutzlos erlebt werden. Häufig begegnen wir, was das Beziehungsverhalten betrifft, einer chronischen Apathie, die über Verzweiflung hinausgeht. Erwartet wird rein gar nichts. Etwas Vergleichbares schildert André Green (1997) bei Patienten, die im Säuglingsalter eine plötzliche Depression ihrer Mutter erlebt haben. Den »Abzug der Besetzung vom mütterlichen Objekt und die unbewusste Identifizierung mit der toten Mutter« beschreibt er als Abwehrmaßnahme gegen den abrupten Verlust ihrer Liebe, der seinerseits auf den von ihr selbst erlebten schmerzlichen Verlust zurückgeht (S. 150f.). Ich selbst denke jedoch an Fälle, in denen der Rückzug der Mutter eher chronisch war oder der Rückzug des Patienten, manchmal aus konstitutionellen Gründen, eigentlich in einem Mangel an »Zug« bestand. Etwas Ähnliches schildert Bob Dylan, wenn er, freilich mit aggressiveren Worten, in einem Song sagt, in den Augen anderer suche er nach nichts (Dylan, 1997). Doch Dylan weiß, wonach er sucht, während manche Kinder es nicht wissen.

Solche klinischen Probleme treten bei einer bestimmten Variante des Autismus – bei Autismus vom Typus »fehlende Zugkraft« – und bei manchen stark deprivierten oder missbrauchten und perversen Kindern in den unterschiedlichsten Formen auf. Das Reklamieren oder Beanspruchen durch einen Therapeuten, der auf heftige Dringlichkeitsgefühle in der Gegenübertragung reagiert, ist vielleicht, wie ich vor Jahren gesagt habe, eine Extremform des normalen Verhaltens der Mutter, die den leicht depressiv gestimmten oder etwas zerstreuten normalen Säugling wachruft und anregt (Alvarez, 1980, [1992] 2001). Später habe ich erläutert, dass diese Technik wohl nur bei einer bestimmten Variante von Autismus oder Deprivation in Frage kommt, bei der Selbst- *und Objekt*-Empfinden ein schweres Defizit aufweisen (Alvarez, 1999). Zu einer solchen Arbeit gehört auch, dass man den Sinn des Patienten für geistige Aktivität und Bedeutung weckt – oder ihm wenigstens, mit Bion gesprochen, Realisierungen für noch kaum erlebte Präkonzeptionen verschafft (Bion, [1962b] 1990). Überall dort, wo Realisierungen misslungen sind, können Präkonzeptionen verblasst oder gar verkümmert sein. Ich spreche hier nur von der Arbeit mit Kindern und Jugendlichen; aber Tiziana Pierazzoli (persönliche Mitteilung, 2002), John Mclean (persönliche Mitteilung, 2003) und Lisa Director (2009) haben darauf hingewiesen, dass die Praxis des Reklamierens auch für die Therapie chronisch schizoider, total abgekapselter Erwachsener von Bedeutung sein kann. Bei Kinderpsychotherapeuten ist der Begriff gleichfalls in Gebrauch (Edwards, 2001; Hamilton, 2001; Music, 2009), und Tanya Nesic zufolge (persönliche Mitteilung, 2005) erfordert die Arbeit mit Asperger-Patienten ein immer neues Mini-Reklamieren.

Susan Reid beschreibt eine ganz ähnliche Art der intensiveren Intervention (1988). Während Reklamieren meint, dass der Therapeut das Kind zum Kontakt mit seiner Person aufruft, schildert Reid, wie sie versucht, einen Hauch von Interesse an einem Spielzeug oder einem anderen im Raum befindlichen Gegenstand zu wecken. Nach ihren Worten »generiert« oder »demonstriert« sie dabei Interessantsein oder Bedeutung, würde aber, wie sie sagt, nur bei bestimmten autistischen Patienten (wie Robbie) und nur in bestimmten Momenten mit diesem Verfahren arbeiten.

Unbedingt unterscheiden sollte man übrigens zwischen einem verzweifelnden passiven Patienten mit totem inneren Objekt und einem Patienten, wie ihn Betty Joseph beschreibt ([1975] 1994, S. 127): Dieser projiziert Interesse und Besorgnis in das Objekt hinein, das sich nun gedrängt sieht, als Träger einer Lebendigkeit und Tatkraft zu fungieren, die dem Patienten offenkundig fehlt. (Ich kenne das Beispiel eines schizoiden Borderline-Patienten, der sich in beiden Situationen zugleich befand. Einmal gelang es mir, auf beide zu reagieren, indem ich dem Patienten einen Teil des projizierten Gefühls zurückgab, einen anderen Teil jedoch festhielt und selbst zum Ausdruck brachte; siehe Alvarez, [1992] 2001, S. 123f.) Ebenso unterscheiden sollte man zwischen der Quasi-Verkümmerung, wie sie in einer Art psychischer Wüste auftritt, und derjenigen, die den von John Steiner ([1993] 1998) so genannten »seelischen Rückzug« begleitet. Eine psychische Wüste in früher Kindheit kann später, während der Entwicklung zum Erwachsenen, dazu führen, dass sich Abwehr- oder Suchtmotive anlagern, und diese Motive bedürfen auf jeden Fall der analytischen Aufmerksamkeit. Dasselbe gilt jedoch für das begleitende oder zugrundeliegende Defizit, bei dem das Objekt nicht gemieden, sondern wegen seiner Ferne oder Schwäche kaum entdeckt wird. In derartigen seelischen Zuständen gilt, dass der Patient sich nicht verbirgt – er ist einfach weg, verloren. Ein Zufluchtsort bietet immerhin etwas, wo man hingehen kann; eine Wüste bietet gar nichts.

Relevanz des psychischen Zustandes für die Wahl der jeweiligen Arbeitsebene

Erklärendes Deuten: eine notwendige Voraussetzung

Im Folgenden gebe ich ein kurzes Beispiel für gängige Deutungen von Wut (wegen Verlust oder Eifersucht) bei Patienten, die sich nicht im psychopathischen, psychotischen oder Borderline-Zustand befinden, sondern über einen relativ guten neurotischen Funktionsmechanismus verfügen und denen es eindeutig hilft, wenn wir etwas sagen wie: »Du bist sauer, du bist wütend, weil ...« Solche Patienten sind einigermaßen imstande, Schuldgefühl und Liebe zu empfinden, und verfügen über ein Stück Ich, das die Einsicht in die eigene Aggressivität verarbeiten kann, aber auch über einen gewissen Bestand an Selbstachtung.

Vor Kurzem kam eine Jugendliche total eingeschnappt in die letzte Wochenstunde. Sie erklärte, wegen ihrer Schwester sei sie nun eine halbe Stunde zu spät in der Sitzung, wollte aber nicht mehr dazu sagen und kehrte mir, mit ihrer ganzen Wut auf mich, den Rücken zu. Psychopathische oder Borderline-Patienten können Wochen brauchen, um sich von einer derartigen Enttäuschung oder Zerrissenheit zu erholen. Ja, vielleicht empfinden sie nicht nur Ärger oder blinde Wut, sondern Verstörung oder Verzweiflung oder auch einen verstärkt eiskalten Zynismus. Aber zu Linda konnte ich sagen: »Du bist total wütend auf mich, weil wir heute eine so kurze Sitzung haben, und das noch am Ende der Woche. Es muss meine Schuld sein.« Sie drehte sich heftig um und erwiderte: »Ja, *und* ich hab nächste Woche Prüfung.« Danach beruhigte sie sich ziemlich schnell. Es genügte, ihre Wut zu deuten; ich war nicht genötigt, über ihre Verzweiflung nachzudenken oder das Ungerechtigkeitsgefühl zu übernehmen, denn zu all dem hatte sie selbst Zugang. Manche verzweifelnden Borderline-Patienten brauchen uns, damit wir das alles für sie in uns aufbewahren (siehe Kapitel 4 zu moralischen Imperativen), aber Linda brauchte mich nicht. Sie konnte für sich selbst einstehen – verarbeitet werden musste nur ihre Wut. Vor langer Zeit hatten im Leben dieses Mädchens viele emotionale und kognitive Entwicklungen stattgefunden und ihr geholfen, dieses Stadium zu erreichen. (Auf sie gehe ich im ersten Teil näher ein.)

Solche höheren Deutungsebenen erfordern eine zweiteilige Deutung und deshalb auch eine Fähigkeit, zweispurig zu denken, das heißt: zwei Gedanken einigermaßen vollständig im selben Augenblick zu denken (Bruner, 1968). Die emotionalen Voraussetzungen sind klar: Man muss imstande sein, Angst und Schmerz zuzulassen und Denken zu ertragen – ein Zustand, der in die Nähe der depressiven Position rückt. Doch bedarf es zugleich eines kognitiven Funktionsmechanismus, also eines Stücks gelungener Ich-Entwicklung und Symbolbildung. Beides zusammen kann einem neurotischen oder einem schwachen Borderline-Zustand entsprechen. Jerome Bruner spricht von einer kognitiven Errungenschaft, die er als Fähigkeit bezeichnet, »in Parenthese zu denken« oder etwas in Reserve zu halten (1968). In seiner Studie beobachtete er die Entwicklung des Babys von der (wie er es nennt) einspurigen Aufmerksamkeit im Neugeborenenzustand, wenn es entweder nur saugen oder nur schauen kann, bis zur koordinierten Zweispurigkeit im Alter von vier Monaten, wenn ihm beides mehr oder weniger gleichzeitig gelingt. Dieses Endstadium nennt Bruner (1968, S. 18–24, 52) »Platzhalten« (etwa so, wie man den Finger auf eine Zeile im Buch legt, während man jemandem kurz zuhört).

Bei anderen Autoren gibt es manches, das Ähnlichkeit mit Bruners zweispurigem Denken hat. Wilfred Bion beschreibt ([1950] 2013, S. 21), wie schwer dem psychotischen Patienten das »beidäugige« Sehen fällt, und Hanna Segal weist darauf hin ([1957] 1992), wie wichtig die Entwicklung zur depressiven Position für das Gelingen der Symbolisierung ist – eines Denkens und Fühlens in Parenthese auf einer tieferen Ebene des Gefühlslebens, wo Liebe und Hass nicht mehr getrennt, sondern integriert sind, ohne verwischt oder vermengt zu werden. Bei Bion können Gedanken sich verhalten wie Menschen – auf die Sprache bezogen sagt einer seiner Patienten: »zwei Wörter sind aufeinander geklettert …« (1955, S. 237) – und daher auch, so dürften wir hinzufügen, uns jagen oder heimsuchen, einander jagen und sich, in Dichtung und anderen Künsten, immer wieder harmonisch miteinander verbinden. Das normale Kind ist in der Lage, einen Gedanken in Reserve zu halten, das heißt den Gedanken innerhalb des Gedankens und den Gedanken jenseits des Gedankens in den Blick zu nehmen. Borderline-Patienten hingegen sind (in ihren psychotischen Phasen) konkretistisch, einspurig, von der Einzigartigkeit ihres Gemütszustandes überwältigt, immer in Gefahr, symbolische Gleichsetzungen sowie massive Spaltung und Projektion vorzunehmen. Bei ihnen riskieren wir eine vorschnelle Integration, wenn wir versuchen, über ihr borniertes, gebieterisches Dringlichkeitsempfinden hinwegzuspringen.

Mit den Umständen, unter denen das In-Reserve-Halten erleichtert oder verhindert wird, befasst sich Bruner nicht, aber nach Ansicht von Psychoanalytikern spielt auch die mit dem Schritt von der Zwei-Personen- zur (ödipalen) Drei-Personen-Beziehung verbundene Emotionalität eine wichtige Rolle für die Entwicklung eines solchen Rechnens mit Tiefendimension (Britton, [1989] 1998, S. 98f.; Klein, [1932] 1997, S. 236; in Kapitel 2 folgen Fallbeispiele, in denen Säuglinge beziehungsweise Kleinkinder von diesem Können Gebrauch machen). Wahrscheinlich ist die Fähigkeit, zwei verschiedene Versionen des Objekts – mitunter zwei positive Versionen (die Mutter kann ganz nah, aber auch weiter entfernt und trotzdem noch anwesend sein; man kann an ihr saugen, aber sie auch sehen; sie spricht mit ihm, nimmt aber zugleich auch mich noch wahr; sie wartet im Hintergrund auf mich, während ich mit ihm spreche) – zu registrieren, an der Entwicklung der Symbolbildung beteiligt und ein wichtiger Vorläufer der anderen, mit der depressiven Position verbundenen Fähigkeit, zwei weitaus unterschiedlichere und gegensätzlichere Gedanken/Gefühle (Liebe und Hass oder Liebe und Verlust) zusammenzuhalten.

Indes gibt es noch einen weiteren, für das Vermögen, Gedanken in Reserve zu halten, nicht unerheblichen emotionalen Faktor, den ich in Kapitel 2 näher betrachten werde, nämlich neben Lust und Vertrauen auch das Gefühl der Urheberschaft, Fülle und Antizipation, das sich einstellt, wenn man eine Erfahrung macht, die über eine einzige Spur hinausgeht. Wer damit rechnet, dass eine Idee im Hinterkopf bleibt, während er auf etwas anderes achtet, beweist Zuversicht. Desgleichen zeugt der Wagemut, den man braucht, um beispielsweise Laufen zu lernen und neue Ideen zu erkunden, von einer Menge Vertrauen und Abenteuerlust. All dies ergibt sich aus Bions großartiger Entdeckung (1955, S. 237), dass sich Gedanken in ihrer Beziehung zueinander verhalten wie Menschen oder wie das Selbst zu anderen Personen. (Siehe die verschiedensten Beispiele dafür in Kapitel 2–4.)

Beschreibungsebene: Bedeutung verleihen oder erweitern bei Patienten mit Ich-Defiziten

Viele Kinder sind (durch Autismus, Trauma oder Vernachlässigung) zu krank oder lernbehindert, um zwei Gedanken auf einmal oder auch bloß unmittelbar hintereinander denken zu können. Bei ihnen ist es für ihr geistiges Wachstum schon ein Fortschritt, wenn sie den mit einem Merkmal des Objekts (etwa seiner Helligkeit) oder des Selbst (meine Stimme kann lauter sein!) verbundenen Qualitäten nachgehen. Viele sogenannte lernbehinderte Patienten haben, wie sich dann zeigt, im Grunde zunächst einmal eine Behinderung in punkto Wissbegierde. Klar ist, dass ungeachtet meiner Vorstellung von einer Entsprechung zwischen verschiedenen Pathologie-Ebenen und den drei Arbeitsebenen sich die Patienten selbst keineswegs säuberlich in diagnostische Kategorien einordnen lassen und daher die Ebenen nichts anderes meinen als verschiedene psychische Zustände, die natürlich in ein und demselben Patienten zu verschiedenen Zeitpunkten ein und derselben Sitzung auftreten können. Vor vielen Jahren gab Edward Glover (1928a, S. 18) zu bedenken: »Eine Übertragungsdeutung der Fantasie ist unvollständig« und: »Unsere nächste Übertragungsdeutung wird dann fast immer mit Übertragungshinweisen auf Abwehr zu tun haben«. Aber zugleich plädierte er bei Borderline-Patienten für eine sorgfältige Regulierung und Dosierung der Deutung und warnte vor den Risiken übereilter Deutungen (Glover, 1928b, S. 213).

Bion beschreibt zwei Stadien in der Entwicklung des Denkvermögens: Zuerst muss eine »Präkonzeption« zusammentreffen mit einer »Realisierung«, damit eine »Konzeption« entsteht; dann muss eine Konzeption zusammentreffen mit einer Versagung, damit ein Gedanke entsteht. Auffällig ist, dass er über das erste Stadium sehr wenig gesagt hat. Das zweite interessierte ihn offenbar viel mehr: Ihm zufolge hängt echtes Lernen von der Entscheidung zwischen zwei Techniken gegenüber der Versagung ab, von denen die eine auf Vermeiden oder Ausweichen, die andere auf Modifizieren oder Verändern zielt (Bion, [1962b] 1990, S. 76; [1962a] 2013, S. 127), und den Realitätssinn verknüpft er mit Frustrationstoleranz. Seine Vorstellung vom Zusammentreffen zwischen einer Präkonzeption und einer Realisierung nimmt vielleicht etwas von jener perfekten Übereinstimmung auf, der wir in Begriffen wie primärer Narzissmus (Freud, [1940a [1938], S. 70–73), Symbiose (Mahler, [1968] 1972) und Illusion (Winnicott, [1951] 1976, S. 304ff.) begegnen und die, wie es scheinen könnte, einen »geistlosen« Dämmerzustand voraussetzt. Aber angenehme Überraschungen können extrem anregend und kognitiv stimulierend sein, und deshalb lohnt es vielleicht, Bions erstes Stadium – die Introjektion von Augenblicken des Kontakts beziehungsweise »Augenblicken der Begegnung oder des Erkennens« (Sander, 2000) – genauer zu untersuchen. Das Gefühl, verstanden zu werden, kann *sich richtig anfühlen*, ohne dass es dabei um ein simples Anpassungs- oder Befriedigungsmodell geht. Eine solche Erfahrung hat ja nicht eigentlich mit Begegnung oder Erkennen zu tun; beleben und das Denken anstoßen kann sie aufgrund der mit ihr verbundenen freudigen Überraschung.

Jedenfalls geht es bei dieser Arbeitsebene um etwas, das dem Zuschreiben oder Verleihen von Bedeutung nahe kommt. Hier sind wir, wie gesagt, im Umkreis von Betty Joseph ([1978] 1994), wenn sie fordert, der Analytiker müsse projektive Identifizierungen eine Zeit lang in sich aufbewahren und auf verfrühte Rückgabe der Projektion verzichten, und von John Steiner (1994), wenn er betont, wie wichtig analytikerzentrierte Deutungen sind. Dies alles hängt zusammen mit Winnicotts Forderung, das Paradox im Übergangsbereich sei zu respektieren, es dürfe also nicht zu schnell festgelegt werden, ob das Übergangsobjekt zum Objekt oder zum Selbst gehört ([1951] 1976, S. 308–310). Einschlägig ist hier auch die Vorstellung von gemeinsamen psychischen Zuständen und von der (Affekt-)Abstimmung, wie sie der Entwicklungspsychologe Daniel Stern ([1985] 1992, S. 198ff.) vertritt, oder Colwyn Trevarthens Plädoyer für die geistig aktive Begleitung (2001).

In dieselbe Richtung gehen zwei Techniken, die Allan Schore bei Borderline-Patienten empfiehlt ([2003] 2007, S. 318): erstens Erkennen und »Identifikation unbewusster dissoziierter Affekte, die in der Entwicklung nie interaktiv reguliert wurden« und keine innere Repräsentanz gefunden haben; und zweitens ein Vorgehen, bei dem nicht nur die einzelnen »automatischen, mimischen, prosodischen und somatischen Affekte«, sondern auch »Intensität, Dauer, Häufigkeit und Labilität des internen Zustandes des Patienten« in den Blick genommen werden. Bei diesen Kranken muss der Analytiker, mit Daniel Stern gesprochen, auf ihre »Vitalitätsaffekte« achten – das heißt ebenso sehr auf Gestaltung, Intensität und Zeitstruktur ihrer Emotionen wie auf deren Gehalt und allemal mehr als auf den Zusammenhang mit anderen Emotionen (Stern, 1983, S. 53–60). Wir sagen dann also nicht nur: »Du bist heute sehr aufgebracht«, sondern: »Du bist immer noch schrecklich aufgebracht, nicht wahr?«; oder zu einem bis dahin rigide kontrollierten und kontrollierenden Kind: »Es macht dir wohl richtig Spaß, den Ball springen zu lassen, vor allem so, dass er nicht immer zur alten Stelle zurückkommt.« Verbindet man das Erleben mit anderen Gedanken – zum Beispiel mit seinen symbolischen Konnotationen –, so mag das im besten Fall redundant sein, im schlimmsten kann es eine neue Entwicklung verbauen. Die Frage ist hier, ob wir beschreibende oder erweiternde Deutungen für partiell, unvollständig (Glover, 1928a, S. 18) und für eine Vorstufe des Eigentlichen halten oder ob wir einsehen sollten, dass in solchen Augenblicken ein durchaus vollständiges Erleben stattfindet. Ist es zwangsläufig ein partielles Erleben, wenn etwas sich richtig anfühlt?

Von großer Hilfe für die Arbeit auf diesem Gebiet ist Bions Begriff der »Alpha-Funktion« ([1962b] 1990, S. 49f.) – jener Funktion des Geistes, die Gedanken denkbar macht und dem Erlebten Bedeutung verleiht. Wie Robbies Beispiel zeigt, kann es zuweilen besser sein, die Frage, wer etwas erlebt, ganz zu vermeiden. Leidet der Patient sehr unter Verfolgungsangst oder Verzweiflung oder einfach Verwirrung, tut man besser daran, dem Nomen ein oder zwei Adjektive, dem Verb ein oder zwei Adverbien beizugeben und es dabei zu belassen. Ein Satz wie »Es bringt einen auf, wenn …« hilft vielleicht, das Gefühl auf Distanz zu bringen. Dann kann der Patient entscheiden, ob er es als sein Erleben zulässt, das zu ihm gehört, oder nicht. Ich glaube, das Benennen und Beschreiben des Erlebten hat Vorrang vor dem Lokalisieren. Juliet Hopkins (1996) referiert Winnicotts Hinweis, wie wichtig das einfache Benennen im Spiel ist; damals supervidierte er ihre Arbeit mit einem dreijährigen Kind, das weder Sprache noch Bindungs- oder Spielfähigkeit besaß. Von besonderer Bedeutung ist diese Arbeitsebene bei psychotischen Patienten, die aus Zuständen schwerer Dissoziation heraustreten und nichts weiter brauchen als die Möglichkeit, einen Gefühlszustand zu identifizieren und zu prüfen, bevor sie überhaupt imstande sind, ihn als den eigenen zur Kenntnis zu nehmen; wichtig ist sie auch bei manchen traumatisierten oder deprivierten Patienten, die kaum über Strukturen im emotionalen Bereich von Gehirn und Geist verfügen. Schore zufolge ([2003] 2007) geht es, wenn wir mit Borderline-Patienten arbeiten, nicht darum, Unbewusstes bewusst zu machen, sondern das Unbewusste wieder neu oder überhaupt erst zu strukturieren. Ich spreche hier fast immer von Patienten mit Borderline-Syndrom, Autismus oder Psychose, aber auch manche sprachlich frühreifen Menschen müssen vielleicht sehr viel bedächtiger werden, um sich mit ihrem tatsächlichen Erleben befassen zu können. Eine Jugendliche, der offenbar sehr daran lag, ihre Probleme zu verstehen, konnte sagen: »Ich habe mich sehr über Matthew geärgert, und ich weiß auch warum: Ich war eifersüchtig, weil er gestern Abend zu lang mit diesem hübschen Mädchen geredet hat.« Aber ich musste lernen, mich von der scheinbaren Einsicht nicht irreführen zu lassen und einfach zu fragen, was sie mit »eifersüchtig« meine. Sie brauchte Hilfe, um ruhiger werden und das eigene Erleben prüfen zu können, statt meine Deutungen überstürzt im Ganzen herunterzuschlucken und mich dann mit ihrem ziemlich unverdauten Verstehen zu füttern.

Beschreibendes Bedeutung-Verleihen, Fortsetzung: ein Containment projektiver Identifizierung

Wenn Bion projektive Identifizierung als Kommunikation begreift, so meint er damit Situationen, in denen die Mutter die Projektionen des Kleinkindes so in sich aufbewahrt und umwandelt, dass das Unerträgliche erträglich wird ([1962b] 1990, [1965] 1997). Er vergleicht das mit der Container-Funktion des Analytikers, und es gibt in der klinischen Arbeit zahlreiche Beispiele dafür, dass der Patient imstande ist, einem unerträglichen Erleben auf dem Umweg über eine andere Person nachzugehen. Betty Joseph weist auf die Tatsache hin ([1978] 1994), dass Analytiker diese oft übermächtigen Erfahrungen manchmal für lange Zeit im eigenen Innern bewahren müssen, ohne dem Patienten das Projizierte zurückgeben zu können, und Steiner (1994) unterscheidet zwischen analytikerzentrierten und patientenzentrierten Deutungen. In der Kinderpsychoanalyse kann es zu diesem Containment kommen, wenn der Therapeut bereit ist, (für eine Weile) im Spiel die Rolle des unerwünschten infantilen Selbst zu übernehmen. Freud (1911b) und Bion ([1962b] 1990, [1962a] 2013, S. 127, 129) haben zwar geltend gemacht, wie wichtig für den Lernprozess die Versagung ist, aber in manchen Fällen scheint es, als würde das Denken gerade dann gefördert, wenn der Betreffende *frei von* Versagung ist – wenn er Gelegenheit erhält, die Erfahrung in einer anderen Person, die es nicht nur tief empfinden, sondern auch darüber nachdenken kann, ganz auszuloten. Nathaniel Kleitman weist nach (1963), dass die mit freier Entscheidung verbundene Wachsamkeit, der Zustand lebhafter Neugierde, bei Neugeborenen auftritt, wenn sie gefüttert worden sind und den Darm entleert haben, wenn also das Baby sich wohl fühlt, und nicht wie früher angenommen, wenn es von Hunger und Unwohlsein getrieben wird.

Ein behindertes und verwachsenes Mädchen namens Jill, das zum Leben im Rollstuhl verurteilt war, wurde von Verzweiflung und Suizidwünschen gepackt, als es von seiner Grundschule auf eine große Oberschule überwechselte. Nach ein paar Therapiemonaten ließ Jill ihre Therapeutin auf einem Stuhl Platz nehmen und wickelte Klebeband um ihre Beine herum. Sie erklärte ihr, sie (die Therapeutin) käme nun nie wieder frei und müsse für immer so sitzen bleiben. Es war ein Als-ob-Spiel (die Therapeutin war nicht wirklich gefangen), aber die Stimme des Mädchens klang bitterernst, todernst. Ohne Frage stellte diese Figur Jill selbst dar, aber aus klinischer Sicht war es wichtig, dass die Therapeutin sich diese äußerst verstörende Erfahrung ausmalte – und schilderte –, als sei sie ihre eigene, und die Projektion nicht schon im Frühstadium zurückgab. Die Patientin wollte, ja sie musste die Identität der gesunden Person *ausprobieren* und zugleich jemanden sehen, der an ihrer Stelle Verzweiflung und Verbitterung erlebte. Nach ihrem Gefühl sollte nun *ein anderer an der Reihe sein*. Das als dringend und berechtigt empfundene Bedürfnis unterscheidet sich sehr von dem Wunsch (selbst vom leidenschaftlichen Wunsch), etwas möge anders sein, und die Worte, Gegenübertragungsreaktionen und szenischen Darstellungen des Therapeuten können das wiedergeben.

Das Spiel war zuerst sadistisch, aber im Laufe der Wochen wurde es immer mehr zu einer symbolischen Inszenierung, und am Ende nahm es gelegentlich humorvolle Züge an. Wäre die Projektion verfrüht zurückgegeben worden, so hätte das die ohnehin schon unerträgliche Frustration und Verzweiflung des Kindes nur verschärft und das bedächtige Ausloten schmerzlicher Wahrheiten verhindert. Jill wusste nur allzu gut, wie behindert und wie verzweifelt sie war. Aber irgendwo in ihrem Innern hatte sie eine Ahnung, eine Präkonzeption (wie Bion sagt) von sich als einem gesunden Lebewesen mit allen menschlichen Fähigkeiten, und hier fand sie Gelegenheit, dies zu realisieren, wenn auch nur in der Fantasie. Wichtig ist mir dabei: Dieses Containment durch den Therapeuten darf nicht nur als Schritt auf dem Weg zur späteren Re-Introjektion des Wissens um die Behinderung gelten, sondern zugleich als ein Schritt, der unverzichtbar ist, wenn sich in dem Selbst, das während der dringend benötigten Projektion zurückgelassen wurde, Hoffnung und das Gefühl der Urheberschaft sowie der Wunsch nach einem annehmbaren Leben mit einem Teil der menschlichen Fähigkeiten entwickeln sollen. Kundera schildert ([1967] 1987), wie Gerechtigkeits- und sogar Rachefantasien lebenslange Verbitterung »korrigieren« können. Dank eines sorgsamen Containments der projektiven Identifizierung konnte Jill sich von ihrer Verzweiflung freimachen und mehr eigene Fähigkeiten wahrnehmen. Und eine sorgsame Dauerbeobachtung muss uns davon abhalten, unsere Aufnahmebereitschaft allzu lange und allzu passiv fortzusetzen und damit die Realität zu verleugnen oder schlimmer: dem Narzissmus oder Sadomasochismus Nahrung zu geben.

Beschreibendes Bedeutung-Verleihen, Fortsetzung: eine Alpha-Funktion, die etwas wie Selbst-Resonanz verschafft

Ein kleiner, zu früh geborener Junge namens David hatte im ganzen ersten Lebensjahr unter Atemkrisen und Klinikeinweisungen gelitten. Außerdem war er emotional missbraucht worden und in seiner Entwicklung erheblich zurückgeblieben. Anfangs wusste er gar nicht, wie man spielt oder sich unterhält, aber schließlich fing er an, einen Teddybär auszuschimpfen und anzuschreien. Dann folgte ein neues Spiel: Er bat den Therapeuten, mit ihm zusammen jemanden zu spielen, der einen Husten- und Erstickungsanfall hat. Beide zusammen husteten sie nun, würgten und erstickten fast, wobei David auf der exakten Wiedergabe jedes einzelnen Details bestand. Als sein Therapeut, in Erinnerung an Davids Vorgeschichte, irgendwann sagte »Armes Baby!«, wies der Junge das mit verzweifelter Ungeduld zurück. Es war, als müsse der Therapeut David *sein*, bevor das Kind so weit war, dass er *mit* ihm fühlen und gar *an seiner Stelle* fühlen konnte. Vielleicht sollten wir zuerst die Identifizierung des Erlebten begleiten, ehe wir uns einfühlen und schließlich mitfühlen. Denn Mitfühlen geht vom anderen aus. Vielleicht musste David erst einmal versuchen, seine traumatische Erfahrung aufzufinden und zu identifizieren und das Undenkbare denkbar zu machen. Die genaue Wiedergabe im Spiel war ihm ja so wichtig. Wohlgemerkt: dies ist kein Beispiel für projektive Identifizierung, denn beide, Kind und Therapeut, mussten die Rolle spielen. Es war ein Duett, kein Solo, und das Duett verhalf zur notwendigen Alpha-Funktion und Resonanz. Wenn ein Kind sieht, dass ein anderer *kapiert*, erleben wir tatsächlich das, was bei Edward Tronick et al. (1998) »dyadisch erweiterte Bewusstseinszustände« heißt. Ich habe beobachtet, wie traumatisierte Patienten ein weiteres Mal traumatisiert und geschockt wurden, weil die Deutung versuchte, einen Zusammenhang zwischen aktueller kleiner Phobie und etwa größeren, schrecklicheren Ereignissen der Vergangenheit herzustellen; stattdessen hätte es ihnen geholfen, wenn der Therapeut die Gesundung vom Trauma genauso behandelt hätte wie das von Freud (1916–1917g [1915]) beschriebene Trauern – also wie etwas, bei dem jeder Schritt einzeln getan werden muss. Der Kunstkritiker Robert Hughes schreibt 2004:

> Was wir vermehrt brauchen, ist die Kunst der Langsamkeit: eine Kunst, die Zeit hält, wie eine Vase Wasser hält. (…) Pinselstrichspuren auf einem von Velasquez gemalten Spitzenkragen können etwas ebenso Radikales haben wie der Hai, den ein

> Australier vor ein paar Jahren … gefangen hat und der sich heute in seinem Becken auf der gegenüber liegenden Themseseite wie Dunst auflöst. Ja sogar etwas noch Radikaleres.

Manche Patienten, die tief in der paranoid-schizoiden Position stecken, brauchen viel Hilfe, damit sie verschiedenste, auf jeder – der guten und der bösen – Seite der Spaltung angesiedelte Mini-Elemente mit Alpha-Funktion umgeben können, lange bevor sie beide Seiten zu integrieren verstehen. Da mag schon der winzigste Pinselstrich von unserer Hand ausreichen.

Davids Therapeut konnte Bedeutung verleihen, indem er sich an einem wirklichen Hustenduett beteiligte, aber es gibt eine Menge verbaler Pendants dazu. Mein an Robbie gerichteter Satz »Du bist sehr aufgebracht« bot ein Mitfühlen an, während das »Es bringt einen auf, wenn …« eher etwas von einfühlender Identifizierung hatte. Allerdings befand sich David wohl auf einer Ebene, die noch vor dem Bedürfnis nach Einfühlung lag: Er musste erst einmal herausfinden, wie *es sich anfühlt*, wenn man einen fast tödlichen Erstickungsanfall hat; er musste es gleichsam zu greifen bekommen. Bei einem älteren Patienten könnte der Ausruf »Wie schrecklich!« für dringend benötigte Alpha-Funktion sorgen, allerdings nur, wenn es der Therapeut wirklich versteht, sich in die Situation hineinzuversetzen.

Eines ist natürlich Bedingung: Der Therapeut muss spüren, wann der Patient imstande ist, höhere Deutungen in sich aufzunehmen – das heißt, wann er über so viel emotionale Ruhe oder intellektuelles Vermögen verfügt, dass er »Warum«- und »Wer«-Fragen wirklich verstehen möchte. (Beim Kleinen Hans sehen wir, wie diese Neugierde sprunghaft zunimmt; und sehr bedenkenswert ist Fred Pines Anweisung, bei Borderline-Patienten »das Eisen zu schmieden, wenn es kalt ist« – siehe Freud, 1909b; Pine, 1985, S. 153.) John Steiner zufolge (1994) kann ein Patient in einem besseren Moment durchaus in der Lage sein, das Gefühl als eigenes anzuerkennen, und viele fragmentierte Kinder beginnen nach und nach in der Behandlung, zwischen Fragmentierung und Integration zu wechseln.

Steiner weist darauf hin (1994, S. 421), dass es so oder so nicht bloß um eine Entweder-oder-Dichotomie zwischen Aufbewahren und Zurückgeben der Projektion geht. Natürlich können Klang der Stimme und Grammatik verschiedene (auf einem Kontinuum angeordnete) Ebenen der Aufnahmebereitschaft für projektive Identifizierung zum Ausdruck bringen. (Und natürlich ist es so, dass der Klang der Stimme die Grammatik begleitet – es geht ja nicht bloß um Wörter.) Der Satz »Du möchtest, dass ich … empfinde« ist etwas ganz anderes als »Du findest, ich müsste … empfinden«; beide unterscheiden sich von »Ich glaube, ich müsste … empfinden« und alle drei zusammen von dem freimütigen Bekenntnis, mit dem Harold Searles eingesteht, mit welcher Eifersucht er auf die Beziehungen seiner Borderline-kranken und schizophrenen Patienten zu idealisierten Figuren, Selbstanteilen oder auch ihren Halluzinationen reagiert (vgl. 1961, S. 438). Ein solches Abstufen der Rezeptivitätsgrade ist aufs Engste korreliert mit der Frage, wie weit der Patient sich als jemanden erlebt hat, in den hineinprojiziert wurde, und wie stark sein entsprechendes Bedürfnis ist, auf die projektive Identifizierung – und zwar nicht als Abwehrmechanismus, sondern als notwendige Kommunikationsform – zurückzugreifen (Bion, [1962b] 1990, S. 146; [1962a] 2013, S. 134). Und am anderen Ende dieses Spektrums müssen wir in Erfahrung bringen, wie lange wir noch die Rolle des Opfers, welches das Kind einmal war (und als das es uns eine Zeit lang braucht). spielen und wann wir endlich jene Widerstandskraft beweisen sollten, die es selbst nicht aufbringen konnte.

Intensivierungs- und Belebungsebene: Reklamieren und Wahl des richtigen Intensitätsgrades bei Patienten mit Defiziten an Ich, Selbst und innerem Objekt

Hier geht es nicht nur um ein schwaches Ich oder gar schwere Defekte des Selbstempfindens, sondern um Defekte, die sowohl das Selbst als auch das innere Objekt betreffen und bei denen *beide* als tot und leer, als nutzlos oder ausgestattet mit devianter Erregbarkeit erlebt werden. Oft geht das einher mit einer chronischen Apathie in punkto Beziehungsverhalten, die mehr ist als Verzweiflung. Erwartet wird rein gar nichts. Wenn es hier einen Zusammenhang mit den Beobachtungen John Bowlbys ([1988] 2008, S. 24f.) über die absteigende Linie von Protest über Verzweiflung zu Abwendung gibt, dann denke ich an Situationen, die *so früh* eintreten, dass die Abwendung zu Bindungslosigkeit wird. In schwereren Fällen kann es sein, dass das Kind, aufgrund von Autismus oder gravierender Vernachlässigung, nie eine Bindung entwickeln konnte (siehe Perry, 2002).

Ein Beispiel für Reklamieren

Im Folgenden möchte ich noch einmal auf den autistischen Patienten Robbie zurückkommen, und zwar in einem früheren Behandlungsstadium. Er wich erheblich von anderen autistischen Kindern ab, die ich behandelt hatte – von denen, die bei Frances Tustin ([1981] 1989, S. 37–48) als »Schneckenhaustypus« (oder auch »Schalentypus«) und bei Wing und Attwood (1987) als »unnahbar« bezeichnet werden. Robbie wirkte, als sei er nicht im Rückzug begriffen, sondern überhaupt ohne »Zug«, als verstecke er sich nicht, sondern sei einfach weg, verloren. In meinem früheren Buch (Alvarez, [1992] 2001) habe ich geschildert, wie ich nach und nach zu dem Schluss kam, seine Passivität sei keine Folge eines abwehrbedingten Rückzugs: Er hatte sich nicht abgewandt, er hatte aufgegeben. Sie resultierte auch nicht aus einer massiven Projektion verstärkter Ich-Anteile in sein Objekt: Das innere Objekt schien ebenso entleert zu sein wie er selbst. Am Schluss nannte er es »ein Netz mit einem Loch« – es war also kein sehr menschliches, bewahrendes und entsprechend attraktives oder interessantes Objekt. Mit einem allzu passiven, nur aufnehmenden Containment konnte ich ihm offenbar nicht helfen, und ohnehin war sein Projektionsvermögen wohl nur äußerst schwach ausgebildet. Verzweifelt fragte ich mich jahrelang, wie ich so fest, greifbar oder dicht werden sollte, dass ich seine Aufmerksamkeit auf mich ziehen und sein extrem erschlafftes Denken und Fühlen wieder straffen konnte.

Irgendwann, als Robbie dreizehn war, musste ich wegen der Geburt meines Babys seine Therapie mit den zwei Wochenstunden für einige Monate aussetzen. Im selben Zeitraum bekam auch seine Mutter ein Baby, und als Robbie die Behandlung mit nur einer Sitzung pro Monat wieder aufnahm, schien es, als habe er komplett aufgegeben. Es war, als sei er psychisch gestorben. In der letzten Stunde vor der Sommerpause empfand ich in der Gegenübertragung ein verzweifeltes Gefühl größter Not und Dringlichkeit. Ich war dabei, von der bevorstehenden Unterbrechung und vom notwendigen Abschied zu sprechen, aber auch davon, dass er uns als zwei Personen sehen könnte, die sich aneinander erinnern. Nichts erreichte ihn, und mich drückte die immer größere Sorge, dass ich ihn endgültig verloren hatte. Dann aber schob ich unvermittelt meinen Kopf in sein Blickfeld und rief ihn beim Namen. Mit einem Mal blickte er mich überrascht an, wie jemand, der aus der Tiefe an die Oberfläche kommt, und sagte staunend und sanft »Hallo-o-o …«, wie jemand, der einen lange verlorenen Freund grüßt. (Wohlgemerkt: anders als ein Patient mit Abwehrverhalten zeigte er keinerlei Widerstand gegen dieses Auftauchen, nur Überraschung.) Am nächsten Tag folgte so etwas wie ein depressiver Zusammenbruch oder besser: ein Ausbruch aus seinem Autismus. Tagelang sprach er mit seinen Eltern unter Schluchzen über eine traumatische Trennung von ihnen, die er mit etwa zwei Jahren erlebt hatte, als seine Mutter Hals über Kopf ins Krankenhaus eingeliefert wurde. Ein paar Monate später, nachdem die Behandlung auf fünf Wochenstunden aufgestockt worden war, erzählte er mir in höchster Erregung, aber ganz kohärent, er sei unten in einem tiefen Brunnen gewesen und jemand habe ihm einen langen, langen, langen Strumpf herabgeworfen und ihn und seine Lieben herausgezogen. Einer nach dem anderen seien sie »auf die andere Straßenseite hinübergeflogen«. Normalerweise sprach er in winzigen Satzfetzen, machte teilnahmslose Äußerungen, die er offenbar als bedeutungslos empfand und die sich nur allzu leicht ignorieren oder vergessen ließen. Aber diesmal gewann Robbie, als seine Stimme sich im Laufe der Geschichte über Rettung und Flug der Protagonisten hob und senkte, sprachliche, musikalische und darstellerische Lebendigkeit. Judith Edwards hat mich darauf hingewiesen, dass für Robbie in diesem Augenblick nicht nur sein Selbst, sondern auch seine inneren Objekte lebendig wurden (persönliche Mitteilung, 2010).

Gemeint war hier so etwas wie eine Rettungsleine, und die *Länge* des Strumpfes entsprach exakt meinem Empfinden, ich bedürfte einer großen emotionalen Reichweite, weil Robbie weit weg war, und zwar schon seit langer Zeit (jetzt war er dreizehn). Ich hatte lauter gesprochen, mit mehr emotionaler Dringlichkeit, und unbewusst mein Gesicht so gehalten, dass ich seinen Blick auf mich zog. Alles in allem forderte ich seine Aufmerksamkeit auf eine, wie mir damals schien, ungewohnt aktive Weise; und zu meiner Überraschung konnte ich sie gewinnen. Natürlich setzte ich später auch seine Sitzungen von einer pro Monat auf fünf pro Woche herauf. Robbie musste sowohl zu sich selbst als auch in die Familie der Menschen zurückgerufen werden, und dabei kam es allem Anschein nach tatsächlich zu einem Erwachen aus dem Autismus oder aus lebenslanger Dissoziation oder aus beidem. (Denkbar ist ein Zugleich zwischen konstitutioneller autistischer Schwäche und einer – durch seine plötzliche Trennung von den Eltern unter angsterregenden Umständen ausgelösten – Dissoziation. Susan Reid beschreibt (1999a) die Auswirkungen eines Traumas auf eine spezifische Gruppe autistischer Kinder.) Zuerst hielt ich Robbies psychischen Beinahe-Tod für eine Form von Rückzug, aber dann kam ich zu dem Schluss, dass er mehr Ähnlichkeit mit einem Aufgeben aus Verzweiflung als mit einer abwehrbedingten totalen Isolation hatte. Jedenfalls müssen wir den chronischen Verlauf einer Krankheit sorgfältig von ihrem ursprünglichen Einsatz zu Zwecken der Abwehr oder auch von dem Defizit, das sie vielleicht ausgelöst hat, unterscheiden. Und die analytische Technik kann dem entsprechen.

Reid hat darauf hingewiesen (persönliche Mitteilung, 1989), dass beim autistischen Kind vom Schalentypus eine Technik, wie ich sie geschildert habe, nicht zu empfehlen wäre, denn bei ihm müssen wir auf jede Zudringlichkeit verzichten. Entsprechend wäre sie bei Robbie in den späteren Stadien, in denen er seine Passivität oftmals ausnutzte, einfach weil es bequem war, die Arbeit des Fühlens und Denkens allen anderen zu überlassen, kontraproduktiv gewesen. Wir sprachen viel über den Unterschied zwischen seinem Missbrauch von Hilfe und dem echten Bedürfnis nach Hilfe, das er anfangs hatte. Diese intensivere Belebungstechnik wäre natürlich überflüssig bei einem Patienten, der so viel Ich, Selbstempfinden und Interesse am Leben besitzt, dass er den Kampf gegen seinen gewohnheitsmäßigen Rückzug aufnehmen kann. Interessanterweise brauchte ich nach jenem ziemlich dramatischen Tag, nach Robbies Zusammenbruch und nach dem Übergang zur Intensivbehandlung meine Notrettung nicht mehr zu wiederholen. Aber ich lernte daraus, wie sehr ich an mir arbeiten muss, um eine permanente striktere, straffere, weniger laxe Aufmerksamkeit einbringen zu können. Die Arbeit auf der Unfallstation meines Geistes musste ersetzt werden durch die Arbeit auf dessen Intensivstation. Bei manchen autistischen Patienten braucht man eine fast hyperwachsame Aufmerksamkeit, wenn der Kontakt zu ihnen erhalten bleiben soll – bis sie selbst ihre Motivation zu Beziehungen entdecken. Aus der Beobachtung und dem Studium von Säuglingen geht ja hervor, dass manche Babys durchaus einen kräftigeren Zug an der Kontakt-Rettungsleine brauchen als andere (Brazelton und Nugent, 1995, S. 65–66, 73). Jedenfalls musste ich, wenn ich laxer wurde, auch auf die Folgen achten und sie deuten. Später, als Robbie über mehr Sprache verfügte, beschrieb er in einem Bild, wie zwei Boote langsam immer weiter auseinanderdriften. Außerdem erzählte er eines Tages, vor langer Zeit habe ihn sein Onkel aus einem Gefrierschrank befreit, in dem er eingeklemmt war und »bestimmt für immer tot gewesen wäre: ohne Augen, ohne Ohren, ohne Mund und ohne Penis«. Er demonstrierte mir, wie es war, sich aus dem

Eis herauszukämpfen, denn seine Beine bewegten sich zuerst nur schrecklich langsam. Mir kam es vor wie ein plastisches Beispiel für das Problem, etwas Chronisches zu überwinden – ein Beispiel, das uns eindringlich daran erinnert, wie viel *Training* der Patient braucht, um lebendig zu bleiben, sobald er wieder lebendiger ist. Robbie ertappte sich nun viel leichter dabei, wenn er gerade wegdriftete oder gar unterging.

Stanley Greenspan ist der Frage nachgegangen (1997), welcher Technik es bedarf, wenn man bei bestimmten Patienten, von denen viele, aber nicht alle autistisch sind, mit extrem gestörten (extrem hohen oder niedrigen) Arousalgraden fertig werden muss. Seine Vorschläge, wie man Patienten mit zuviel Arousal nach unten korrigieren kann, würden sich wahrscheinlich gut mit Bicks Containment-Modell vertragen (das von Bions Modell abweicht, weil es darum geht, Integration im Sinne eines kohärenten Selbst- und Objektweltgefühls zu fördern und haltlos hyperaktiven, innerlich unruhigen Kindern Beruhigung zu verschaffen; siehe Miller, 1984). Aber Greenspan (1997, S. 282) macht auch geltend, dass der Kliniker für Patienten mit zu wenig Arousal durch die entsprechende Korrektur nach oben – indem er zum Beispiel seiner Stimme mehr Kraft verleiht, um sie zu erreichen – »eine attraktivere personale Umwelt« schaffen kann (1997, S. 282). Seine Methode, der wohl eine Ein-Personen-Psychologie zugrunde liegt, mag allen, die sich im Objektbeziehungsdenken und in der unendlichen Komplexität der Innenwelt mit ihren an Ebbe und Flut erinnernden Projektions- und Introjektionsprozessen auskennen, etwas dürftig vorkommen; aber meine These ist, dass man angesichts all dieser psychischen Zustände ohne Wachheit und ohne Arousal den Methoden, mit denen man derart entleerten Patienten Bedeutung und Signifikanz nahebringen und emotionalen Kontakt zu ihnen herstellen kann, mehr Beachtung schenken muss – und sei es nur im Blick darauf, dass es innere Objekte gibt, die gleichfalls tot, wertlos und uninteressant sein können.

Es gibt noch eine dritte Variante für den intensiveren Gebrauch der Gegenübertragung: etwas anderes als die verzweifelte Dringlichkeit, die ich bei Robbie empfand, als ich spürte, dass er psychisch fast tot war. Zu ihr kommt es manchmal, wenn in der Gegenübertragung ein Gefühl leerer Langeweile und Bedeutungslosigkeit entsteht. Avner Bergstein zufolge (2009) sollte der Analytiker die Langeweile und Leere seines Patienten unbedingt miterleben und die Lücke nicht vorschnell auffüllen. Er unterscheidet aber zwischen verschiedenen Arten der Leere, und mir geht es hier um Situationen, in denen die Leere des Patienten weder der Verzweiflung entspringt noch der Abwehr via Projektion der lebendigen Selbstanteile ins Objekt dient, sondern zu einer suchtförmigen Problemlösung geworden ist. Dann kann es sein, dass man dem Patienten gleichsam Beine machen muss. In einer anderen Situation, die der vierten Variante entspricht, kommt es bisweilen zu einer enormen Ungeduld mit dem perversen Wiederholungsduktus einer sadomasochistischen Betätigung (ja sogar zu Empörung darüber). Wie derartige Gegenübertragungen eingesetzt werden, erörtere ich in Kapitel 7, wo es um die Arbeit mit psychopathischen Kindern geht; und wie sie intensiviert werden, behandele ich in Kapitel 11 über das Spielen und Kapitel 12 über das Problem, die Wellenlänge zu finden.

Schlussbemerkung

Jahrzehntelang hat die Psychoanalyse Projektionsprozesse studiert. Nun richtet sich die Aufmerksamkeit auch auf die Introjektionsprozesse der Patienten (Feldman, 2004; Williams, [1997] 2003). Ich habe versucht festzuhalten, in welchen Augenblicken es dem Therapeuten hilft, auf einer rein deskriptiven Ebene langsamer zu arbeiten und ein Verständnis anzubieten, dem es gelingt, »Zeit zu halten, wie eine Vase Wasser hält«. Überdies habe ich darauf hingewiesen, dass wir uns bei manchen autistischen, verzweifelnden/apathischen oder fragmentierten Kindern auf eine auch dieser noch vorgeordnete Arbeitsebene hinab begeben müssen: Sie erfordert neben Containment *auch intensivere Transformation* und Belebung von inneren Objekten, die in der Wahrnehmung dieser Kinder nutz- und wertlos (nicht: entwertet) und außerdem schwach sind oder zu perverser Erregbarkeit neigen. Es fällt nicht leicht, zwischen zu viel Intensität und daher Zudringlichkeit einerseits und zu viel – so das Erleben der Kinder – Ferne oder Schwäche andererseits eine Balance zu finden. Doch wie schon in der Einführung gesagt: Manche Patienten müssen, lange bevor sie ihren Hass verarbeitet und zur Liebesfähigkeit gefunden haben, vielleicht erst einmal lernen, sich für ein einigermaßen handfestes und lebendiges Objekt überhaupt zu interessieren. Irgendetwas und irgendjemand muss von Bedeutung sein. Das ist Arbeit an den Fundamenten menschlicher Beziehungsfähigkeit. Zwar müssen wir solche Patienten auf ihren Mangel an Interesse hinweisen, aber manchmal sind wir auch genötigt, ihre Aufmerksamkeit irgendwie auf uns zu lenken und dann herauszufinden, wie wir sie wachhalten können. Ist das erst einmal gelungen, kann die Arbeit zu höheren Ebenen aufsteigen, was bisweilen im Lauf ein und derselben Sitzung geschieht. Ganz sicher bin ich mir allerdings, dass unsere Behandlung schwer gestörter oder in der Entwicklung beeinträchtigter Kinder nicht nur der Psychoanalyse, sondern auch der Entwicklungspsychologie und der Psychopathologie verpflichtet zu sein hat. Mein Buch ist ein Versuch, einige dieser Gedanken in eine Prioritäten-Rangfolge einzuordnen.

Deutung/ Bedeutungsarten	*Theorie und Technik*	*Kognitives Vermögen*	*Deutungsgrammatik*	*Psychischer Zustand (nicht Diagnose)*
Erklären, lokalisieren (alternative Bedeutungen anbieten)	Freud, Klein Wünsche/Abwehrmechanismen, Projektionen zurückgeben	2 Spuren	warum? – weil wer? – du	Neurotisch, normal, gemäßigt Borderline
Beschrciben, benennen (Bedeutung verleihen und erweitern)	Bion, Winnicott, Stern Bedürfnisse, Schutzmechanismen, Projektionen aufbewahren, Introjektionen fördern	1 Spur	was, ist	Borderline, autistisch, psychotisch, Entwicklungsrückstand, Sucht, Perversion
Beleben (auf Bedeutung dringen)	Tustin, Reid, Alvarez Reklamieren, generieren, von Sucht oder Perversion abbringen	0 Spuren oder abweichende Spuren	Ein Aufruf – hey!	Autistisch, psychotisch, Verzweiflung, Entwicklungsrückstand, Sucht, Perversion

Tabelle 1.1 Deutungsebenen

Erster Teil

Voraussetzungen der Erklärungsebene

Kapitel 2

Emotionale Voraussetzungen für die Entwicklung des zweispurigen Denkens

Gefühl der Urheberschaft und Gefühl der Überfülle

Anne Alvarez mit Piera Fiurgiuele

Einführung

In Kapitel 1 habe ich darauf hingewiesen, dass es bestimmter kognitiver/emotionaler Fähigkeiten bedarf, wenn man erklärende Deutungen – à la »Heute bist du wütend auf mich, weil eine Behandlungspause bevorsteht und heftige Trennungsgefühle in dir weckt« oder »Deine plötzliche Empörung über die Art, wie der Lehrer an der Schule einen Jungen behandelt hat, könnte damit zusammenhängen, dass du meine Äußerung von eben über deine Tendenz zu ... als ärgerlich und ungerecht empfindest« – wirklich verstehen soll. Wie erwähnt, ist dabei Jerome Bruners Studie über die Entwicklung eines zweispurigen Denkens (1968) ein sinnvoller Ansatz, mit dem man zumindest einen bestimmten Teil dieser Fertigkeiten begrifflich fassen kann. Was der Autor allerdings völlig außer Acht lässt, ist die Möglichkeit, dass bei der Entwicklung vom einspurigen zum zweispurigen Denken auch emotionale Komponenten eine Rolle spielen.

Im nun folgenden Kapitel möchte ich Bruners Befunde durch Daten aus der naturalistischen Säuglings- und Kleinkindbeobachtung erweitern und ergänzen. Dabei gehe ich der Frage nach, welche Emotionen und Objektbeziehungsmomente beteiligt sind, wenn das Kind das sogenannte »Gefühl der Urheberschaft« empfindet, und wie sie mit der von Bruner entdeckten Fähigkeit, »in Parenthese zu denken«, zusammenhängen. Der normale Säugling ist in vielerlei Hinsicht hilflos und abhängig; aber er ist auch kompetent, überlegt, aufgeweckt und, wenn die Umstände es zulassen, von leidenschaftlicher Neugierde für seine Welt erfüllt.

Jahrzehntelang haben Entwicklungsforscher versucht, die einzelnen Faktoren zu analysieren, die Voraussetzung für eine gesunde kognitiv-emotionale Entwicklung sind. Einer von ihnen, den Francis Broucek entdeckt hat (1979), ist das Gefühl, etwas zu bewirken – oder Urheber zu sein. Dieses Gefühl des Bewirken-Könnens sei, so der Autor, mitsamt der damit verbundenen Lust das Fundament des Selbstempfindens. Broucek zitiert Hans Jonas (1974), nach dessen Worten der Kausalitätsbegriff aus der Erfahrung stammt, dass der Körper sich im Handeln bewährt (Broucek, 1991). Er verweist auch auf Silvan Tompkins' Beobachtung (1981), dass Säuglinge schon bald nach der Geburt das Reflexsaugen durch willentliches Saugen und die reflexhafte Blickverfolgung durch willentliche Blickverfolgung ersetzen (1991, S. 28). Broucek zufolge hält Tompkins fest, dass sie von Beginn an damit beschäftigt sind, ein gutes Geschehen zu verbessern, indem sie *es selbst tun*. Dies sei eine der ersten Äußerungen von Vorsatz und Wollen – eine faszinierende These zu den Anfängen eines elementaren Selbstempfindens. Aber Broucek lässt keinen Zweifel daran, dass der Säugling sich in der Regel handelnd auf *jemanden* bezieht, und daher müssen wir vielleicht von einer ebenso entscheidenden Rolle des Objektempfindens ausgehen und erkennen, dass das Baby ein Gefühl dafür entwickelt, was die Menschen oder – mit den Bindungstheoretikern gesprochen – die internalisierten, im Innern repräsentierten Bindungsfiguren ausmacht, auf die es sich handelnd einwirken sieht. Natürlich sind Kausalerfahrungen nicht nur körperlicher, sondern auch geistig-seelischer Natur. Das Baby erlebt unzählige Male, wie sich sein Denken und Fühlen im Handeln bewährt und im Denken und Fühlen eines anderen etwas bewirkt. Übrigens meint das Gefühl der Urheberschaft wohl mehr als reine Machtausübung oder Bemächtigung, auch wenn Letzteres nicht unerheblich sein dürfte. Nach meinem Eindruck lässt es sich nicht mehr nur als infantiles »Omnipotenzgefühl« (Klein, [1946] 2000, S. 16) oder »Illusion« (Winnicott, [1945] 1976, S. 68–71) begreifen: Babys mögen zwar körperlich hilflos sein, emotional und sozial sind sie es aber überhaupt nicht – das heißt, wenn die Betreuungspersonen es zulassen (Reddy, 2008).

In seinem Beitrag von 1979 bespricht Broucek mehrere Studien über »Kontingenz« oder Bedingtheit. Dabei beschreibt er das Entzücken des Babys über die Entdeckung, dass es Ereignisse selbst verursachen kann. Mit sehr viel Lust – mit Lächeln, Erregung und gurrenden Lauten – entdecke der Säugling, dass es einen Bedingungszusammenhang zwischen dem eigenen, zunächst nur spontanen Verhalten und einem Ereignis in der Außenwelt gibt, und entwickelt daraus »die Fähigkeit, das äußere Ereignis durch Wiederholung des ursprünglichen Handelns *willentlich* hervorzubringen. Man muss wohl unweigerlich zu dem Schluss kommen, dass in dieser Situation die Lust des Säuglings darin besteht, Ursache von etwas zu sein« (Broucek, 1979, S. 312). Der Autor betont, wie wichtig das Wollen – ein relativ unerforschtes Thema in Psychologie und Psychoanalyse – ist, und schildert, was passiert, wenn dem Baby passende Gelegenheiten, zu erleben, dass es etwas bewirken kann, verweigert werden: Bei den ganz Kleinen kann es dann geschehen, dass jede Initiative verkümmert.

In einem Laborversuch haben Papoušek und Papoušek zunächst einigen Säuglingen diese Gelegenheit gegeben, ein Ereignis zu verursachen. Die Kinder konnten davon offenbar gar nicht genug bekommen. (Das mit dem Versuch verbundene Ereignis selbst hatte nichts von einer Belohnung an sich – wichtig war den Babys nur, dass sie es verursachen konnten.) Dann verweigerten die Versuchsleiter ihnen diese Befriedigung, und die ersten Reaktionen waren heftigere Atmung, schnellerer Pulsschlag und verstärkte Schweißabsonderung. Aber die Situation wurde noch beängstigender: Einige der Babys stellten sich tot; sie lagen reglos mit starrem, nicht-konvergentem Blick und schlafähnlicher Atmung. Nach Ansicht von Papoušek und Papoušek stellte sich dieser passive Zustand »totaler innerer Ablösung von der Umwelt« tendenziell häufiger bei Babys unter zwei Monaten ein; Säuglinge, die mehr als drei Monate alt waren, schienen, wenn sie in dergleichen Versagungssituationen gebracht wurden, eher in der Lage, allem, was mit dem unlösbaren Problem zusammenhing, aktiv aus dem Weg zu gehen. Aktive Vermeidung und passives Reaktionsdefizit erwiesen sich dergestalt als unterschiedliche Formen, auf ein Gefühl mangelnder Wirkmächtigkeit zu reagieren; beide führten zu einem Nachlassen der Aufmerksamkeit und Orientierung. (Hier begegnen uns ein paar interessante, für diagnostische und klinische Überlegungen nicht unwichtige Themen. Manche Kliniker betrachten es als Erfolg und Entwicklungsschritt, wenn der Rückzug eines autistischen Kindes das eher Automatische und Hilflose verliert und aktivere Zielstrebigkeit gewinnt – wenn beispielsweise der Blick nicht mehr teilnahmslos ist, sondern bewusst abgewendet wird (Alvarez, [1992] 2001, S. 135; Susan Reid, persönliche Mitteilung, 1989).

Beim einen oder anderen psychoanalytischen Autor finden wir etwas, das Ähnlichkeit mit dem Gefühl der Urheberschaft oder des Bewirken-Könnens hat, aber doch von ihm abweicht: so bei Freud (1920g) den Bemächtigungstrieb und bei Heinz Kohut ([1977] 1979, S. 163 Fn. [siehe S. 18]) das Bedürfnis nach Selbstobjekten. Melanie Klein unterschied unmissverständlich zwischen omnipotenten Abwehrmechanismen und echter Potenz ([1961] 2002, S. 642). Ich selbst habe darauf hingewiesen, wie gefährlich es ist, wenn der Therapeut den Triumph des Kindes im Sinne der Omnipotenz mit seiner Lust und der Mitteilung seines Stolzes im Sinne der Potenz verwechselt, und welche wichtige Rolle die Letzteren für die Genesung von bestimmten schweren Kindheitsdepressionen spielen (Alvarez, 1992, S. 179).

Francis Broucek lässt keinen Zweifel daran (1991), dass die der Welt geltenden Anstrengungen des Säuglings nur dann Wirkung zeigen, wenn die Mutter feinfühlig und »gut genug« auf sie anspricht. Jahre zuvor formuliert er den Satz: »Ich verursache, und ich will, also bin ich« (Broucek, 1979, S. 313), aber er weist auch darauf hin, dass kleine Babys ja meist mit menschlichen Betreuungspersonen interagieren und nicht mit den Scheinwerfern eines Labors. Sein Statement müsste daher folgendermaßen erweitert werden: »Ich verursache etwas in ihr, also spüre ich, dass ich bin, also spüre ich auch, dass sie ist.« Neuere Arbeiten von Forschern wie Vasudevi Reddy (2008) und Colwyn Trevarthen (2001) belegen, wie viel Freude schon ganz kleine, nämlich sieben oder acht Monate alte Kinder an angeberischem Verhalten haben, wenn die Betreuungspersonen mit Freude darauf reagieren (Reddy, 2008, S. 136–144, 148f.). Reddy schildert, welche drastischen oder törichten Dinge Babys tun, wenn sie Aufmerksamkeit bekommen und steuern wollen, um für die anderen, die sich mit ihnen beschäftigen, »sichtbarer zu werden« (S. 136). Ihr zufolge ist an diesen Befunden vor allem zweierlei wichtig: Erstens verfügen Babys weitaus früher über Selbstbewusstsein, als es die Kognitionspsychologen behaupten, nach deren Ansicht es erst mit 18 Monaten, das heißt mit einer voll entwickelten Vorstellung vom Selbst, entstehen kann (S. 128); zweitens sollte man gar nicht von Selbstbewusstsein sprechen, denn es kommt nur im Zusammenhang mit einer anderen Person vor und müsste daher »Bewusstsein-von-Selbst-und-anderen« heißen (S. 149).

Im vorliegenden Kapitel sollen zwei mögliche Komponenten dieser Kausalbeziehung festgehalten werden. Die erste besteht in der Bereitschaft der Betreuungsperson, mit Bedacht und Interesse auf die Initiativen des Babys ebenso zu reagieren wie auf sein damit verbundenes Gefühl, dass es die Reaktionen selbst verursacht hat. Gemeint sind Augenblicke, in denen das Baby im Zentrum des bei Broucek immer vorausgesetzten Interesses der Betreuungsperson steht. Die erste Komponente (1) betrifft also eine Zwei-Objekte-Beziehung, bei der sich das Baby gegenüber *einem* Objekt als Urheber empfindet. Die zweite Komponente oder besser Komponentengruppe (2) betrifft eine Dreier-Beziehung, bei der entweder die Betreuungsperson oder das Baby gegenüber zwei Objekten als Urheber auftritt und zu dem von Bruner so genannten »zweispurigen Denken« (1968) übergeht. Erleichtert wird dem Baby die Ausbildung dieser Fähigkeit durch zwei (nur leicht unterschiedene) Verhaltensweisen der Betreuungsperson, wie sie sich weiter unten in der ersten und der dritten Säuglings- und Kleinkindbeobachtung beschrieben finden. Die erste Verhaltensweise (a) besteht in der Fähigkeit der Betreuungsperson, immer dann, wenn ein anderes Objekt im Vordergrund steht, das Baby im Hinterkopf zu behalten. Denkbar ist, dass das Vertrauen, mit dem das Baby eben darauf zählt, seine Identifizierung mit einem Objekt erleichtert, das zu einem solchen zweispurigen Denken in der Lage ist. Bei der zweiten Verhaltensweise (b) geht es um die Bereitschaft der Betreuungsperson, beiseite zu treten und (interessiert) *zu warten*, während die Aufmerksamkeit des Babys sich auf anderes richtet. In Situation (1), ebenso wie in Brouceks Beispielen, erlebt sich das Baby also, wie gesagt, als Urheber gegenüber *einem* Objekt; in (2a) erlebt es sich als jemand, den eine andere Person im Hinterkopf behält, und identifiziert sich schließlich mit dieser Zweispurigkeit; in (2b) ist es imstande, sich als Urheber gegenüber zwei Objekten zu erleben (von denen das eine im Vordergrund steht, während das andere im Hintergrund »zurückgestellt« wird).

Bei allen drei unten geschilderten Babys zeigte sich, dass beide Arten der Urheberschaft sowohl emotionale als auch kognitive Merkmale aufweisen: Bei der ersten ist das Objekt, auf das sich das Handeln richtet, ansprechbar, empfänglich *und* geistig interessiert; bei der zweiten geht emotionaler Reichtum, ein Gefühl der Überfülle, das sowohl die Betreuungsperson als auch das Baby empfindet, einher mit dem leichten Zugang zu einem reichen Schatz an Ideen. Verbunden haben sich im Säugling zwei Gefühle: dass die Welt unerschöpflich ist und dass er selbst voller Ideen steckt – nicht Ideen, die sich fordernd und in wirrem Durcheinander drängeln, um gleiche Aufmerksamkeit zu erlangen, sondern Ideen, die Schlange stehen und warten, bis sie an der Reihe sind, und die nicht einfach verschwinden. (Siehe in Kapitel 3 das Beispiel eines Kindes, dessen Gedanken in seinem Kopf nicht abwarten, bis sie an der Reihe sind.) Das Ganze erinnert an die von Bruner so genannte Fähigkeit, »in Parenthese zu denken«, also gleichzeitig mit zwei oder mehr Gedankenzügen fertig zu werden. All dies soll am Beispiel der drei Babys anschaulich gemacht werden. Das erste und das dritte, also Alice und Angela, verfügten über reichlich Möglichkeiten, in beiderlei Sinn Urheber zu sein; Paul, das zweite Baby, war in beiderlei Hinsicht verarmt.

Entwicklung des zweispurigen Denkens und Beobachtung von Alice

Beverley Mack, Teilnehmerin an einem Seminar der Tavistock Klinik über Säuglings- und Kleinkindbeobachtung, war beeindruckt von einem Vorfall, bei dem die ein Jahr und eine Woche alte Alice ihre Fähigkeit zu interessantem zweispurigem Denken unter Beweis gestellt hatte. Die Beobachtung fand an einem Tag statt, als sich im Wohnzimmer der Familie etliche Menschen aufhielten. Die von ihr heiß geliebten Großeltern väterlicherseits waren zu Besuch, ihr Vater war von der Arbeit zurückgekehrt, und auch ihre Mutter und der vier Jahre alte Bruder George waren anwesend. Irgendwann, mitten in einem Guck-Guck-Spiel, fiel Alice um und tat sich weh. Ihre Mutter tröstete sie, machte ihr etwas zu trinken und trug sie zurück ins Wohnzimmer:

> Die Mutter saß neben dem Vater, Alice war eingehüllt in die Konturen des mütterlichen Körpers und trank ihren Saft. In den Augen und auf den Wangen saßen noch Tränen, aber sie kam wieder zu sich. Still nuckelte sie an ihrem Getränk und beobachtete, was George machte. Nach ein paar Minuten stellte Alice ihren Becher auf den Rand seines großen Spielzeugautos (das fast so groß war wie ein breiter Tisch), legte eine minutenlange Ruhepause ein, griff sich dann – ohne hinzuschauen – zielsicher den Becher und fing wieder an zu trinken.

Beeindruckt war die Beobachterin von der Tatsache, dass Alice sich, ohne hinzuschauen, präzise an die Stelle erinnern konnte, an der sie den Becher abgestellt hatte, während sie sich augenscheinlich mit etwas anderem befasste.

Eine weitere Beobachtung aus jüngerer Zeit belegt, mit wie viel geistiger Präsenz und Aufmerksamkeit Vater und Mutter sich Alice widmeten. Sie zeigt auch ein interessantes zweispuriges Denken auf Seiten der Mutter, die in der Lage war, Alice im Hinterkopf zu behalten (wie diese den Becher) und sich zugleich etwas anderem zuzuwenden.

> Die Mutter hatte einen Spielzeuglaster voller Milchkannen vor Alice hingestellt. Er versperrte mir den Blick, aber ich glaube, sie nahm eine Kanne herunter und stellte sie auf ein kleines Auto. Dann kamen auch der Vater und George. Die Mutter bemerkte, dass Alice die Nase lief, und wischte sie ab. Die Kleine wandte ihr Gesicht zur Seite, als wolle sie dem Nasewischen ausweichen. Zum Vater sagte die Mutter voll Stolz, Alice könne sich schon die Nase putzen, und setzte hinzu, wie schlau sie sei, weil sie zwischen Nase und Mund zu unterscheiden wisse. Sie bat Alice, sich die Nase zu putzen, und hielt ihr das Taschentuch vors Gesicht. Alice lächelte, tat wie geheißen und tapste davon, wobei sie sehr zufrieden mit sich wirkte. »Sie weiß es, wenn sie schlau ist!«, sagte der Vater. Alice spielte weiter, schob ihr kleines Auto über den Boden und rutschte auf den Knien hinterher. Dann nahm sie eine andere Milchkanne vom Laster, ließ sie aber fallen, weil George ihre Aufmerksamkeit auf sich zog. Anschließend blickte Alice auf dem Boden umher, vermutlich auf der Suche nach ihrer Milchkanne. Ihre Mutter, die sich mit dem Vater unterhalten hatte, fragte sie plötzlich: »Suchst du deine Milchkanne?«, worauf Alice aufstand und hinüber zur Mutter ging.

Man beachte, wie Mutter und Vater die neue Leistung ihrer Tochter unterstreichen; der Letztere geht sogar noch weiter und zeigt, wie interessiert er nicht nur daran ist, wie klug sie etwas Neues gelernt hat, sondern auch an ihrem diese Klugheit *betreffenden* Gemütszustand. Er weiß, dass sie gescheit ist, aber er weiß auch, dass sie weiß, wie gescheit sie ist (mentale Urheberschaft im ersten Sinn). Dies sind interessierte, ansprechbare Eltern, aber was der Beobachterin zusätzlich ins Auge fiel, war die Tatsache, dass die Mutter, obgleich sie ihre Aufmerksamkeit gerade ihrem Mann zuwandte, sehr wohl wusste, dass Alice nach ihrer Milchkanne suchte. Es gelang ihr, sowohl ihren Mann *als auch* ihre Tochter im Sinn zu behalten. Wahrscheinlich ging deren eindrucksvolles Lernvermögen – und vor allem ihre Fähigkeit, gleichzeitig mit zwei Gedankenzügen fertig zu werden – nicht zuletzt darauf zurück, dass ihre Eltern in der Lage waren, sich ihr nicht nur mit geistiger Präsenz und Aufmerksamkeit zuzuwenden, wenn sie im Vordergrund ihres Denkens stand, sondern sie auch dann noch im »Hinterkopf« zu behalten, wenn sie selbst von anderen Objekten in Anspruch genommen waren (mentale Urheberschaft im zweiten Sinn).

Wie schon gesagt, hat Bruner eine kognitive Errungenschaft geschildert, die er als Fähigkeit bezeichnet, »in Parenthese zu denken« oder etwas in Reserve zu halten (1968). Es ist faszinierend zu beobachten, wie sich diese Fähigkeit bei geistentleerten psychotischen und autistischen Kindern und desgleichen bei chronisch depressiven, deprivierten Kindern entwickelt, sobald sie imstande sind, zu denken und ans Denken zu glauben. Diese Errungenschaft ist jedoch nichts ausschließlich Kognitives und hängt vermutlich damit zusammen, dass sich im Säugling die Fantasie oder Erwartung einer verfügbaren, dauerhaften, ja sogar übervollen Welt herausbildet. Wenn also der Säugling spürt: »Ich kann etwas tun oder haben«, hängt das vielleicht zusammen mit dem anderen Gefühl: »Ich bin in Begleitung eines Objekts, mit dem ich etwas tun oder das ich haben kann«, ja womöglich sogar eines Objekts, das *wartet*, bis ich es in Gänze habe oder erkundet habe, und überdies bereit ist, gleichsam in Parenthese abzuwarten, während ich mich für anderes interessiere.

In seiner rein kognitiv orientierten, aber faszinierenden Studie hat Bruner beobachtet, wie Babys sich von der einspurigen Aufmerksamkeit im Neugeborenenzustand – in dem sie entweder nur saugen oder nur schauen können – bis zur koordinierten Zweispurigkeit im Alter von vier Monaten fortentwickeln, bei der ihnen beides mehr oder weniger gleichzeitig gelingt. Ganz zu Beginn, im ersten Stadium, schließen sie beim Saugen die Augen; im zweiten Stadium lernen sie, abwechselnd zu saugen und zu schauen; im dritten Stadium saugen sie gleichsam mit Dämpferpedal, das heißt, sie saugen, ohne Nahrung aufzunehmen, und schauen gleichzeitig etwas an. (Man kann vermuten, dass dieses Etwas das Gesicht der Mutter ist.) Das dritte Stadium nennt Bruner »Platzhalten« und schildert in einer Beobachtung den späteren Übergang zu drei und dann zu noch mehr Vorstellungen auf einmal (1968, S. 18–24, 52): Der Versuchsleiter reicht dem Säugling zuerst ein einzelnes Spielzeug und sofort danach ein zweites. Ein etwa sieben Monate altes Baby lässt das erste Spielzeug fallen, nimmt das zweite mit derselben Hand, führt es zum Mund und vergisst das erste. Mit etwa zwölf Monaten ist das Kind imstande, das zweite Spielzeug in die freie Hand zu nehmen, aber wenn man ihm ein drittes reicht, lässt es eins der beiden ersten fallen. Es wird also mit zweien fertig, aber nicht mit dreien. Mit etwa anderthalb Jahren lässt es, wenn man ihm das dritte Spielzeug anbietet, nicht mehr eines fallen, sondern klemmt es sich in die Armbeuge, so dass es eine Hand für das dritte frei hat. In derselben Weise nimmt es auch weitere Spielzeuge entgegen. Bruner weist darauf hin, dass das Kind von einem Grenzwert zum nächsten fortschreitet, nämlich von der Eins (definiert durch den Mund) über die Zwei (definiert durch die Hände) bis zum Vielfachen (definiert durch ein In-Reserve-Halten).

Bruner fragt nicht danach, unter welchen Bedingungen ein solches Gefühl der Reserve erleichtert oder im Gegenteil verhindert wird, aber nach Ansicht von Psychoanalytikern könnte der Übergang von der Zwei-Personen- zur Drei-Personen-Beziehung durchaus eine Rolle für die Entwicklung dieses Rechnens mit Tiefendimension spielen (Britton, [1989] 1998, S. 98f.; Klein, [1923] 1995, S. 150–156). Einschlägig ist hier auch die exzellente Arbeit von Trevarthen und Hubley (1978) über die Entwicklungsschritte beim Übergang von der primären zur sekundären Intersubjektivität, in dessen Verlauf das Baby lernt, sich beim Spielen (mit einem Spielzeug) mit der Betreuungsperson abzuwechseln. Dabei können Mutter und Baby sich *zusammen* für ein drittes Objekt, ein Spielzeug oder eine Person, interessieren.

Ohne Zweifel sind, wie Säuglingsbeobachtung und -forschung gezeigt haben, die Beziehungen zwischen Mutter und Vater des Babys sowie der Rückhalt, auf den die Mutter bei Großeltern und inneren Figuren zählen kann, von zentraler Bedeutung. Aber ein emotional verarmtes Kind ist vielleicht nicht nur auf makrokosmischer, sondern zugleich auf mikrokosmischer Ebene verarmt, so dass wir im Zweifelsfall auch früheste und winzigste zeitbezogene Interaktionsmuster zwischen Mutter und Baby studieren müssen. Wie kontinuierlich hält zum Beispiel die Mutter den Blick fest, während ihr kleines Baby sie immer wieder kurz an- und dann von ihr wegschaut (Fogel, 1977)? Wie wird also das Gefühl eines dauerhaften Objekts aufgebaut? Wie groß ist die Bereitschaft der Betreuungsperson, dem Blick des Babys zu folgen und sich für seine Interessen zu interessieren? Wie viele Sekunden lang kann sie ihr Interesse an ihm *und* seinen Interessen wachhalten? Aus der Forschung geht hervor, unter welchen Bedingungen sich die Aufmerksamkeitsspanne von Babys gegenüber einem einzelnen Objekt verlängern lässt (Brazelton et al., 1974; Stern, [1977] 1979). Man könnte vermuten, dass seine Aufmerksamkeit für zwei Objekte auf einmal (also für das Hintergrund-Interesse seiner Mutter und die Vordergrund-Attraktion des neuen Objekts) befördert wird, wenn die Mutter in der Lage ist abzuwarten, bis sich die Aufmerksamkeit ihres Babys ihr wieder zuwendet – wenn sie also seine Zweispurigkeit zulässt. Der Säugling lernt, ihr Interesse an anderen Objekten – Vater, Geschwister, Hausarbeiten, Telefon – zuzulassen, und sie lernt, seine Neugierde für Dinge und Menschen außerhalb ihrer Person zuzulassen und zu respektieren.

Bruner selbst schreibt etliche Jahre nach dieser Studie (nämlich 1986), David Krech habe immer die These vertreten, dass Menschen »wahrfühldenken«

– also gleichzeitig wahrnehmen, fühlen und denken. Cathy Urwin kritisiert (1987) die These der Kognitionsforscher, Emotionen verlangsamten oder beschleunigten die kognitive Tätigkeit, und macht ihrerseits – ebenso wie der Psychoanalytiker Bion ([1962b] 1990) – geltend, vielmehr gehe Emotionalität in die Struktur der kognitiven Tätigkeit ein. Kann das Gefühl, dass man imstande ist, etwas in Reserve zu halten, mit der Fantasievorstellung eines Objekts verbunden sein, das gleichsam in der Armbeuge des eigenen Denkens bleibt, ohne sich zu rühren? Wird dieses Spielzeug, diese Person, dieser Gedanke warten, bis man wieder da ist? Oder verschwinden? Diese Fähigkeit, mehrere Gedankenstränge auf einmal festzuhalten, muss ein Stück weit auch von einer früheren Phase abhängen, nämlich von jener Einspurigkeit, bei der jeder Gedanke oder jede Erfahrung genug Zeit bekommt, um vom Baby und von der Betreuungsperson vollständig erkundet zu werden. (Siehe die Kapitel im zweiten Teil, in denen die klinischen Versuche, bei Kindern mit verzögerter kognitiver oder emotionaler Entwicklung diese Fähigkeit heranzubilden, dargestellt werden.) Das Wollen wird weitgehend an einem Objekt geübt, das sich wollen lässt – und am Ende hoffentlich willens ist. (Falsch wäre natürlich die Annahme, es käme bei dieser Entwicklung nur auf die wirklichen Betreuungspersonen an. Wie man weiß, sind manche Babys von Geburt mehr als andere in der Lage, ihre Welt zu gestalten und die Aufmerksamkeit ihrer Betreuungspersonen auf sich zu lenken. Dennoch hatten die Mütter der beiden im Folgenden geschilderten Babys offenbar einen ganz anderen Begriff vom In-Reserve-Halten. Die Materialauswahl bewirkte leider eine drastische Vereinfachung.)

Beide Babys, beides Erstgeborene, wurden von Frauen beobachtet, und zwar zwei Jahre lang eine Stunde pro Woche zusammen mit der Hauptbetreuungsperson in der häuslichen Umgebung. (Zu dieser Art empirischer Beobachtung siehe Miller et al. [1989].)

Beobachtung von Paul

Pauls Eltern waren Akademiker im Alter von Mitte dreißig. Der Vater und beide Großelternpaare unterstützten die Mutter bei der Versorgung des Babys erheblich. Während der ersten Beobachtung in häuslicher Umgebung erzählte Mrs J. der Beobachterin ausführlich von der Angst und Unsicherheit, die ihr die Frage bereitete, ob sie eine gute Mutter sei. Sie wirkte feinfühlig und sehr um das Wohlergehen ihres Babys bemüht. Beim zweiten Wochentermin äußerte sie sich, wie es viele neue Mütter tun, besorgt darüber, ob sie genug Milch habe. Ohne sichtbare Verlegenheit setzte sie hinzu, ihre plötzliche Entscheidung, bei den Mahlzeiten aus der Flasche zuzufüttern, gehe wahrscheinlich auf ihre Panik zurück. Diese nachsichtige Haltung gegenüber den eigenen Ängsten ließ leider bald nach, und allmählich kritisierte sie jedermann (auch das Baby), der es wagte, Angst- und Versagensgefühle in ihr zu wecken. Noch immer konnte sie zärtlich und liebevoll sein, wenn Pauls Wohlbefinden sie befriedigte und beruhigte, aber dann wieder begann sie, ihn mit Widerwillen zu betrachten. Später ermahnte sie ihn häufig, »kein Gesicht zu ziehen«, wenn er sich angestrengt auf Saugen oder Darmentleerung konzentrierte. Wenn er Lippe oder Kopf hängen ließ, sagte sie, er sei »hässlich«. Seine für einen Säugling völlig normale und natürliche Hilflosigkeit schien sie an etwas oder jemanden zu erinnern, aber wir fanden nie heraus, an was oder wen.

Paul begann, die Brust abzulehnen, bevor er die Flasche bekam, und wurde mit zweieinhalb Monaten ganz entwöhnt. »Er drehte den Kopf weg, und ich konnte nichts machen«, erzählte die enttäuschte Mutter der Beobachterin. Dann fügte sie hinzu: »Macht nichts. Jetzt ist es sogar leichter, ich habe mehr Freiheit, weil jeder ihm die Flasche geben kann.« Aber es gab Anzeichen dafür, dass es der Mutter *doch* etwas ausmachte. Es wirkte sich auf ihr Selbstbild aus und ließ sie noch kritischer werden. Paul hingegen schien entschlossen, die mütterliche Aufmerksamkeit mit aller Kraft auf sich zu ziehen und ihr zu gefallen. Er konnte geschickt ihren Blick suchen und lächelnd Kontakt mit ihr aufnehmen. Hin und wieder ging sie intensiver, aber immer nur flüchtig auf seine liebevollen Kommunikationsversuche ein: Dann brach sie das Ganze unversehens ab und sagte mit etwas gedankenverlorenem Gesichtsausdruck: »Was sollen wir tun?« oder »Was möchtest du?«, ganz so, als wäre die Welt, die sekundenlang, wie es schien, für sie beide alles nur Denkbare bereithielt, mit einem Mal leer geworden. Offenkundig war ihr Glaube an ein Objekt, das dauerhaftes Interesse hervorrufen kann, in unheilvoller Weise geschädigt. Monate später wurde ihre plötzliche Abwendung aktiver und entschlossener: Sie ging einfach weg und telefonierte. Wenn sie dem Baby die Flasche gab, hielt sie es – trotz der Bitten und Vorhaltungen ihrer Mutter – fast immer so, dass es von ihr wegschaute.

Als Paul etwa drei Monate alt war, schien sich Mrs J. noch mehr zu verhärten: Sarkastisch und manchmal mitleidlos reagierte sie nun auf seine mittlerweile etwas stärkeren Protestlaute und seine zunehmende körperliche Beweglichkeit. Von jetzt an verfiel Paul, wie die Beobachterin notierte, häufig in einen Zustand der Erschlaffung, und seine Augen wurden glasig. Er protestierte dagegen, zum x-ten Mal auf dem Rücken in den Kinderwagen gelegt zu werden, wurde jedoch still, sobald er die eiskalte Drohung in der Stimme seiner Mutter hörte, die auf ihn herunterstarrte und ihn fast niederdrückte. Der zuerst angstvolle Versuch, sie zu hindern, wich einer eher lustlosen Apathie, als sei er bereit aufzugeben. Im Seminar, wo wir die Beobachtungen erörterten, fürchteten wir, dass dem Baby etwas bevorstand wie ein psychischer Tod.

Im Alter von vier Monaten hatte Paul die Gewohnheit angenommen, sich heftig in die Hände zu beißen und immer wieder den Versuch zu machen, sich Spielzeug tief in den Rachen hineinzustopfen. Es war eine Qual für die Beobachterin und die Seminargruppe, mit anzusehen, wie depressiv und zynisch seine Mutter wurde und wie schwer sie sich tat, seine Bedürfnisse zu erkennen. Paul brauchte dringend etwas Unterhaltung. Er wünschte sich Aufmerksamkeit, Gespräch und Spielen. Aber Mrs J. fühlte sich häufig leer und völlig ratlos. Sie konnte nicht glauben, dass sie für das Baby das Hauptobjekt seines Interesses – und seines dauerhaften Interesses – war. Zuletzt hinderte sie Paul sogar aktiv daran, in Kontakt mit ihr zu bleiben. Sie hielt ihn so, dass er ihr den Rücken zuwandte, und merkte offenbar gar nicht, wie er darum kämpfte, ihr Gesicht, ihre Augen und ihre Aufmerksamkeit wiederzufinden. Die Kommentare der Beobachterin, die oftmals helfen wollte, die Kommunikation wieder herzustellen, blieben unbeachtet. Die Mutter wirkte enttäuscht und verärgert und machte sich immer wieder über die Erfolgserlebnisse des Babys (sein »Quieken«) lustig. In einer Sitzung allerdings gelang es Mrs J. – vielleicht weil das Rufen des Babys für sie mehr Leben und Interesse enthielt und weil sie sich mit der »Unterhaltung« zwischen Beobachterin und Baby ein wenig zu identifizieren vermochte –, freundlicher zu Paul zu sein: Sie wollte ihn gern bequemer hinsetzen. Eine Weile lang kümmerte sie sich um ihn und erwähnte seine Alpträume. In demselben Gespräch erzählte die Mutter der Beobachterin, wie lustig es sei, mit Paul zu schwätzen, und wie er mittlerweile zu antworten schien; dann komme es zu richtigen Zwiegesprächen. Sobald er aber ein bisschen nach ihr rief, weil er auf dem Sofa zur Seite wegrutschte, reagierte sie schroff und ziemlich verärgert, setzte ihn schließlich so auf ihren Schoß, dass er von ihr wegschaute, und hielt ihn mit beiden Händen über dem Bauch fest, damit er sich nicht mehr bewegte. Das Baby wurde ganz reglos, und sein Blick war stumpf und leer.

Diese Sitzung war für Zuhörer kaum zu ertragen. Pauls Mutter wünscht sich ein lebhaftes, intelligentes Baby, aber sie kann nicht anders, als es von jeder Initiative abzuschrecken. Pauls Interesse an ihr weist sie zurück und zwingt ihn fast zu körperlicher Reglosigkeit und geistiger Leere. Das führt, wie es scheint, zu einem erschreckenden Verlust an Initiative und Wirkmächtigkeit, zur Untergrabung seines Wollens. Während der gesamten Beobachtung herrschte ein Klima der Depression und Verfolgungsangst und erschwerte es der Mutter, das Richtige zu tun, und der Beobachterin, Hilfe anzubieten. Die Letztere hatte das Gefühl, alles – Schweigen, Reden, Tun, Nichtstun – könnte als Verfolgung empfunden werden. Die Seminargruppe ermutigte die Beobachterin, sich ein Stück weit auf »teilnehmende« (im aktiveren Sinn therapeutische) Beobachtung einzulassen, aber die Mutter lehnte das ab. Mit Rechtsexperten erörterten wir auch das Problem des Kindeswohls, und dabei wurde klar, dass alles, was wir sahen, zu unauffällig war, um von einer anderen als der sorgfältig beobachtenden Person als Kindesmissbrauch wahrgenommen zu werden. Es war eine Qual, wenn die Beobachterin sah, wie benommen Pauls Gesichtsausdruck wirkte und wie sehr sich diese Mutter mühte, einen Weg ins Innere ihres Babys zu finden, wie sie scheiterte und sich dann weiter zu verhärten schien. All dies führte zu noch verächtlicherem, noch mitleidloserem Verhalten gegenüber dem Baby, für das Mrs J. oftmals die Kollusion der Beobachterin haben wollte. Manchmal spürte die Letztere in der traurigen Miene des Babys eine stumme Bitte, auf die sie – angesichts ihrer Beobachterrolle und wegen der mütterlichen Konkurrenzhaltung und Empfindlichkeit – nur ganz wenig einzugehen vermochte. Mit den verschiedensten feinfühligen Reaktionen versuchte sie, dieser depressiven, aber auch kontrollierenden Mutter zu helfen, an ihr Baby heranzukommen, und gab sogar, als selbst die Mutter sich schließlich Sorgen um Pauls geistig-seelische Entwicklung machte, Hinweise auf Anlaufstellen, wo sie Information und Hilfe bekommen könnte. Aber sie wurden abgelehnt. Uns war klar, dass Paul mittlerweile jeden Willen verlor, auf seine Welt Einfluss zu nehmen, aber wir befürchteten auch, dass er den Verstand verlieren würde.

Noch freilich war nicht alles verloren. Bisweilen empfand Mrs J., wie es schien, Erleichterung darüber, dass sich jemand in ihrer Gegenwart um das Baby kümmerte, und so gab es nun für die Beziehung zu Paul eine aus der Distanz arbeitende Mediatorin. Außerdem schien das Baby etwas fröhlicher zu sein. In derselben Beobachtung sehen wir zum Beispiel, wie mit der Ankunft des Vaters alles leichter wird:

> Zuerst spricht der Vater mit der Mutter, der Kleine bleibt sich selbst überlassen und beugt sich mit traurigem, benommenem Blick vor, während ihm Speichel aus dem Mund tropft. Dann nimmt ihn der Vater hoch, geht mit ihm umher und redet mit ihm. Er singt ihm Kinderliedchen vor, die er sich meistens speziell für ihn ausdenkt. Paul bekommt offenbar das Gefühl, wieder zu existieren; er wird lebendig und sagt: »ghee«. Ganz allmählich erkundet er von neuem seine Umgebung mit den Augen. Die Mutter ist nun entspannter. Vom Sofa aus lächelt sie ihm zu und sagt mit liebevoller Stimme »Hallo«. Nach einem ersten Moment, in dem Paul sie nicht anschauen will, dreht er sich, ermutigt durch seinen Vater, um und lächelt zurück. Die Mutter ist zufrieden und grüßt ihn noch einmal. Der Vater ruft erleichtert: »Na also, endlich ein Lächeln!«

Ähnliche Besserungsphasen waren zu beobachten, wenn die Großmutter anwesend war. Leider zeigten beide Elternteile, obwohl jeder für Paul da war, nur selten ein wenig Bereitschaft, zusammen ganz für ihn da zu sein. Immerhin hatte er in solchen Augenblicken mit seinem Vater oder einem Großelternteil endlich die Fürsorge einer Person, und seine Mutter saß als nicht unfreundliche Dritte dabei. Wenn es zu diesen Dreierkonstellationen kam, war es wie ein blasser Abglanz dessen, was wir in der nächsten Säuglingsbeobachtung sehen werden. Die Persönlichkeitsprobleme der Mutter reichten offensichtlich tief, und die Hilfe der Verwandten konnte ihren Zynismus und ihre Langeweile kaum mindern. Bald schon blickte sie mit Bedauern auf ihr früheres Leben zurück. Sie klagte, Muttersein sei »kein Spaß« und sie könne es nur »in kleinen Dosen« machen. Oft wurde Paul auf den Boden gesetzt, wo er allein spielen sollte, und dort fand er Beschäftigungen von bedrohlich repetitiver Art: Er saß dann da und schüttelte mit eintöniger Bewegung ein Spielzeug. Außerdem gab es viele Momente, in denen er reglos und passiv war.

Als Paul sieben Monate alt war, griff das zwanghafte Bedürfnis der Mutter, seine Initiativen zu kontrollieren und einzuschränken, auf seine Versuche über, mit seinem Essschälchen selbst fertig zu werden, und desgleichen auf seine zaghaften Ansätze zu Abenteuerlust und Erforschung seines Körpers. Sie klagte, in Sachen Entwicklung hinke er weit hinter seinen Altersgenossen her, und wollte ihm »beibringen«, sich auf die andere Seite zu drehen. (Die meisten Babys bringen sich das selber bei, weil dort die Welt lockt. Paul hatte relativ wenig, wofür er sich anstrengen konnte, und ohnehin kaum Vertrauen in seine Fähigkeit, an etwas heranzukommen.) Seinen Griff nach einem leuchtend roten Klötzchen in einem Turm, den sie für ihn gebaut hatte, deutete die Mutter nur als Wunsch, ihn umzuwerfen. Oft war sie enttäuscht über seine Apathie, konnte aber nicht anders, als sie mit herbeizuführen. Das Gefühl, in seiner Welt aktiver Urheber zu sein, hatte schweren Schaden genommen. In vielerlei Hinsicht schien es, als habe er solche Vorstellungen aufgegeben. Er wurde zu einem kleinen Oblomow.

Als Paul etwa neun Monate war, hatte es nach einem Familienurlaub, in dem seine Bewegungsfähigkeit und sein Verstehen zunahmen (oder vielmehr die Überzeugung seiner Mutter, er könne verstehen), allerdings den Anschein, als gewinne Mrs J. mehr Interesse an ihm – wie an einem kleinen Schüler. Ihr Mann half sehr und ging leichter mit Paul um als sie, aber er hatte viel Arbeit, und die Eltern neigten dazu, sich bei Pauls Versorgung abzuwechseln, statt gemeinsam bei ihm zu sein. Überdies ging der Vater (samt den Großeltern) mit seiner gesundheitlich anfälligen, aber fordernden Frau äußerst behutsam um und trat ihr nie entgegen. Ja, alle schienen Angst vor ihr zu haben. Einmal, als Paul sechzehn Monate alt war, gab er zu verstehen, dass er sich gern ein paar Blumen im Wohnzimmer aus der Nähe ansehen würde. Die Mutter trug ihn auf dem Arm zu ihnen, mahnte dann: »Nicht anfassen, nur angucken!« und wollte ihn umgehend dazu bringen, die Farbe der gelben Mimose zu nennen. Wie üblich war sie versessen darauf, ihm die von ihr gewünschte Reaktion zu entlocken, statt seine spontane, aber wie ebenfalls üblich nur leicht fordernde Nachfrage zu respektieren. Als es ihm bei der nächsten Vase doch gelang, nach einer Pfirsichblüte zu greifen und sie anzufassen, wobei er aus Versehen eine abbrach, sagte sie: »Nicht alle Blüten abbrechen – die leeren Stiele sehen dann so hässlich aus!« Hier ahnen wir, was sich vielleicht hinter ihrer Mitleidlosigkeit und schroffen Ungeduld verbarg: Die Welt war nicht wieder aufzufüllen. Es gab nichts in Reserve; sie schien das Gefühl zu haben, nie wieder auf der ganzen Welt könnte es Pfirsichblüten geben. In diesem Stadium war sie außerstande, Pauls Forscherdrang geduldig mitzuerleben; entweder griff sie voll Ungeduld ein oder überließ es dem Kind, selbst zurechtzukommen.

Bald nach der Wiederaufnahme ihrer Arbeit schien sich Pauls Mutter jedoch ein wenig von ihrer Depression zu erholen; sie wurde lebhafter und konnte sich über einige der Entdeckungsreisen freuen, die Paul nun selbstständig im Haus unternahm. So erlaubte sie ihm, Bücher aus dem Regal zu holen und sie sich anzuschauen. Sie »lehrte« ihn gern, und meistens lernte er, Dinge zu benennen, wobei er sofort zu ihr aufsah und Lob hören wollte. Sie gab sich große Mühe, ihn zum Rechnen zu bringen. Hier bekommen wir eine peinliche Lektion über den Unterschied zwischen Rechnen und dem Gefühl für eine tiefer reichende Vielzahl und für etwas, das in Reserve bereitliegt, für eine übervolle Welt, die immer wieder aufgefüllt werden kann.

Aber unzweifelhaft war es Paul gelungen, aus seiner früheren Teilnahmslosigkeit herauszutreten und extreme Zurückgezogenheit zu vermeiden. Er hatte sich zu seiner Mutter durchgearbeitet und sie sich zu ihm, wenigstens ein Stück weit. Anzeichen dafür, dass er je im Interesse der Sache oder im eigenen Interesse lernte, gab es kaum. Er war nun fast immer auf den Beinen, und bisweilen quälten ihn übermächtige Ängste. Regelmäßig geriet er außer sich, wenn seine Mutter auf Zehenspitzen das Zimmer verließ, um zu arbeiten. Bei den Mahlzeiten griff er verzweifelt nach seinem Schälchen, als könne er gar nicht glauben, dass es tatsächlich zu ihm kommen und ihm für eine Weile gehören würde. Von einem Erkundungsspiel, wie es bei der Beobachtung des nächsten Babys (Angela) stattfand, erfuhren wir nie etwas. Und es gab einfach wenig Zeit zum Nachdenken.

Als Paul mit zehneinhalb Monaten in eine Krippe kam, war er verängstigt und wurde oft krank. Aber er fand einen Weg, auch wenn er schmal und einspurig war: Er lernte, Dinge zu benennen und zu zählen, und er gab sich viel Mühe zu gefallen. Obgleich ihm die Betreuung durch seine liebevollen Großeltern bestimmt gut tat, schien er sich nicht reich und gesegnet zu fühlen, das heißt, er empfand nicht (wie Angela), dass er viele liebevolle Betreuungspersonen hatte. Vielmehr verhielt er sich, wie die übrige Familie, die seine Mutter offenbar idealisierte und fürchtete (und vermutlich um sie fürchtete), die meiste Zeit so, als existierte in seiner Innenwelt wirklich nur ein *einziges* mächtiges Objekt, das lediglich auf Widerruf verfügbar und ziemlich gefährlich war. Auch Sicherheit, wenn es sie denn einmal gab, war jederzeit widerrufbar und kurzlebig und niemals so von Dauer, dass sie ihm durch Trennungen oder auch nur durch ein Erkundungsspiel hätte hindurchhelfen können. Für jenes entspannte, spielerische Nachdenken, das wir bei Angela beobachten werden, fehlte jedes Anzeichen.

Auf der mikrokosmischen Ebene kurzer Begegnungen im Sekundentakt gelang es der Mutter nie abzuwarten, dass Paul sich ausreichend auf sie oder ein Spielzeug einlassen konnte; aber auch wenn er sein Interesse etwas anderem oder einer anderen Person zuwandte, wartete sie nie ab oder sah interessiert zu. Für sie war es nur eine Gelegenheit, sich davonzustehlen. Offenkundig vollzog Paul seine Entwicklung mit einem beeinträchtigten Glauben an die dauerhafte

Existenz seines Objekts und an die eigene Fähigkeit, sein Bleiben hinauszuzögern oder es zurückzuholen, wenn es nicht da war. Seine eingegrenzten und vorsichtigen Spiele wiesen immer wieder darauf hin, dass es nicht nur sichtbare Auswirkungen auf sein Selbstvertrauen und sein Gefühlsleben gab, sondern auch eine Beeinträchtigung seiner kognitiven Fähigkeiten. Seine Ängste schienen dafür zu sorgen, dass alle Betätigungen, mit Ausnahme der extrem behutsamen, kurzlebig und ohne jedes Entwicklungspotenzial blieben. (Siehe Murray [1991] zum Einfluss der postnatalen Depression der Mutter auf die kognitiven Fähigkeiten beim Säugling und Kind.)

Beobachtung von Angela

Angela war das Kind von Eltern, die, wie sie der Beobachterin mitteilten, in einer Fabrik arbeiteten. Erst viel später erfuhr sie, dass sie Ingenieure waren. In der Klinik, als Angela drei Tage alt war, erzählte die Mutter ihr, sie habe bemerkt, dass die Kleine abwechselnd lächelte und die Stirn runzelte: »Von einer Sekunde zur anderen geht sie von schönen Gedanken zu schrecklichen über.« Zu Hause machte der Vater eine Bemerkung über die Unruhe des Babys, und ihm kam der Gedanke, dass ihre Wohnung für Angela etwas völlig anderes sein müsse als das Krankenhaus. Er hoffte, »sie würde damit umgehen können«. Wohlgemerkt: das Baby gilt bereits als jemand, der über Gedanken, Gefühle und feine Empfindsamkeiten verfügt – eben jene Empfindsamkeiten und Schwankungen, zu denen ein Neugeborenes ja wirklich neigt. Überdies haben die Eltern schon ein Gespür dafür, dass etwas *Zeit braucht*. Wie bei Paul befürchtete auch bei Angela die Mutter, sie könnte zu wenig Milch haben, und achtete eine Zeit lang wie besessen auf pünktliches Saubermachen und Füttern; aber in der zweiten Woche äußerte sie, sie wisse nun, dass die nächtlichen Geräusche und Körperbewegungen des Babys kein Zeichen für mangelnde Befriedigung sind, so dass sie nicht mehr ständig nach ihm sehen müsse. Außerdem hätte sie den Eindruck, die Kleine folge ihr jetzt mehr mit den Augen. Diese Mutter ist, wie wir sehen, nicht nur in der Lage, sich beruhigen zu lassen, sondern auch stolz darauf, etwas zu lernen, was ihr Baby betrifft, und erfüllt von Respekt, weil es – und sie auch – über Urheberschaft und Kompetenz verfügt. Hier spielen schon mindestens zwei Personen eine Rolle, jede mit erkennbar eigenem Raum und erkennbar eigener Kompetenz.

Als Angela 35 Tage alt war, berichtete ihre Mutter, sie könne zwar nicht von selbst nach der Rassel greifen, halte sie aber fest, wenn die Mutter sie ihr in die Hand gebe. Irgendwann sagte sie dann: »Du magst deine Freundin, die Pendeluhr, was?« und drehte Angela so, dass sie diese besser sehen konnte. Bei einer späteren Beobachtung wurde die Mutter während des Stillens ein bisschen ärgerlich und eifersüchtig, weil das Baby sich für die Pendeluhr-»Freundin« interessierte, und zwar anscheinend mehr als dafür, den ersten Gang seiner Mahlzeit zu beenden; aber sie nahm ihre Niederlage hin, zwang das Baby nicht zum Fertigtrinken und bot ihm stattdessen etwas anderes, eventuell Verlockenderes an. Ein Kompromiss verschafft zwei streitenden Parteien eine dritte Option. Eine Mutter, die abwartet, während das Kind Interesse an etwas anderem bekundet, bleibt spürbar in Reserve und sorgt damit für eine emotionale, aber vielleicht sogar kognitive Erfahrung. Auch konnte die Mutter, wie wir gesehen haben, Angelas aktiveres Protestieren zulassen. Als die Kleine viereinhalb Monate alt war, erzählte sie der Beobachterin, Angela merke nun selbst, dass sie etwas von einer Hand in die andere nehmen kann. Tatsächlich wurde die Kleine ein für ihr Alter sehr weit entwickeltes Baby.

Ich muss hinzufügen, dass das Gefühl, Möglichkeiten in Reserve zu haben, sowohl bei den vier Großeltern als auch beim Vater sehr ausgeprägt war und alle dem Kind mit Geduld, nicht aber unbegrenzter Nachsicht begegneten. Als Angela sechs Monate alt war und die Mutter vorhatte, wieder zur Arbeit zu gehen, während die Großmutter mütterlicherseits die regelmäßige Betreuung übernehmen sollte, wollte die Erstere es einmal der Letzteren überlassen, die Kleine mit Obst zu füttern. »Mach du es, ich habe ja noch viel Zeit dazu«, erwiderte die Großmutter. Im Alter von acht Monaten versuchte die Mutter, Angela zu zeigen, dass ihre neue Spielzeugeisenbahn sich bewegte. Dann schloss sie die Bemerkung an: »Die Bewegung interessiert dich nicht; du hast gemerkt, dass sie Krach macht. Das ist dein Spielzeug, du kannst es benutzen, wie du magst.« Die Beobachterin hielt auch fest, dass Angela, die prächtig gedieh und lebhaft war (um die kognitiv-emotionalen Momente in den Blick zu nehmen, habe ich hier kaum etwas über ihre Persönlichkeit gesagt), über ein, wie die Psychologen es nennen, »Werkzeugdenken« verfügte, also etwa in der Lage war, ein Tischtuch zu sich heranzuziehen, um an ein Spielzeug zu gelangen, das in einiger Entfernung auf dem Tuch lag. Die Eltern waren oft mit der Kleinen zusammen, und beide zeigten sehr viel Interesse an ihr. Beide fanden die Welt überhaupt – und *Angelas* Welt speziell – anscheinend interessant. Kurz bevor das Baby zehn Monate alt wurde, erzählte der Vater der Beobachterin: »Wenn sie die Plastikschlüssel in der einen Hand hält, nimmt sie sie sofort in die andere Hand, dann zeigt sie die leere Hand und hält die Schlüssel fest!« (Bei den letzten Worten lächelte er.)

Zusammenfassung und klinische Konsequenzen

Mit diesen drei Beobachtungsreihen wollte ich zwei mögliche Komponenten des Gefühls der Urheberschaft anschaulich machen, nämlich zwei Arten mentaler Urheberschaft: einmal mit *einem* Objekt, das andere Mal mit zwei Objekten. Die letztere Variante sehe ich verknüpft mit Bruners Vorstellung vom In-Reserve-Halten (1968). Am Material zum ersten Baby, Alice, können wir ablesen, wie es den Eltern gelingt, Anlässe für geistige Aktivität sowohl im Vordergrund (1) als auch im Hintergrund (2a) zu schaffen, und wie Alice entsprechend in ihrem Inneren allmählich die Fähigkeit zu zweispurigem Denken entwickelt. In beiderlei Hinsicht scheinen Pauls Erleben und Entwicklung beeinträchtigt zu sein. Das Material zu Angela zeugt durchgängig von geistiger Aktivität in ihren Objekten und in ihr selbst (1) sowie vom Empfinden für ein Objekt, das warten kann, bis man wiederkommt (2b).

Das Gefühl der Reserve sehe ich verknüpft mit dem Gefühl, Urheber zu sein, und in diesem Kapitel wurde deutlich, welche emotionalen Faktoren für diese offenkundige kognitive Entwicklung eine Rolle spielen könnten. Gezeigt habe ich den Kontrast zwischen einerseits der emotionalen und kognitiven Verarmung beim einen Baby und andererseits dem Gefühl der Vielfalt und Fülle und der sichtbaren Entwicklung des komplexen »Denkens in Parenthese« bei den zwei anderen. Vielleicht ist das Gefühl emotionaler Urheberschaft verknüpft mit Intelligenz und beides zusammen mit einer in ihren Reaktionen nachvollziehbaren, interessierten Betreuungsperson, die ein Gespür dafür hat, dass sich die Handlungen und Anliegen des Säuglings nachvollziehen lassen, Interesse verdienen und es wert sind, dass man sich mit ihnen befasst, sie respektiert und (manchmal) einfach aushält.

Was das Klinische betrifft, so möchte ich betonen, dass bei Patienten mit Pauls Problemen die entscheidende Arbeit auf der aktiven Belebungsebene stattfinden müsste, wenn der Patient allzu verloren und hoffnungslos ist, und auf der Beschreibungs- und Erweiterungsebene, wenn der Patient emotional präsent, aber verwirrt und fragmentiert ist. In einem sachdienlichen Beitrag über den Zusammenhang zwischen Gefühl der Überfülle und therapeutischer Technik fordert Maria Rhode (2001) allerdings ein paar interessante Unterscheidungen innerhalb der Beschreibungsebene. Was nämlich beschrieben oder erweitert wird, ist nicht zwangsläufig das, was das Kind oder sein Objekt fühlt oder erlebt; es kann etwas sein, was ein drittes Objekt, ein Spielzeug oder ein Spiegelbild tut. Die Autorin schildert, wie sie entdeckte, dass Anthony, ein autistischer Junge, Hilfe nicht im engen Face-to-face-Kontakt fand, sondern darin, dass die Therapeutin eine Reihe dritter Objekte einbrachte, auf die sich beide, zunächst nur parallel, beziehen konnten. Rhode zufolge erhielt Anthony mit den dritten Objekten den Beweis, dass in der Therapie Raum für alles geschaffen würde, was ihm wichtig war. Dabei unterließ sie es, ihn allzu sehr mit ihrer intensiven, auf seine Person gerichteten Aufmerksamkeit zu überfordern. Nach ihren Worten wurden diese Objekte – ein Lieblingsspielzeug, Lieder und der Spiegel im Spielzimmer – am Ende nicht mehr nur parallel benutzt, sondern für die vereinte Aufmerksamkeit, ja sogar zum Abwechseln und Symbolisieren. Es war, als würde der Spiegel groß genug, um beide zu »halten«.

Interessant ist die Frage, wie diese diversen Dreiecksbeziehungen beschaffen sind, welche Entwicklung sie durchmachen und wie sie variieren. Die vom normalen Kind durchlebte Erfahrung der Eltern als des ödipalen Paares ist nur eine der möglichen Varianten. Die in der Beobachtung von Angela beschriebenen Eltern führten mit Sicherheit hin und wieder Gespräche, die das Baby ausschlossen, aber hier sehen wir, wie sie gemeinsam über sie und mit ihr sprechen. In solchen Augenblicken ging es natürlich nicht um das ödipale Dreieck, aber Abello und Perez-Sanchez (1981) weisen darauf hin, dass das Elternpaar, das *für den Säugling* da ist, durchaus ein notwendiger Vorläufer (oder auch Begleiter) des ödipalen Paares sein könnte, bei dem die Partner sich ohne ihn aufeinander einlassen. Rhodes Spiegel repräsentiert vielleicht so etwas wie einen Vater, den beide, Mutter und Baby, gleichermaßen interessieren und im doppelten Sinn (der aktiven Betreuung wie der emotionalen Zuwendung) beschäftigen: Am Ende bot er beiden gleichzeitig Raum.

Kapitel 3

Blockaden und Fortschritte auf dem Weg zum Nacheinander-Denken

Verknüpfungen zwischen Fantasie, Denken und Gehen

Einführung

Im zweiten Kapitel wollte ich zeigen, wie zuerst Menschen, dann Gedanken empfunden werden, als warteten sie gleichsam im Hinterkopf. Im nun folgenden Kapitel möchte ich darstellen, unter welchen Bedingungen Gedanken abwarten können, bis sie nicht mehr im Hintergrund, sondern im Vordergrund, gleich hinterm Horizont unserer Aufmerksamkeit, gedacht werden – oder Beachtung finden –, und wie dies sogar mehrfache Denkwege eröffnen kann. Ich beschreibe ein paar interessante Parallelen zwischen drei Kindern und ihrer Art, zu denken, Gespräche zu führen und zu gehen. Zum besseren Verständnis verhilft hier die Vorstellung von inneren Fantasien, in denen es um die Beziehung des Selbst zu inneren Objekten geht. Zwei der Kinder taten sich – aufgrund von Blockaden – schwer mit jenem automatischen Abwechseln, das Zwiegespräche und inneres Nacheinander-Denken mit sich bringen. Ebenso schwer taten sie sich aber mit dem dynamischen Fluss der Pendel- oder Wechselbewegungen, wie sie für das normale Gehen gebraucht werden. Nach und nach ging mir auf, dass sie, anders als die im letzten Kapitel geschilderten Babys Alice und Angela, überhaupt nicht das Gefühl hatten, ihre inneren Objekte warteten geduldig in Reserve. Diese Beobachtung verdankte ich dem Umstand, dass ich nach den Vorgaben der psychoanalytischen Klinik die Übertragungen der Kinder auf meine Person notierte, in der Gegenübertragung oftmals verwirrt oder enttäuscht reagierte und den Eindruck gewann, unsere Beziehungen hätten irgendwie Ähnlichkeit mit der zögerlichen Interaktion – oder vielmehr Nicht-Interaktion – ihrer Füße und Beine mit dem Boden.

Ich werde darlegen, dass manche späteren Weiterentwicklungen der psychoanalytischen Theorie wie beispielsweise Bions Theorie des Denkens ([1962a] 2013) den Übergang von einem bisweilen übertrieben räumlichen Modell des Psychischen zu einem eher zeitlichen Modell solcher Interaktionen mit sich bringen: Vielleicht empfiehlt es sich bei bestimmten Patienten, weniger über unbewusste Fantasien und etwas mehr über unbewusstes Fantasieren als Tätigkeit – also mehr über die Form als über den Inhalt – nachzudenken. In der abschließenden Erörterung ziehe ich ein paar einschlägige Befunde der Entwicklungspsychologie und der Neurowissenschaften heran. Das soll jedoch keineswegs heißen, die realen Eltern hätten diese Kinder im Säuglingsalter falsch behandelt (es waren keine deprivierten Kinder), sondern lediglich, dass die Entwicklung aus mehreren möglichen Gründen, zu denen auch die psychische Ausstattung des Kindes gehört, schon ziemlich früh schief gelaufen sein könnte. Wichtig ist mir dabei die Feststellung, wie sehr fantasierte innere Gefühlsbeziehungen unser Verhältnis zur Welt insgesamt, auch das Verhältnis unseres Körpers zu ihr, beeinflussen können.

Ich lernte, dass die Kinder Veränderungen weniger am Inhalt ihrer Fantasie oder ihrer Gedanken, als vielmehr an Form und Muster ihres Denkens brauchten. Ihre fantasierte Beziehung zu inneren Objekten prägte ihre Gefühle über die mögliche Art und Weise, in der ihre Füße sich auf die Erde unter ihnen, ihre Körperhaltung auf den Himmel über ihnen und ihre Vorwärtsbewegung auf den Raum vor ihnen bezogen. Hin und wieder hatte all dies auch Einfluss auf die Methode, mit der sie ihre Gedanken dachten und ihren Gedankenzügen folgten, und auf die Freiheit, ihre Gedanken zu erweitern.

Developments in Psycho-Analysis erschien 1952, herausgegeben von Joan Riviere, und enthält die vier kleinianischen Beiträge zu der 1943 von der Britischen Psychoanalytischen Gesellschaft veranstalteten Diskussionsreihe. Einer davon war der großartige Vortrag von Susan Isaacs mit dem Titel »Wesen und Funktion der Phantasie« (siehe Isaacs, [1943a] 2000) in veränderter Fassung (Isaacs, 1952). In ihrer allgemeinen Einleitung zu dem Buch schreibt Riviere (1952, S. 16):

> Die Psyche ist ein Ganzes, ihre höheren Funktionen arbeiten nicht unabhängig. Das Unbewusste ist kein verkümmerter oder rudimentärer Teil von ihr. Es ist das aktive Organ, in dem psychische Prozesse stattfinden; ohne sein Wirken gibt es keinerlei psychische Tätigkeit. Die primäre psychische Aktivität, die in der Regel unbewusst bleibt, nennen wir unbewusste »Fantasie«. Deshalb steht hinter jedem Gedanken

> und jeder Handlung (mit Ausnahme vielleicht eines körperlichen Reflexes) eine unbewusste Fantasie.

Riviere zufolge werden sogar realitätsgerechtes Denken und Verhalten von diesen Fantasien begleitet. Man beachte jedoch das Wort »hinter«. Ich glaube, zu den Folgen von Bions Theorie des Denkens gehört unter anderem, dass wir Rivieres These heute weiter fassen müssen. Mehr Sinn hat vielleicht diese Formulierung: Hinter und unter jedem Gedanken und jeder Handlung, *aber auch daneben, darüber und darum herum* gibt es einen anderen Gedanken oder eine andere zusammenhängende Gedankenfolge. (Mögliche Unterschiede zwischen »Fantasie« und »Gedanke« lasse ich hier beiseite.) Außerdem sind viele dieser Fantasien (oder Gedanken) – wie Freud und andere (Sandler und Sandler, 1994b) bereits festgestellt haben – nicht unbewusst, sondern lediglich unbeachtet, nur ein wenig an den Rand eines ausgedehnten Assoziations- und Bedeutungsnetzes gedrängt. Vielleicht sind sie nicht vorbewusst, sondern »para«bewusst. Das etwas enge zweistöckige Haus mit seiner perfekten Unterkellerung, wie es die topographische Theorie entworfen hat, wurde im Zuge der späteren psychoanalytischen Theoriebildung erweitert und gleicht nun in seiner Ausdehnung einem Landhaus oder einer palladianischen Villa, wo sich geistiges Wachstum nicht nur dem verdankt, was darunter oder dahinter liegt, sondern auch der Breitendimension, dem nichtlinearen Denken und der Hilfe, die unbewusste innere Objekte von oberhalb leisten.

Aber selbst architektonische Metaphern sind ungeeignet, wenn man das eigentlich Geistige am menschlichen Geist zum Ausdruck bringen will, denn sie bleiben zu räumlich. Wir brauchen ein Bild für die Vorstellung von der Fähigkeit des Geistes, zu spüren, welche Vielzahl von Bedeutungen in einem einzigen Wort, einem einzigen Gedanken, einer einzigen Erfahrung enthalten sind, und zu beschreiben, wie sie sich unaufhörlich weiterbewegen. Vielleicht passen quasi-musikalische Begriffe besser: Wörter wie Rhythmus, Echo, Resonanz, Harmonie und Missklang geben das ständig Fortlaufende der Gedankenzüge, den permanenten dynamischen Austausch sowie die Mobilität der Denkprozesse, das Fordernde, Lebendige an ihnen, gut wieder. Einschlägig sind hier die hirnphysiologischen Befunde. Bei Daniel Siegel ([1999] 2010, S. 27) heißt es: »Aufgrund der spinnennetzartigen Verbindungen vermag die Aktivierung eines Neurons durchschnittlich zehntausend Neuronen auf der Empfängerseite zu beeinflussen!«

Wohlgemerkt: die Kleinianer haben, obgleich sie von »unbewusster« Fantasie sprechen, diese Art von Fantasie nie in einen Gegensatz zum bewussten Erfassen der Realität gesetzt; vielmehr gehen sie davon aus, dass sie das Realitätserleben stets begleitet. Vergleichbar damit ist Wilma Buccis Konzeption vom subsymbolischen Verarbeitungsmodus, insbesondere von der Verarbeitung emotionaler Informationen – aber sorgfältig untermauert durch die Kognitionsforschung. Ihr zufolge ist dieser Modus

> eine uns im alltäglichen Tun vertraute Erfahrung – egal ob wir ein Stück Papier in einen Papierkorb werfen oder uns in einen fließenden Verkehr einreihen [...] und auf Mimik reagieren [...]. Subsymbolische Verarbeitung ist verantwortlich für hoch entwickelte Fertigkeiten im Sport sowie in den Künsten und Wissenschaften und spielt eine zentrale Rolle für das Wissen vom eigenen Körper und für emotionales Erleben. (Bucci, 2001, S. 48)

Und weiter heißt es, sie lasse sich zwar nicht vollständig in Worte fassen (außer in der Dichtung; ebd., S. 52), sei aber gleichwohl nicht per se archaisch oder primitiv. Al Alvarez zitiert (2005, S. 59) die folgenden Sätze des australischen Dichters Les Murray: »Dichtung wird nicht minder geträumt als gedacht und nicht minder im Körper getanzt als niedergeschrieben. Sie geschieht in unserer Lunge. Und in allen Muskeln – wir können sie in unseren Muskeln spüren.«

Zur Definition: Fantasien und Gedanken oder Fantasieren/Denken?

Den Versuch, Rivieres These – »deshalb steht hinter jedem Gedanken und jeder Handlung (mit Ausnahme vielleicht eines körperlichen Reflexes) eine unbewusste Fantasie« – in meine weiter gefasste These zu überführen, dass es Gedanken *neben* und *um* andere Gedanken *herum* gibt, will ich nun fortsetzen mit dem Hinweis, dass heutige Hirnforscher und Kognitionswissenschaftler den Gedächtnissystemen Merkmale wie Parallelverarbeitung und Multimodularität zuordnen (Bucci, 2001). Passender als Nomen sind vielleicht Verben (siehe Roy Schafer, [1976] 1982). Bei Isaacs und Riviere findet sich hier und da das Verbalsubstantiv »unbewusstes Fantasieren«, das sie gelegentlich mit »psychischer Aktivität« gleichsetzen. Neville Symington spricht lieber von »emotionaler Aktivität« ([1993] 1997, S. 73), aber in der Nachfolge von Bion

([1962b] 1990) können wir dies zu »geistig-emotionaler Aktivität« erweitern. Cathy Urwin kritisiert die Kognitionswissenschaftler (1987), weil nach deren Ansicht Emotion das Erkennen verlangsamt oder beschleunigt; sie hingegen meint wie Bion, dass sie in die Struktur des Erkennens eingeht.

»Jede neue Kommunikationsform«, so Gerhardt ([2004], 2006, S. 63), »wird den vorherigen Formen hinzugefügt, keine geht verloren.« Die emotionale Kommunikation der frühen Kindheit via Blick und Berührung wird bald schon angereichert mit Lauten, später mit Wörtern und dann allmählich mit über- und durchdachten Wörtern. Ein Zweijähriger, der beobachtete, wie sein sieben Wochen alter Bruder mit Mundbewegungen auf seine Großmutter reagierte, die mit dem Kopf nickte und zu ihm sprach, sagte bedächtig: »Er versucht zu reden.« Seine Mutter stimmte ihm zu, und beim nächsten Mal sagte sie ebenso bedächtig: »Er hört mit dem Mund zu.« (Dies ist eine interessante Ergänzung jener entwicklungspsychologischen Befunde, denen zufolge schon Neugeborene nachahmen können (Hobson, [2002] 2014).) Die Mutter sprach von etwas, das mehr war als Nachahmung: Sie beschrieb einen in der Tiefe ablaufenden Introjektions- und Internalisierungsprozess. Beide, Mutter und Sohn, dachten, während sie sprachen; und irgendwie galt das vielleicht auch für das Baby.

Das Wort »Fantasie« bringt es in aller Regel mit sich, dass man an visuelle Formen und Gestalten (vgl. den Schuh der Mutter, den in Susan Isaacs' Vortrag ([1943a] 2000, S. 424) das Kind als Mund sieht) oder an theaterartige Auftritte zwischen Selbst und innerem Objekt denkt. Isaacs wollte es nicht nur auf Visuelles oder Szenisches beschränken, aber wir dürfen nicht vergessen, wie wichtig innere Erfahrungen mit Objekten sind, die man riechen oder hören kann (Maiello, 1995), mit Objekten, die Oberflächenstruktur haben oder physischen Druck ausüben, mit Objekten, die mal mehr, mal weniger stoffliche Elastizität oder mal mehr, mal weniger Rhythmus, Melodielinie, musikalische Form besitzen. Ganz so wie die leichter visualisierbaren Fantasien bringen auch die Letzteren Gefühlskonnotationen mit sich, und man kann – mal mehr, mal weniger – *über* sie nachdenken und bei ihnen verweilen. Zum Beispiel können wir uns fragen, ob die innere physische Welt eines Menschen ihm Raum zu freier Bewegung lässt oder ob er das Gefühl hat, seine geistigen Muskeln seien so stark, dass er einem Gedankenzug folgen kann. Zwar ist das Visuelle etwas, worin viel Fantasie Platz findet, aber bei Überbetonung visueller Gestalten und Formen riskiert man, die Zeitdimension zu übersehen. So können wir fragen:

»Hat der Patient das Gefühl, dass er genug Raum hat, um seine Gedanken denken zu können?« Aber auch: »Hat er das Gefühl, dass sein inneres Objekt ihm genug *Zeit* geben wird, um seine Gedanken denken zu können?« Oder besser: Zeit und Breitendimension, damit er zwei parallelen, vielleicht gar auseinander laufenden Gedankenzügen gleichzeitig folgen kann – oder wenigstens einem einzigen in einer Schlängelbewegung, so dass er ihn umgebende Landschaften nicht übersieht und an ihnen vorbeisaust, statt bei ihnen zu verweilen und sie in sich aufzunehmen.

Aus Wilfred Bions Theorie der Alpha-Funktion ([1962b] 1990, S. 49f.; siehe Kapitel 1) ergibt sich automatisch, dass realitätsgerechtes Denken nicht erst mit den Entwicklungsschritten der depressiven Position beginnt, sondern schon mit dem ersten Gedanken, über den nachgedacht wird (vgl. ebd., S. 82; auch 52, 137f.), und der kann durchaus einem anwesenden und muss nicht immer und unbedingt einem abwesenden Objekt gelten. Vielleicht legt das bedächtige Nachdenken über ein anwesendes Objekt die Fundamente für das spätere Nachdenken über ein abwesendes Objekt; und vielleicht lässt es schließlich so viel Raum, dass der eine Gedanke von einem anderen begleitet werden kann. Bei überstürzter, allzu flüchtiger Aufmerksamkeit bleiben von vielen Gedanken und Erfahrungen nur Fetzen und Flicken, und für Leben oder Tätigkeit der unbewussten Fantasie kann das Verarmung bedeuten. Schlimmer noch: Verkümmerung – wie bei manchen entleerten autistischen oder bei schwer deprivierten Kindern, die womöglich, wie in Kapitel 1 dargelegt, zuerst eine Technik des Reklamierens und dann Beschreibens brauchen, bevor das kompliziertere Erklären folgen kann.

Aber zurück zu Riviere und ihrer These von der Zweikammerstruktur des menschlichen Geistes: Parallelverarbeitung durch bewusstes realitätsgerechtes Denken einerseits und unbewusste psychische Aktivität andererseits, also zwei parallel laufende Gedankenzüge. Wenn ich Riviere richtig verstehe, muss dieses Zusammenspiel nicht unbedingt disharmonisch sein. Es kann durchaus Harmonie walten, wie bei Mitgliedern eines Streichquartetts, bei den Dichtern, die ihre Dichtungen geträumt haben, oder bei den Wissenschaftlern, die ihre Entdeckungen im Traum gemacht haben (Al Alvarez, 1995). Das Unbewusste ist nicht immer unser Feind; mitunter ist es unser stummer Zeuge oder unser Beistand, Echo, Freund, Ratgeber, Unterstützer und sogar Lehrer. Nicht jeder befindet sich ständig im Konflikt. Wie soll denn sonst Dichtung geschrieben oder Musik komponiert werden, wenn nicht der Künstler vergleichsweise guten Zugang zu einer inneren poetischen oder musikalischen Welt hat und es vorübergehend mehr Einklang als Missklang gibt? Um es klinisch auszudrücken: Was bedeutet es, wenn ein Junge, der sich nie zuvor seiner Fantasie bedient hat, endlich sagt: »Ich weiß, was wir machen können – ich hab 'ne *Idee*!«? Offenkundig sind seine Ideen nun damit einverstanden, zu kommen, wenn sie gerufen werden, oder gar ungefragt in Erscheinung zu treten. Mag sein, dass er selbst ihnen aufmerksamer und freundlicher begegnet, aber womöglich lassen sie sich auch leichter bitten und reagieren mehr auf ihn. Warum zum Beispiel sorgen große Sportler und Tänzer dafür, dass ihr Lauf, Sprung oder Gleiten so mühelos und schön aussieht? Kann eine Ein-Personen-Psychologie das erklären, oder brauchen wir eine Zwei-Personen-Psychologie? Liegt es nicht auch daran, dass solche Menschen die Erde unter sich als glatter, widerstandsloser, weicher und federnder erleben (ja sie beinahe dazu machen), dass sie Luft, Raum und Erhebungen um sich herum als etwas erfahren, das einlädt, das zugänglich und sanft nuancierbar ist? John Lahr schrieb 1995, der große Stepptänzer Savion Glover scheine »Fußboden zu spielen« wie ein Musikinstrument, und Glover erwiderte zustimmend, er »taste die Bühne nach Tönen ab«. Leider haben die unten geschilderten Patienten auf einem erheblich widerspenstigeren Planeten gestanden und sich bewegt.

Analogien zwischen Motilität und Denken und der notwendige Blick nicht nur auf die Raum-, sondern auch auf die Zeitdimension in der Arbeit mit drei Kindern

Vor ein paar Jahren gewann ich Interesse an der Tatsache, dass der Gang von Kindern offenbar häufig von unbewussten Fantasien beeinflusst wird, die auch in den von ihnen gemalten Bildern oder ihren Träumen und in der Übertragung auftauchen. Ein Junge namens Donald fiel fortwährend vornüber, weil er so in Eile war, dass er sich über seinen Schwerpunkt hinaus nach vorn beugte. Er hatte überhaupt keine Geduld, aber es war nicht nur das. Ihm und mir fiel auf, wie zögerlich er sich in seinen Beziehungen und der Übertragung verhielt und wie schwer es ihm fiel, ein klares »Ja« oder »Nein« zu sagen – das heißt im Wortsinn »fest aufzutreten« oder »seinen Stand-Punkt zu behaupten«. In der Mutter sah er eine innig geliebte, aber fragile Person. Eines Tages träumte er, er fliege über die Erde hin und wolle landen. Aber er wagte es nicht, weil der Boden mit wunderschönen weißen Blumen bedeckt war und er wusste, dass er sie bei seiner Landung zerquetschen würde. Genau das war sein inneres Dilemma; und je mehr mit den Jahren sein Fantasieobjekt an Stärke gewann, desto aufrechter und stärker wurde er selbst, und das Hinfallen hörte auf. Seine Probleme lagen vor allem auf der Ebene des neurotischen Konflikts; darunter litt zwar sein Gefühlsleben, aber sein Denken war nicht fundamental beeinträchtigt, und er interessierte sich für erklärende Deutungen. Der Inhalt seiner Fantasie war wichtiger als ihre Form. Bei Danny und Jean, beide stärker geschädigt, war das anders.

Danny war ein übergewichtiger Junge mit einer unbeholfen hölzernen Art zu gehen, zu sprechen und zu denken. Er war ein schlechter Sportschüler, empfand selbst normale Klassenwanderungen als riesige Anstrengung und wurde deshalb häufig zur Zielscheibe des Mitschülergespötts. Schließlich, nach anderthalb Jahren Behandlung, begann er Eishockey zu spielen. Das war, wie es schien, ziemlich unklug, denn er litt Höllenängste, weil er fürchtete, umgestoßen zu werden – was bei diesem Spiel regelmäßig vorkommt. Zwar war er immer noch sehr unbeholfen und langsam, aber er liebte die *Idee*, sanft über das Eis zu gleiten, und schließlich wurde uns klar, dass diese Vorstellung ideale Fantasiebilder der eigenen Person und des Objekts repräsentierte. Er wünschte inständig, sich sicher genug zu fühlen (und inmitten seiner traurigen Großtuerei wusste er irgendwie, er müsse sich nur normal genug fühlen), um loslassen und im Blick auf Emotionen, Gedanken und Leben Fortschritte machen zu können. Die glatte Eisoberfläche stand für ein gleitfähiges Objekt ohne Reibungswiderstände, das quasi so weit loslassen würde, dass er sich vorwärts und an ihm vorbei bewegen, ja dass er heranwachsen und dennoch weiter über seine Unterstützung verfügen konnte. (Dies ist genau das, was jedes Kleinkind braucht, wenn es aufrecht gehen lernt.)

Nach weiteren drei Jahren Intensivbehandlung wurde Danny in Bewegung und Gespräch lockerer. Er war anfangs ein leicht reizbarer und überdies narzisstischer und tyrannischer Gesprächspartner, und in den ersten Jahren verliefen unsere Unterhaltungen nie glatt. Ich musste eine Technik entwickeln, die so viel Festigkeit besaß, dass ich mich gegen sein Drangsalieren behaupten und mit dem von mir Gesagten zu ihm durchdringen konnte, aber gleichzeitig so viel Feingefühle zuließ, dass ich extrem sensibel registrieren konnte, wie leicht er sich gedemütigt und grob behandelt fühlte. Eine große Errungenschaft und Quelle des Stolzes war für ihn, dass er schließlich ein sehr ordentlicher Rollschuhfahrer wurde, dessen Künste sogar die jugendlichen Mitschüler anerkannten. Nach meinem Eindruck war die Fantasie vom widerstandslosen Gleiten nicht ausschließlich Verleugnung oder manische Abwehr. Danny besaß ein (weniger idealisiertes, als vielmehr ideales) Bild von sich: Er wollte gern (und *musste* auch) sanft über ein glattes Objekt hinweggleiten, das er hinter sich lassen konnte und doch als ständige Stütze zur Verfügung hatte. Aber noch fehlten ihm die Mittel, um eine derartige Beziehung herzustellen. Das eigene innere Objekt bescherte ihm Klaustrophobie, war zudringlich und legte ihm viele Hindernisse in den Weg. Eines Tages erzählte er, dass er früher nicht wagte, den einen Fuß vom Boden zu heben, während er sich mit dem Ballen des anderen Fußes abstieß, denn er meinte, dann würde er hinfallen. Damals hatte er kaum eine Vorstellung davon, dass der vordere Fuß durch den Vorwärtsschub fest auf den Boden zu stehen kommt, während der andere gerade dessen Sicherheit aufgibt. Nötig dafür wäre ein Gefühl des Fließens. Am Ende entwickelte sich auch das.

Wie kommt es, dass manche Kinder das Neue und einen Themen- (oder Standpunkt-)Wechsel begrüßen, während andere beides fürchten? Bei Alfred Brendel heißt es ([2001] 2005, S. 410), die große Stärke des Dirigenten Furtwängler sei seine »Fähigkeit [...] zu verbinden«, er sei »der Meister des musikalischen Übergangs« gewesen. Dann fragt er:

> Was macht seine Übergänge so aufregend und persönlich? Die seltene Tatsache, daß sie ihre Funktion erfüllen. Sie sind mit größter Sorgfalt modelliert und werden doch nie zum Selbstzweck. Man kann sie nicht isolieren, denn sie sind nicht eingefügt zwischen zwei verschiedene Abschnitte. Sie wachsen aus etwas heraus und in etwas hinein. Sie sind Schauplätze der Verwandlung. Wenn man sehr genau hinhört, wird man bemerken, daß eine Modifikation des Tempos oft schon viel früher beginnt als üblich; erst nach einer Periode unmerklicher Vorbereitung gibt sie sich zu erkennen. (Brendel, [2001] 2005, S. 213)

Später betont Brendel, wie wichtig die »Vorbereitung« eines Übergangs ist. Nach meinem Eindruck geschieht etwas Ähnliches im Gehirn/Unbewussten/Körper, wenn wir die Bewegung von der Ferse zu den Zehen, von einem Fuß zum andern machen und es dabei zu einem bruchlosen Fließen kommt.

Aber nun zu der zehnjährigen Jean, die überwiesen wurde, weil sie ungeschickt, depressiv und in der Schule zu wenig leistungsfähig war. Jean hatte einen seltsamen, plattfüßigen, chaplinesken Gang, aber erst Jahre später bot sie mir Gelegenheit (oder mir schien, ich könnte sie ergreifen), mit ihr darüber zu sprechen. Ihr Ungeschick hingegen besprachen wir, es spielte schon früh in den Sitzungen eine Rolle und verschwand restlos nach etwa einem Jahr. Jean war ein überaus höfliches, nettes Mädchen – so höflich, dass ihr Ungeschick zum Großteil einer Verlegenheit geschuldet schien, die nicht ihr selbst, sondern anderen Menschen galt. Sagte oder tat eine andere Person etwas Dummes, dann kam *sie* ins Stolpern! Außerdem gab es in ihrem Ungeschick so etwas wie eine passive projektive Identifizierung, mit der sie schweigend – und offenbar in totaler Unschuld – für Ärger sorgte, weil sie stolperte, gegen Dinge stieß und mir auf die Füße trat. Doch dieses körperliche Ungeschick verschwand wie gesagt schon bald. Viel hartnäckiger hielten sich das Chaos in ihrem Kopf und ihre Lernschwierigkeiten. Manchmal, wenn sie mir etwas zu erzählen suchte, war die Abfolge der Ereignisse so wirr, dass es schien, als leide sie an Denkstörungen. Wir brauchten Jahre, um zu begreifen, welche zahlreichen Faktoren in ihrer Persönlichkeit für ihr verqueres Denken, Sprechen und Gehen verantwortlich waren.

Hörte man Jean zu, wenn sie erzählte, so war das wie gesagt extrem verwirrend, und es dauerte lange, bis uns klar wurde, was eigentlich den Zuhörer so verwirrte. In den ersten Jahren erzählte sie recht wenig, lieber malte sie in endloser Wiederholung Bilder von trostlosen, schmalbrüstigen Häusern, die oftmals leere Fenster und verriegelte Türen hatten. In der Regel waren sie unbewohnt, jedenfalls passierte in ihnen nicht viel. Manchmal malte sie Bahnhöfe, aber niemals kam jemand an oder reiste ab, und oft regnete es. Selbst als alles ein wenig in Bewegung kam, blieb es noch mir überlassen, zu fragen, zu schieben, zu ziehen, und das bestärkte Jean leider, wie wir nach und nach erkannten, in ihrer Überzeugung, andere Menschen seien über Gebühr auf ihre Mitwirkung angewiesen. Erwachsene fand sie freundlich, aber labil und töricht und niemals so attraktiv oder interessant oder (wie bei Danny) so verlässlich, dass sie ihr Mut machen konnten, den Schritt ins Leben hinein zu wagen.

Vom dritten Therapiejahr an beanspruchte Jean im Behandlungszimmer mehr Raum und fühlte sich etwas wohler. Ihre übertriebene Höflichkeit nahm ab. Häuser malte sie weiter, aber die Eingangstüren waren breiter, und um die Gebäude herum entstanden Gärten. Ich hatte mir häufig Gedanken über die Technik gemacht: Wie war es möglich, zu einem Bild nicht allzu schnell Fragen zu stellen, die bei Jean offenkundig klaustrophobische Panikattacken hervorriefen, und sie gleichzeitig nicht zu lange sich selbst zu überlassen, denn wenn ich das tat, versank sie in Depression, Düsternis und echter Trostlosigkeit. Auf den früheren Bildern fiel kläglicher Nieselregen. Die Dächer sahen regelmäßig so aus, als müssten sie einstürzen; aber wenn ich versuchte, eine Verbindung zu Ängsten vor einer Ferienpause oder einem drohenden äußeren Ereignis herzustellen, stimmte sie nur höflich zu; nie hatte ich das Gefühl, dass diese oder andere erklärende Deutungen sie wirklich erreichten. Ich kam zu dem Schluss, solange sie nicht lernte, einen einzelnen Gedanken für sich in Tiefendimension zu denken, würden meine Versuche, zwischen *zwei* Gedanken einen Zusammenhang herzustellen, weitgehend Zeitverschwendung bleiben. Über die Tatsache, dass hinter ihren bewussten Gedanken ihre unbewussten lagen, würde sie erst nachdenken können, wenn sie lernte, ihre bewussten Gedanken vollständiger und mit mehr Tiefe zu denken – also gleichsam ihr Parabewusstes auszuloten, es festzuhalten und als eigenes anzuerkennen.

Nach weiteren drei Jahren sah man in den Häusern mehr Licht und Raum und eine Ahnung davon, dass Bewegung und Leben denkbar waren. Gleichwohl hatte sie, wie mir auffiel, wann immer ich anfing zu sprechen, noch leicht das Gefühl, man dränge sich ihr auf und mache sich massenhaft in ihr breit, so leicht, dass sie sofort steckenblieb und nicht weiterkam. Dann kapselte sie sich einfach ab und tat nur so, als höre sie zu, so dass kein Dialog möglich war. Aber eines Tages malte sie erstaunliche Schuhe, die dem Fußboden unter ihnen elektrischen Strom entnahmen. Im Boden saß ein Elektromagnet: Die Füße brauchten den Boden nicht zu berühren, weil die Schuhe den Strom ohne Berührung abnehmen konnten. Ich sagte, sie fände vielleicht, das könnte eine hübsche Art sein, sich zu unterhalten: So würde mein Reden nicht mehr diese schreckliche Reibung erzeugen und sie abbremsen; so würde ich ihr nur einen »Anschub« geben und sie dann selbst weitermachen lassen. Es schien, als verstünde sie das tatsächlich. Und nach meinem Gefühl hatte Jean ein Stück weit Recht: Sie brauchte ein solches Objekt, das ihr anders als ihre ungeduldigen und blockierenden inneren Objekte keine Steine in den Weg legen würde, einen Weg, den sie mal äußerst zögerlich, mal unglaublich schnell, ja pfeilschnell hinter sich brachte. Sie war ja selbst wahnsinnig ungeduldig und in mancher Hinsicht recht aufdringlich.

Allmählich begriffen wir, dass das verwirrende, fast an Denkstörungen gemahnende Reden nicht zuletzt ihrer eigenen Ungeduld geschuldet war. Aber zugleich war es, wie ich betonen muss, auch der in ihren Augen schrecklichen

Ungeduld ihres inneren Zuhörerobjekts geschuldet. So fing sie etwa an, eine Geschichte zu erzählen, in der es um vier Dinge ging; sie begann mit dem ersten, aber dann sprang ihr Kopf vorwärts zum dritten oder vierten, weil sie fürchtete, es würde nicht warten, sondern wieder verschwinden, wenn sie nicht schnellstens bei ihm wäre. Deshalb verlangte es nach ihrer Aufmerksamkeit. Zu anderen Zeiten sprang sie zum dritten oder vierten Punkt, weil sie meinte, das sei der Gedanke, den *ich* gerade dachte und den zu denken ich von ihr erwartete und wünschte. Überflüssig zu sagen, dass dieser voreilige Sprung nach vorn sie daran hinderte, den ersten und zweiten Gedanken nacheinander, auf dem Weg zum dritten und vierten, zu denken. Das Ergebnis waren chaotische Gespräche.

Etwa ein Jahr später fiel mir auf, dass sie mich häufig Sätze an ihrer Stelle zu Ende bringen ließ. So sagte sie: »Sonne am …«, und weil sie eine Pause machte, setzte ich unwillkürlich hinzu: »Himmel«. Nach und nach fragte ich mich, ob das mit dem ungeduldig zuhörenden und unterbrechenden Objekt zu tun hatte, unter dem sie zwar litt, aber das zu sein sie mich anscheinend ermunterte, ja sogar zwang. Wie bald klar wurde, konnte sie sich auf diese Weise die Empfindung der eigenen Ungeduld, des eigenen Wunsches, ans Ende des Satzes zu gelangen, um verstanden zu werden, einfach ersparen. Außerdem erwähnte sie sehr beiläufig und selbstgefällig, Französisch sei in der Schule für sie »das Hinterletzte« – der Lehrer müsse sie ständig korrigieren. Am Beginn der Sitzung hatte sie erzählt, wie Leute mit dem Auto im Stau festsitzen, und ich versuchte, ihr zu verdeutlichen, dass es immer an mir und offenkundig auch an ihren Lehrern hängen blieb, den Verkehr zum Fließen zu bringen. Wenn sie dann plötzlich doch vorwärts käme, seien meine Worte so etwas wie die anderen Autos, an denen sie vorbeirast: Eigentlich höre sie gar nicht auf sie. *Diesen* allerdings hörte sie aufmerksam zu. Da sie ein liebes Mädchen war, hatte ich leicht übersehen können, mit wie viel Kraft sie die eigene Vitalität und Aktivität in andere hineinprojizierte.

Ein paar Monate später ergab sich mehr Material zu der Frage, an welche Art von Zuhörer sie sich eigentlich zu wenden meinte. Sie erwähnte, dass Menschen, denen es an einer lauten Stimme fehlt, bei niedrigen Zimmerdecken leichter gehört werden, weil die Stimme von der Decke zurückprallt. Bei höheren Zimmern kann es sein, dass sie überhaupt nicht gehört werden. Ich glaube, die reale Jean sprach tatsächlich sehr leise und brauchte einen äußerst umsichtigen, aufmerksamen, aber zugleich entschlossenen Zuhörer, der sie bremsen und dennoch zulassen konnte, dass sie behutsam – einen Gedanken um den anderen – vorankommt. Sie litt unter der Vorstellung, ihr Zuhörer würde nicht abwarten, bis sie einen Gedanken zu Ende gebracht hätte: Immer stürzte er ihr entgegen und blockte sie gleichsam ab, oder er war ihr zu weit entfernt.

Schließlich, als auf ihren Bildern schöne Seen auftauchten und ihre Innenwelt sich zu weiten schien, konnte sie langsamer und ruhiger werden. Ihr fiel ein, dass sie bei Familienspaziergängen immer schnell und mit gesenktem Kopf gegangen war, nur um bald damit fertig zu sein, ohne dass sie einen Blick auf die Pflanzen und Bäume zu beiden Seiten des Weges geworfen hätte. Sie erkannte, welche Auswirkungen ihr Tunnelblick auf ihr Denken und Fühlen sowie ihr Lernvermögen gehabt hatte. Ihre Gespräche wurden bedächtiger und stetiger, aber paradoxerweise auch schneller und flüssiger. Sie war nicht mehr depressiv, außerdem weniger streng und flexibler. Eines Tages sprach sie endlich von ihrem plattfüßigen Gang: Ihr sei aufgefallen, dass sie Angst habe, die Ferse anzuheben und sich abzustoßen; beim Laufen könne sie es, aber nicht beim Gehen. Sie schien sagen zu wollen, sie habe das Bedürfnis, sich an die Erde zu klammern, so wie sie sich im Kopf immer an die Gedanken anderer Menschen geklammert habe, statt zuerst die eigenen zu verfolgen und zu Ende zu bringen. Jetzt aber sehnte sie sich nach einer stärker koordinierten und geregelten Vorwärtsbewegung. Sie gewann denn auch Spaß an Tanzen und Sport und verbesserte ihre schulischen Leistungen ganz erheblich.

Technische Konsequenzen

In Kapitel 1 erwähnte ich, dass klinische Prioritäten – zumal bei Borderline- oder Psychose-Patienten – uns manchmal nötigen, von verfrühten erklärenden Deutungen, die den Patienten vielleicht gar nicht dort erreichen, wo er sich befindet, Abstand zu nehmen. Donald konnte fast immer mit solchen Deutungen arbeiten; bei Danny und Jean dagegen, die weder Borderline- noch Psychose-Patienten waren und *wirkten*, als könnten sie erklärende Deutungen verstehen, musste ich lernen, erheblich mehr als bei anderen Kindern darauf zu achten, wie sie meine Kommentare hörten – oder nicht hörten. Interessant ist außerdem, dass es ihnen – nachdem wir ihr Verhältnis zu einem zuhörenden/sprechenden Gesprächspartner eingehend bearbeitet und unsere Gesprächs-Interaktionen sich entspannt hatten – gelang, über ihre Probleme mit dem Gehen zu sprechen. (Heute würde ich mich um die Zusammenarbeit mit einem Beschäftigungs- oder Bewegungstherapeuten bemühen, damit man sozusagen von beiden Enden her arbeiten kann.) In Michelangelo Antonionis Film *Jenseits der Wolken* (1995) wird von einer Gruppe mexikanischer Träger erzählt, die sich nicht den Berg hinaufhetzen lassen wollen, weil sie fürchten, dabei würde ihre Seele zurückbleiben. Zuerst müssen die para- und vorbewussten Gedanken – das heißt die Gedanken, die neben und dicht bei anderen Gedanken liegen – erkundet werden und erst dann diejenigen, die unter ihnen, im Unbewussten liegen. Manchmal geht es dabei um die simple Tatsache, dass man dem Patienten Zeit lässt, bis er das Adjektiv herausgefunden hat, das für sein Gefühl zum Nomen gehört. Dannys schöne Eisglätte und das reibungslose Gleiten auf Jeans elektrischen Schuhen haben uns mehr über beider Schwierigkeiten und Hoffnungen gelehrt, als es in diesem Stadium die komplizierte Erklärung der unbewussten symbolischen Bedeutung von Eis und Schuhen vermocht hätte. Beide Patienten mussten herausfinden, wie man sich aufmacht, und das war ein Anfang. Hatten sie erst einmal damit begonnen und kam es in unseren Gesprächen zu einem Abwechseln, das jedem Gedanken genug Raum ließ, dann fiel es erheblich leichter, erstmal das eine mit dem anderen Gefühl, den einen mit dem anderen Gedanken, die eine mit der anderen Erfahrung zu verknüpfen. Aber diese Entwicklung musste warten, bis jedes Einzelne seinen ureigenen Platz in Raum und Zeit erhalten hatte. Bei Allan Schore ([2003] 2007, S. 274) heißt es: »Wenn sich Konflikt oder Wettbewerb zwischen den beiden hemisphärischen Prozessoren abspielen sollte, müsste die später aktiv werdende verbale linke Hemisphäre Zugang zu den emotionalen Beurteilungen und den Resultaten des nonverbalen frühen rechten Prozessors haben, den sie ihrerseits hemmen kann.« Gibt es in der emotionsverarbeitenden rechten Gehirnhälfte ein Defizit, so muss es beseitigt werden, bevor die Konfliktanlässe (und, so könnten wir hinzufügen, die Komplexität des zweispurigen Denkens) angegangen werden können. Je mehr diese Kinder es ertragen konnten, zuzuhören und bereitwillig und mit Genuss abzuwechseln, desto besser gelang es ihnen, den im eigenen Kopf auf Abruf bereitstehenden Gedanken mit mehr Aufmerksamkeit und Respekt zu begegnen und mit dem Nacheinander fertig zu werden.

Erörterung und Schlussbemerkung: Die Entwicklung von Gehen und Sprache

Die neueren Theorien gehen wie gesagt davon aus, dass die Bewegung der Gedanken ebenso wesentlich ist wie ihr Inhalt: Die Qualitäten der inneren Objekte sind wichtig, aber desgleichen ihr Ort und ihre Stellung. Manchmal müssen unsere inneren Objekte sozusagen im Hintergrund – oder auch hinter dem Vordergrund – unseres Denkens abwarten, bis sie an der Reihe sind. Interessant ist der Bericht von Stephen Knoblauch (2000), in dem er beschreibt, wie er dem Patienten – und sich selbst, während er mit dem Patienten spricht – zuhört und dabei auf Lautstärke, Ton, Rhythmus und Tempo bei der Konturierung dessen achtet, was Patient und Therapeut mitteilen. Ihm zufolge begannen manche grundlegenden Veränderungen beim Patienten mit Veränderungen im Muster seiner Reaktionen, lange bevor das verbalisiert werden konnte.

Eines sei einschränkend bemerkt: Ohne Frage sind bei den drei Patienten, die ich in diesem Kapitel vorgestellt habe, die Parallelen zwischen Gehen und Denken nicht immer sichtbar. Viele Genies sind schlechte Sportler, und viele Sportler haben relativ wenig Interesse am abstrakten Denken. Aber bei den drei Kindern gab es die Parallelen immerhin, und ich hatte den Eindruck, als seien wichtige Bereiche ihrer Entwicklung auf ganz ähnliche Weise schiefgelaufen.

Vielleicht empfiehlt sich hier ein Wort zur Entwicklung des Gehens. Unbestritten ist, dass alle – oder fast alle – normalen nicht-behinderten Kinder laufen lernen, und dennoch haben Thelen und Smith in einem faszinierenden Buch (1994) die These vertreten, verantwortlich dafür sei keineswegs bloß ein angeborener neurologischer Entwicklungsprozess. Und ebenso wenig nur Umwelteinflüsse. Das von den Autoren vorgestellte komplexe Kausalitätsnetz ist ein dynamisches Systemmodell, das nicht nur analysiert, welche Komponenten die Vorläufer der Gehfähigkeit (Schreitbewegung, paralleles Strampeln, einzelnes Strampeln, abwechselndes Strampeln, Schaukeln im Vierfüßlerstand, unterstütztes Stehen, Seitlichgehen mit Festhalten, unterstütztes Gehen) aufweisen, sondern auch, wie jede von ihnen jederzeit mit dem psychischen Zustand des Kleinkindes, seinem Körper, seiner Haltung und Position sowie mit der Umwelt interagiert. So schreiben Thelen und Smith (1994, S. 16f.):

> Wichtig ist hier, dass es während des ersten Lebensjahres die Beinbewegungen *an sich* noch nicht gibt. Die Muster der Beinkoordinierung sind ganz und gar situati-

> onsgebunden und hängen davon ab, ob der Säugling ruhig oder erregt ist; ob er sich in aufrechter Haltung oder in Rücken- oder Bauchlage befindet; ob er die Beine bewusst zur Erkundung oder Fortbewegung nutzt; ob man ihn in der Senkrechten auf dem Laufband eines motorisierten Tretwerks oder im warmen Wasser hält [zwei Versuchsanordnungen; A. A.] oder ob er selbstständig steht.

Vielleicht könnten wir dieser Liste weitere Fragen hinzufügen, etwa: »Erregt über was oder wen? Angezogen von was oder wem zwecks Erkundung?« Und was ist mit dem Machtgefühl, das sich einstellt, wenn man die Füße fest auf den Boden oder in der Frühzeit gegen eine Elternhand stemmt, was ist mit der Lust und dem Gefühl der Urheberschaft, die ein solches Stemmen verschaffen kann, und mit dem Gewahrwerden spielerischer Aggressivität im Gegendruck der Betreuungsperson? Was ist mit der Zärtlichkeit, die geweckt wird, wenn die Eltern auf die Begrüßung des Babys reagieren, indem sie seine einladenden Füßchen festhalten? Woher nahm Savion Glover sein Gefühl, er müsse Fußboden spielen und ihn nach Tönen abtasten? Wir dürfen nicht vergessen, dass Babys nicht bloß mit Mund und Augen lächeln; sie begrüßen uns auch mit Händen und Füßen. Und die Beziehung zwischen unseren Füßen und der Welt beginnt schon, lange bevor wir den Boden ausprobieren. Unser Sinn für Rhythmus und Takt wartet nicht bis zum Eins-zwei, Eins-zwei des Gehens; er beginnt mit den Ruhepausen beim Saugen, den Ruhepausen beim Sehen oder, wie Bruner schreibt (1968), mit dem Hin und Her zwischen beidem. Warum springen Kinder so gern in die Höhe und vorwärts und herunter? Geht vom Raum oben und vorn eine Lockung oder ein Verbot aus?

Von ebenso dynamischer Komplexität ist die Entwicklung jener Fähigkeit, die dem späteren Vermögen, sich der Sprache in Unterhaltungen zu bedienen, zugrunde liegt: also der Fähigkeit zur Protokommunikation mit Hilfe von Blick und Lautäußerung (Trevarthen und Hubley, 1978). Beatrice Beebe, die diese »Stimmdialoge« zwischen Säuglingen und ihren Betreuungspersonen studiert hat, konnte zeigen, dass jeder Gesprächspartner von Richtung und Fluss sowohl der eigenen als auch der psychischen Zustände des anderen beeinflusst wird. Außerdem beeinflusst er seinerseits den anderen (Beebe und Lachmann, [2002] 2004, S. 120f., 126). Bei Sue Gerhardt ([2004] 2006, S. 43) findet sich folgendes Zitat von Beebe (aus einem mündlichen Beitrag von 2002): »Du veränderst meine Entwicklung und ich verändere deine. Die Frage ist, was von diesen Dialogen wird internalisiert, und was erwartet schließlich das Selbst des Kindes von seinem Kommunikationspartner?«

Wir dürfen nicht vergessen, dass die rechte Gehirnhälfte, das physische Substrat des emotionalen Gehirns (und der nonverbalen Kommunikation via Blick und Berührung), in den ersten anderthalb Lebensjahren nach der Geburt einen »Wachstumsschub« durchmacht, der dann endet. An diesem Endpunkt beginnt die linke Gehirnhälfte mit ihrem Wachstum (Schore, [2003] 2007, S. 247), das zu den Anfängen der Sprache führt. Wie Daniel Siegel festhält ([1999] 2010, S. 202), finden in der rechten Gehirnhälfte »die schnellen, parallelen (simultan aktiven), holistischen Prozesse« statt; außerdem trägt sie etwas zur Sprache, nämlich »zum Verständnis von Metaphern, Paradoxien und humorvollen Äußerungen« bei. In der linken Hemisphäre hingegen »sind langsamer agierende, lineare, sequenziell aktive, temporäre (zeitabhängige) Prozesse angesiedelt. Verbale Bedeutungen von Wörtern [...] sind ein primärer Modus der Verarbeitung auf der linken Seite.« Mit Hilfe dieser Prozesse registrieren wir die Ereignisfolge in einer Geschichte und nicht eigentlich deren emotionale Kraft. Aber es gilt auch, was Gerhardt sagt ([2004] 2006, S. 63): »Jede neue Kommunikationsform wird den vorherigen Formen hinzugefügt, keine geht verloren.« Bei Schwierigkeiten mit dem Nacheinander können wir uns also fragen, ob sie in erster Linie einem kognitiven Problem in der linken Gehirnhälfte geschuldet sind oder auf emotionale Verhältnisse in der rechten Hemisphäre zurückgehen. Die Antwort weiß ich nicht, aber ich nehme an, dass es noch vor dem Eins-zwei-Takt des Gehens viele Frühformen dieses Taktes gibt, wie etwa saugen/schlucken, hingucken/weggucken, schauen/blinzeln, sprechen/schweigen, sprechen/zuhören und dergleichen mehr. In ihrem Buch *Communicative Musicality* (2009, S. 8) stellen Malloch und Trevarthen die Frage, wie unsere »flinken, ätherischen Gedanken« es fertigbringen, »unseren schweren Körper mit seiner komplizierten Motilität« zu bewegen, und wie wir »im jeweils anderen Geistiges erkennen«, obwohl wir nur Laute, Berührung oder Bewegung wahrnehmen. Ihre Antwort: »Menschen bewegen sich unter der koordinierten und integrierten Kontrolle eines inneren Bewegungsantriebs (Intrinsic Motive Pulse, IMP), der Zeit misst und Energie reguliert.« Und (S. 9): »Wir leben, denken, fantasieren und erinnern in Bewegung.«

Kapitel 4

Verbindungen schaffen und Zeit schaffen

Wege zur Entkomprimierung von Gedanken und zur Herstellung der Verbindung zwischen ihnen

Einführung

Im letzten Kapitel habe ich geschildert, wie Jeans Gedanken sich weigern, in ihrem Kopf zu warten, bis sie an der Reihe sind, wie sie sich massenweise vordrängen und sie selbst und den ihr Zuhörenden in Verwirrung stürzen. Im Folgenden möchte ich etwas Ähnliches, aber Extremeres untersuchen: Gedanken, die sich gleichsam zusammendrücken, ganz so wie die Wörter in der Beschreibung, die einer von Bions schizophrenen Patienten gibt: »zwei Wörter sind aufeinander geklettert …« (1955, S. 237). Auch die in diesem Kapitel geschilderten Patienten konnten Mehrfachgedanken denken, aber sie waren extrem komprimiert. Außerdem möchte ich mir anschauen, unter welchen Voraussetzungen ihre Gedanken weniger massiert und in loserer Verbindung auftreten konnten und wie das als mögliches Vorspiel zu echtem sequenziellem Denken fungierte.

In einer Folge der *Muppet Show* vergisst Kermit der Frosch eine Verabredung mit Miss Piggy. Als sie verlangt, er müsse sein Versprechen halten, verwahrt er sich dagegen mit dem Hinweis, er habe an dem betreffenden Abend keine *Zeit*, um auszugehen. Darauf Miss Piggy mit drohender Donnerstimme: »Kermit! Dann SCHAFF die Zeit!« Im Folgenden geht es darum, wie man lernt, Zeit zu schaffen.

Als erstes nehme ich mir ein paar Widersprüche in Bions Theorie des Denkens vor, insbesondere soweit es das Problem der Verbindungen zwischen Gedanken betrifft, das er in seinem großartigen Artikel »Angriffe auf Verbindungen« ([1959] 2013) behandelt. Interessanterweise vertritt Bion, wo es um das Misslingen von Verbindungen geht, zwei einander widersprechende Positionen. Bei der einen geht es um die Auswirkung zerstörerischer Angriffe auf das Ich und das Denken des Patienten; bei der anderen eher um ein Defizit in punkto Verbinden (oder, wie er es später vielleicht genannt hätte, um die »nicht realisierte Präkonzeption einer Verbindung«). Im ersten Fall nimmt Bion an, dass sich in der Persönlichkeit zunächst eine Fähigkeit herausbildet, Verbindungen zu konzipieren – beziehungsweise zu schaffen –, die dann später zerstört wird. Im zweiten beschreibt er die Unfähigkeit, das Unvermögen des Patienten, zu denken oder Gedanken zu speichern. An solchen Stellen scheint es, als spreche Bion von einem Defizit des Selbst, des Objekts oder beider. Kann diese Unterscheidung uns weiterhelfen, wenn wir auf Probleme der unter Denkstörung und Denkdefizit leidenden Patienten mit Deutungen reagieren? Klar ist, dass beide Positionen sich nicht gegenseitig ausschließen: Sie können gleichzeitig nebeneinander bestehen.

Wo es um ein wirkliches Problem oder Defizit beim Schaffen von Verbindungen geht und nicht um den Angriff auf eine zuvor hergestellte Verbindung, muss der Therapeut vielleicht auf zeitliche und dynamische Merkmale der Verbindung achten, mit deren Hilfe sich Nacheinander, Reihung und Zweiheit ertragen und genießen lassen. Im Folgenden erörtere ich das klinische Material eines autistischen und eines psychotischen Patienten mit Denkproblemen und zeige mit Blick auf die Technik ein paar Parallelen zwischen Spiel und Syntax.

Die zeitliche Gestaltung der Realität: modulierende Anwesenheit

Neben dem Holzspulenspiel von Freuds Enkel (Freud, 1920g) diente auch das Guck-Guck-Spiel (Bruner und Sherwood, 1976) als Modell für die psychoanalytische Theorie vom abwesenden Objekt und von den Versuchen des Kindes, mit der Realität fertig zu werden, die meistens Versagung, Verlust und Trennung mit sich bringt. Ich möchte zusätzlich über eine ebenso elementare Realität nachdenken, nämlich die des anwesenden Objekts, sofern es in seinen dynamischen Gestalten im Zeitverlauf, in seinen zeitlichen Formen wahrgenommen wird (Robarts, 2009; Stern, [1985]1992). Zum Beispiel gibt es neben rhythmischem Kommen und Gehen auch rhythmisches Schaukeln, Ebbe und Flut. Das Saugen an der anwesenden Brust geschieht im Wechsel von Anstrengung und Pausieren, in einem Grundrhythmus des Lebens, der nach und nach reguliert wird und so mühelos werden kann wie das Atmen. Wie Bruner und Sherwood gezeigt haben (1976), hat das Guck-Guck-Spiel einen Vorläufer: das Nähe/Ferne-Spiel, bei dem die Mutter mit der Entfernung zwischen dem eigenen und dem Gesicht ihres Säuglings spielt. Die Anwesenheit des Objekts zu modulieren und zu regulieren, ist für den Säugling eine Aufgabe, die sich wahrscheinlich früher stellt als die andere, für die Konstanz des Objekts während seiner Abwesenheit zu sorgen. Pamela Bartram erwähnt (1999, S. 140), wie verrückt sie es fand zu warten, bis ihr zweijähriger autistischer Patient sich von seiner Mutter verabschiedet, während es ihm gleichzeitig so unübersehbar schwerfällt, das plötzliche Auftreten seiner Therapeutin zu verarbeiten. Abschiednehmen setzt voraus, dass man zuvor, wenigstens ansatzweise, ein konstantes Objekt internalisiert hat; aber viele autistische Kinder haben große Probleme damit, Erlebtes überhaupt erst einmal in sich aufzunehmen. Schon Introjizieren ist schwer für sie, und zunächst bedarf es der Introjektion von Erfahrung, um dann dauerhaft internalisieren und Repräsentanzen bilden zu können. Was Daniel Stern Vitalitätsaffekte ([1985] 1992) und Vitalitätsformen ([2010] 2011) – die gemeinsamen Abstimmungen und Konturierungen, die dem Erleben seine Gestalt geben – nennt, spielt vermutlich eine zentrale Rolle für diesen Prozess der Introjektion. Dasselbe gilt für Thomas Bowers Untersuchungen (1974) zur Blickverfolgung und zur Fähigkeit von Babys, die Richtung von sich bewegenden Objekten zu antizipieren und zu interpolieren – was vielleicht etwas mit der Art zu tun hat, wie wir lernen, einem Gedanken zu folgen.

Im Nähe/Ferne-Spiel und in der von Musikern so genannten Anakrusis – dem spannungsgeladenen Auftakt vor dem ersten Taktschlag – sehe ich Paradigmen, die dem Holzspulenspiel und dem Guck-Guck-Spiel an die Seite gestellt werden können. Oder vielmehr: ich sah mich genötigt, auf diese mikroskopischen oder mikroanalytischen Ebenen zu achten, weil ich Mühe hatte herauszufinden, wie ich dem extrem fragmentierten und hektischen Verhalten des vierjährigen, schwer autistischen Samuel, über den ich später noch schreibe, Bedeutung verleihen könnte. Am Ende versuchte Samuel, Zweiheit zu konzipieren, aber es machte ihn fast wahnsinnig. Wir beide, er und ich, mussten lernen, dass es *Zeit braucht*, zwei Gedanken zu denken, und gerade Zeit schien Samuel überhaupt nicht zu haben.

Bion über die Beziehungen zwischen Gedanken

Dass wir heute eine psychoanalytische Theorie des Geistes haben, die unseren subjektiven Eindrücken entspricht, verdanken wir Bion: Neben der gesamten Innenwelt voller lebendiger Objekte, Erinnerungen, Tatsachen und Bilder gibt es Gedanken, in denen Bedeutung aufleuchtet, die mit eigener Energie arbeiten und permanent miteinander interagieren. In seinem Beitrag »Language and the schizophrenic« (1955) erklärt Bion sich einverstanden mit Freuds These, der psychotische Patient stehe der Realität feindlich gegenüber und greife auch seine Sinnesorgane und sein Bewusstsein an. Der Psychotiker, so Bion weiter, attackiere seine Fähigkeit, verbal zu denken, und das verbinde sich mit einer besonders grausamen und sadistischen Art der Spaltung. Aber neben dem Sadismus nennt er die Gier (1955, S. 223):

> Ich möchte auch zeigen, dass der Spaltungsmechanismus in Gang gesetzt wird, um der Gier des Patienten Genüge zu tun, und deshalb ist er nicht nur eine bedauerliche Katastrophe, zu der es kommt, wenn das Ich des Patienten aufgespalten wird, weil dieser entschlossen ist, seine Objekte aufzuspalten; er ist das Ergebnis eines Entschlusses, der sich verbal als die Absicht äußern lässt, möglichst viele Personen zu sein, um sich an möglichst vielen Orten aufhalten und möglichst viel für möglichst lange Zeit – ja unabhängig von Zeit – bekommen zu können.

(Auch in späteren Texten schreibt Bion abwechselnd von Denkstörungen, die er auf sadistische Angriffe zurückführt, und anderen, für die er eher ein Ich-Defizit und weniger eine Weigerung zu denken verantwortlich macht, manchmal sogar eine Unfähigkeit zu denken.) Als drastisches Beispiel für aktive Spaltung dient ihm ein Patient, der Sprache als Handlungsmodus zur Spaltung seines Objekts benutzt (Bion, [1954] 2013, S. 32): »Der Patient betritt das Zimmer, schüttelt mir freundlich die Hand, blickt mir durchdringend in die Augen und sagt: ›Ich glaube, die Sitzungen dauern nicht lange, aber sie verhindern es, dass ich jemals rausgehen kann.‹« Dieses Material behandelt Bion als Ergebnis aktiver Spaltung ([1954] 2013, S. 31f.). Der Patient, so weiß er, beschwert sich darüber, dass er zu wenig Sitzungen hat, diese aber seine Freizeit einschränken. Für Bion ist das eine gewollte Spaltung des Analytikers, damit er ihm zwei Deutungen auf einmal gibt. Als Beweis führt er an, was der Patient dann sagt: »Woher weiß der Aufzug, was er tun soll, wenn ich zwei Knöpfe auf einmal drücke?« (Bion, [1954] 2013, S. 32).

Gestützt auf den späteren Bion (*Lernen durch Erfahrung*, [1962b] 1990), der – wie Grotstein nachweist (1981b) – tatsächlich zu einer Vorstellung vom Defizit auf Seiten des bewahrenden Objekts gelangt, können wir uns einen anderen Blick auf das Material zutrauen: Vielleicht haben wir hier einen Patienten vor uns, der nicht genug Ich oder keinen hinreichend flexiblen psychischen Container hat, mit dessen Hilfe er die beiden Gedanken voneinander zu trennen vermöchte. Die Spaltung muss nicht zwangsläufig als Ergebnis eines gewollten Angriffs verstanden werden. Denkbar ist, dass sie die unaufschiebbare Äußerung zweier verzweifelt andrängender, gleichzeitig eintreffender Gedanken war; dass der Patient den Eindruck hatte, er benötige beide, um sofort verstanden zu werden, und zwar von einem Container, der beide gleichzeitig aufnehmen und sie *an seiner Stelle* nach und nach voneinander scheiden kann – und eben das hat Bion dann auch getan.

Wenig später greift er das Thema Defizit auf: Er berichtet von den Schwierigkeiten eines Patienten, zu träumen und zu fantasieren. In seiner Deutung erklärt er ihm, er habe keine Möglichkeit, ohne Träume über sein Problem nachzudenken ([1954] 2013, S. 32f.). Und als ein anderer Patient geltend macht, er erinnere sich nicht genau an das, was Bion gerade gesagt habe, erwidert dieser: »Da Sie spüren, dass Ihnen die Worte fehlen, spüren Sie auch, dass Ihnen die Mittel fehlen, um im Kopf Ideen zu speichern. Dieses Gefühl ist so stark, dass Sie meinen, Sie hätten vergessen …« (1955, S. 236). Nach der Deutung des Defizits – die, wie man sieht, dem Patienten sein geistiges Instrumentarium zurückgibt – ist dieser in der Lage, sich zu erinnern.

Hier geht es Bion um eine generelle Schwierigkeit, zu denken oder zu träumen, also überhaupt irgendeinen Gedanken zu denken. In »Angriffe auf Verbindungen« ([1959] 2013) geht er indes weiter und untersucht Fälle, in denen es nicht gelingt, *Verbindungen* zwischen Gedanken zu schaffen oder zuzulassen. Verantwortlich für dieses Misslingen macht er einen zerstörerischen Angriff auf die Verbindung des schöpferischen Paares, aber in den Deutungen, die er dem Patienten gibt, taucht immer wieder die Vorstellung von einer defizienten Fähigkeit auf. Aus der Kleinkindbeobachtung und den Forschungsarbeiten zur infantilen Entwicklung haben wir die Erkenntnis gewonnen, dass der Patient es sich manchmal wirklich leisten kann, nur einen Gedanken auf einmal zu denken. Aber obgleich Bion nach meiner Ansicht zuviel Gewicht auf die angegriffenen Verbindungen legt, darf man nicht vergessen, dass sein Blick auf die *emotionale* Bedeutung von Verbindungsstörungen, für die das

Denken durchziehende Emotionalität, absolut revolutionär war und in den Beschreibungen, die ein Kognitionswissenschaftler vom Denken vorlegt, natürlich komplett fehlt. Von Parthenope Bion stammt der Hinweis (persönliche Mitteilung, 1996), in *Cogitations* (Bion, 1992, S. 216) schreibe ihr Vater, es könne sein, dass der Angriff eines Patienten auf das Denken des Analytikers manchmal nicht durch Sadismus motiviert, sondern der Projektion des eigenen Mangels an Alpha-Funktion geschuldet ist. Gemeint wäre dann ein verzweifeltes Bedürfnis – also Defizit – und nicht Destruktivität.

In seinem Aufsatz »Eine Theorie des Denkens« ([1962a] 2013, S. 131) führt Bion den Begriff der »Alpha-Funktion« ein: die Vorstellung, dass Denken ins Leben gerufen werden muss, um mit Gedanken fertig zu werden. »Denken« ist ein vom Verb abgeleitetes Nomen, es bedeutet, dass etwas mit etwas getan wird, und bezeichnet einen Prozess, der für seinen Ablauf etwas anderes braucht – nämlich Zeit. Auf den damaligen Beitrag folgte *Lernen durch Erfahrung* (Bion, [1962b] 1990) mit seiner Theorie von der Bedeutung des aufbewahrenden, als Container fungierenden Objekts. Hier gibt es auch den Hinweis, dass das Objekt bisweilen nur unzureichendes Containment leistet; und so entsteht schließlich Raum für eine Theorie des Defizits.

Ronald Britton schlägt für das Denken den Begriff »dritte Position« vor ([1989] 1998, S. 99) und vertritt die These, wenn das Wissen vom elterlichen Geschlechtsverkehr sich allzu »gewaltsam aufdrängt«, könne dies die Verbindung zwischen Mutter und Kind gänzlich zunichte machen (S. 101). Er hebt hervor, wie wichtig der »trianguläre Raum« der Ödipuskonstellation für das Denken ist (S. 98f.). In den unten referierten Fallgeschichten geht es um Defizite, die nicht unbedingt das Raumgefühl, sondern den inneren Sinn für die reihende Zeit, das Nacheinander, also den zeitlichen Container betreffen. Den in diesem Kapitel geschilderten Patienten fehlte aus diversen Gründen das Gefühl, sie hätten Zeit zum Denken. Mein Patient Samuel litt an akuter Ungeduld, an Hass und Gier im Innern seines Selbst, aber begleitet war das von dem unvorstellbar vergänglichen und flüchtigen Empfinden, dass ein inneres Objekt ihm nie Zeit ließ, etwas über es selbst sowie über die Verbindungen in seinem Innern und diejenigen zwischen ihm und anderen Objekten herauszufinden.

Daniel und das Bindeglied

Der neunzehnjährige Daniel war wegen Panikattacken und eines kompletten Schreibversagens in der Schule an einen Psychotherapeuten überwiesen worden. Ihm erzählte er später, er habe jedes Mal, wenn er ans Ende eines Satzes gelange, das Empfinden, als sei dieser tot und er könne nicht weitermachen. Er war sehr zurückgezogen, aber bislang hatte er die Schule bewältigt. Es gab Grund zu der Annahme, dass er halluzinierte, und er war sehr zwanghaft. Zu der Zeit, als die unten vorgestellte Sitzung stattfand, war er seit ein paar Monaten einmal pro Woche in Behandlung und halluzinierte nicht mehr. Er konnte nun wieder schreiben, wenn auch mit großen Schwierigkeiten.

Es war die erste Sitzung nach den Weihnachtsferien, und ich zitiere aus den Aufzeichnungen des Therapeuten:

> Er kommt fünf Minuten zu spät und liefert eine fast zusammenhanglose Erklärung dafür. Dann spricht er sehr schnell weiter und erzählt, es gelinge ihm nicht zu lernen. Was er sagt, macht einen ganz benommen, dreht sich im Kreis und enthält viele sonderbare Rationalisierungen. Immer wieder spricht Daniel davon, dass Wissen verloren geht und »in ein Loch fällt«, und erwähnt kurz, bevor das in seinem zirkelförmigen Reden wieder verloren geht, dass er sterben möchte.

Der Therapeut kommentiert Daniels Gefühl, etwas zu verlieren, was er weiß, und dass es für ihn ist wie Sterben. Er schreibt weiter: »Wenn ich fortgehe, wirkt es, als ließe ich ihn mit einem Loch im Innern zurück, durch das er unsere zuvor geleistete Arbeit verliert beziehungsweise vergisst.« Daniel bringt zwar Ambivalenz zum Ausdruck, wird aber tatsächlich bedächtiger. Dann bauen sich Schnelligkeit und Zirkelhaftigkeit wieder auf, und der Therapeut erreicht mit viel Feingefühl, dass er sich erneut beruhigt. »Der Patient sagt, er könne weder das Wort ›und‹ schreiben noch das Wort ›der‹ oder ›die‹ oder ›das‹ noch auch das Wort ›oder‹. Stattdessen benutzt er Bindestriche. Das tue er, weil er weiß, wie lang seine Aufsätze werden; also lasse er diese Wörter weg und arbeite mit Bindestrichen, damit ihm der Sinn nicht verloren geht.« Der Therapeut erwidert, er habe wohl den Eindruck, dass es Bedeutung nur gibt, wenn keine Verbindung da ist. (Daniel erinnert an Bions Patienten, aber immerhin kann er einen Bindestrich einsetzen.) »Daniel stimmt zu, wird aber wieder hektischer, und auf der Suche nach Bedeutung dreht er sich im Kreis, als wolle er ins Innere des Textes gelangen.«

Was ist ein »und«? Es ist eine sehr spezielle Verbindung, die das Versprechen enthält, dass noch mehr kommt und nicht etwa Tod oder absolutes Ende. Es steht im Dienst unserer Gier und unseres Gelüsts, aber auch unserer Hoffnung, Erwartung und Vorfreude, vielleicht gar unserer Furcht und unseres Grauens. Dasselbe Versprechen enthält die spannungsgeladene Anakrusis in der Musik – der Auftakt vor dem betonten Taktschlag. Sie vollzieht die Steigerung bis zum betonten Taktteil oder zum Schlüsselwort eines Liedes. Wie bei dem berühmten Song »Ta-ra-ra *boom*-de-ay«. Anders als mein kleiner autistischer Patient Samuel hatte Daniel nicht jede Berührung mit der Realität verloren. Zumindest merkte er, dass er – in Form des Bindestrichs – der Tatsache, dass Nomen Bindewörter brauchen, die sie mit anderen Nomen zusammenschließen, ebenso Rechnung tragen musste wie vielleicht auch seinem Bedürfnis und Wunsch nach abgekürzten Wartezeiten. Es kommt ihm wohl vor, als dauerten die Verbindungen zu lang, als seien sie endlos. Er möchte sie verkürzen, ganz wie er es mit der Winterpause seiner Therapie und mit der Distanz, die er zwischen sich und seinem Therapeuten selbst in dessen Gegenwart spürt, auch gern getan hätte. Anscheinend wünscht er sich eine festere, engere Verbindung. Wenn er sich mit dem bestimmten Artikel »der/die/das« schwer tut, so könnte das heißen, dass dieser von der Besonderheit und Individualität einer inneren Mutter oder eines inneren Therapeuten zeugt. Alles Spezifische ist Luxus, sobald ein Bedürfnis als extrem dringend empfunden wird und jede beliebige Person es befriedigen könnte.

Daniel hatte panische Angst vor Prüfungen. Wie sollen wir mit solchen Patienten sprechen? Was können sie von unseren Deutungen verstehen? Wer mit autistischen Kindern arbeitet, die über keine Sprache verfügen, ist immer ängstlich darauf bedacht, das Wort, den Ton, die Wendung zu finden, womit sich psychische Aktivität und Sprache am besten in Gang bringen lassen, das Wort, das haargenau zum Erleben passt, es aber auch ein wenig erweitern kann. Helfen kann manchmal ein bloßes »Nun mal langsam, beruhige dich, alles okay, Zeit hast du genug« oder »Alles okay, wir sind wieder zusammen, die Pause ist vorbei«.

Das Bindewort »und« beim Spielen: eine reihende Verbindung

Samuels Interesse richtete sich anfangs nur auf das Fließen von Wasser, auf die Drehbewegung von Rädern, seine geballte Faust, sein Spiegelbild, das er auf jeder nur möglichen glänzenden Fläche entdeckte, und auf die wilden Blicke, die er mir gelegentlich zuwarf. Nach vielen behutsamen Versuchen, mich ihm zu nähern, interessierte er sich für mein Gesicht, und oft spielten wir das Nähe/Ferne-Spiel, bei dem wir unsere Gesichter zuerst nahe zusammenbrachten und dann voneinander entfernten. Allmählich trat er aus seinen hektischen Zuständen heraus, und als er sich auch mehr für Gegenstände im Zimmer interessierte, bot ich Spielsachen an, die mir für all jene Frühstufen der Entwicklung, wie sie in seinen nicht-autistischen Phasen während der Sitzungen sichtbar werden würden, geeignet erschienen. Bei Kindern wie Samuel muss man in aller Regel damit rechnen, dass sich, selbst wenn sie den Autismus aufgegeben haben, in den neu hinzutretenden Normalphasen ein gewaltiger Entwicklungsrückstand offenbart.

Irgendwann gab ich ihm ein Ringspiel, bestehend aus mehreren leuchtend bunten Plastikringen von zunehmender Größe und einem spitz zulaufenden Stab in der Mitte. Samuel mochte es sehr, ausgenommen die Tatsache, dass die perfekte Form nur gelingt, wenn man das Nacheinander der Ringe genau richtig trifft. Einen Stapel oder Turm aus Ringen konnte er so gerade ertragen, aber er verabscheute Reihenfolge und reihende Beziehungen zwischen Dingen – oder konnte nicht darauf warten. Seine Lösung des Problems bestand darin, dass er den Stapel voller Verachtung beiseite schleuderte und dann, ohne den Stab zu benutzen, aus den Ringen einen Turm baute, und zwar in der Reihenfolge, die ihm gerade passte. Manchmal freilich entschloss er sich, ihn korrekt aufzubauen, wenn ich ihm die Ringe in der richtigen Reihenfolge zureichte, während ich den Atem anhielt und mit Spannungspausen sagte: »Und … den roten und … den blauen«, bevor der entsprechende Ring an ihn ging. Wahrscheinlich versuchte ich, die bis dahin unerträgliche Lücke mit etwas zu füllen, das diesen haltlos ungeduldigen, aber auch verzweifelten kleinen Jungen nicht mit Leere bedrohte, sondern ein Versprechen enthielt – und zugleich in aufreizender, gerade noch erträglicher Art auf die Folter spannte. Damit griff ich seine quälende Unfähigkeit, zu warten und ein Nacheinander zu ertragen, auf und blieb doch im Einklang mit ihr, aber womöglich veränderte ich sie auch und überführte sie in ein Spiel – in eine beginnende Anakrusis.

Wilfred Bion zufolge muss der Säugling lernen, die Realität zu verändern, statt ihr auszuweichen, aber vielleicht muss gelegentlich die Realität ihrerseits veränderbar sein und sich gar selbst verändern. Bei beseelten, lebendigen Objekten gilt beides: Sie verändern sich permanent selbst und werden vom Säugling verändert. Das normale Baby macht die Erfahrung, dass die Realität sowohl unveränderbar als auch veränderbar ist. In diesem Kapitel geht es nicht um die psychotherapeutische Technik bei schwer autistischen Kindern, aber erwähnt sei wenigstens, dass Samuels Autismus offenbar schon seit frühester Kindheit bestand. Seine Probleme mit Aufmerksamkeitsspanne und Blickkontakt und seine Ungeduld, weil die Welt etwas anderes ist als er selbst, hatten ihn vermutlich gegen die normalen, für Modulation und Regulation sorgenden Lebenserfahrungen, mit deren Hilfe die kognitive und emotionale Entwicklung voranschreitet, abgeschottet und zunehmend von ihnen ferngehalten. Ein extrem früher Krankheitsbeginn kann das Kind auf einen immer stärker abweichenden Entwicklungspfad drängen (Acquarone, 2007). Die Arbeit mit solchen schwer autistischen Kindern muss daher nicht nur der Psychoanalyse, sondern auch der Entwicklungspsychologie verpflichtet sein: Manchmal, wenn es um frühkindliche Defizite geht, ist eine Intensivierung der Technik erforderlich (Alvarez, 1996).

Nach vierjähriger Intensivpsychotherapie zeigte Samuel erstmals echtes Interesse an Drei-Personen-Beziehungen und echte Eifersucht. Nicht nur interessierte er sich für leichte Veränderungen im Zimmer oder für andere Menschen im Klinikkorridor, er begann auch, mir sein Interesse und manchmal sogar seine Empörung zu zeigen. Allerdings meine ich (und will es in späteren Kapiteln darstellen), dass seine früheren Schwierigkeiten mit Bindegliedern nicht nur bis zu einem ödipalen Problem zurückreichten: Die mikrokosmischen Verbindungen, die mit der Fähigkeit zusammenhängen, zu schauen und ein menschliches Gesicht in sich aufzunehmen oder einem Schlaflied zuzuhören, müssen ja erst einmal hergestellt werden, bevor größere ödipale Verbindungen aufgebaut werden können.

Erörterung: Spiel und Syntax

Gibt es einen Zusammenhang zwischen syntaktischen Bindewörtern wie etwa »der/die/das«, »und« sowie »oder« und dem frühesten Spielen? Ist die Vor-Sprache des Spiels für die Kleinkinder eine Vorbereitung auf wirkliches Sprechen und auf die Struktur wirklicher Sätze? Das aufreizende »und« ist eine Verbindung – und zwar eine menschliche, also freie und spielerische. Es ähnelt vielleicht auch dem, was Bion »Artikulation« ([1957a] 2013, S. 60) nennt. Man weiß nicht genau, *wann* der Plastikring kommt, aber man weiß, dass er kommt; und irgendwie weiß man auch, wann, denn *man sieht ihn kommen*. Das sich nähernde und wieder entfernende Objekt bleibt immer anwesend. Die Überraschung, die einen aufscheucht, kommt in vielerlei, gar nicht immer unlustvoller Form. Bei Alfred Brendel heißt es, Haydn und Mozart, das sei für ihn »Überraschung des Unerwarteten und Überraschung des Erwarteten« ([2001] 2005, S. 16).

Susan Reid hat einmal erwähnt (persönliche Mitteilung, 1994), welche Schwierigkeit autistische Kinder mit der »Interpunktion« ihres Erlebens haben. Etwas derartiges hat Samuel entschieden abgelehnt – ebenso wie die Ruhemomente und Pausen in der Musik, die nicht minder wichtig sind als die Noten. Wenn der Patient sich die Pausen als Ende der Welt – und seines Geistes – vorstellt, wagt er nicht, Pausen einzulegen. Pamela Sorenson (2000) schreibt, wie wichtig für die Entwicklung sicherer Bindung und geistiger Aktivität das Verhalten der Mutter ist, mit dem sie Übergänge erleichtert. Am Ende war Samuel in der Lage, Bauklötze anzuschauen – zwei oder auch mehr – und sie aus einem großen Behälter in einen kleineren umzuschütten. Er gewann Freude an der spannungsgeladenen Ungewissheit, ob sie herunterfallen würden. Normale Kinder lieben Spiele mit »Auf die Plätze … fertig … los!« Vielleicht ist Spannung ein Wesensmerkmal von Sprache und Teil dessen, was wir Prosa nennen. Anders als die Telegrammsprache des Psychotikers ist das syntaktische Sprechen – in strukturierten Sätzen – mit der notwendigen Fähigkeit verbunden, Spannung zu ertragen. Nach und nach lernte Samuel einen weniger sadistischen Umgang mit Spannung: Während er etwas an den äußersten Rand des Tisches stellte, blickte er mich an; dann zögerte er und ließ mit einem aufreizenden Grinsen offen, ob er es fallen lassen würde. Aus erbarmungslosem Piesacken wurde gemeinsames Scherzen.

Vielleicht, so könnte man spekulieren, stehen Erlebnisse mit erträglicher Spannung – aber wichtiger noch: *Spannungsspiele*, die solchem Erleben symbolische Bedeutung verleihen – im Zusammenhang mit der Entstehung des Konjunktivs. Welches Gleichgewicht – zwischen Vertrauen in eine gesicherte Welt und Furcht vor ihrer Unzuverlässigkeit – braucht man, damit sich aus Furcht und manischer Verleugnung schließlich Zweifel und Hoffnung entwickeln? Statt mich weiter mit zudringlichem Körperkontakt zu bedrängen, wann immer er mich gern hatte oder emotionale Nähe brauchte, begnügte sich Samuel nun bereitwillig mit einem neben mir stehenden kleinen Stuhl, den er zu Beginn jeder Sitzung in Erwartung eines (Proto-)Gesprächs oder einer spielerischen Interaktion zu mir heranzog. Sobald er den Stuhl nahm und hinstellte, war das ein Zeichen dafür, dass er an Vorbereitung und Vorspiele und, wichtiger noch, an Raum und Zeit für Vorbereitung und Vorspiele glaubte. Anstelle des Bedürfnisses, verzweifelt nach Leben zu greifen, entwickelte Samuel, wie es schien, eine Vorstellung von Warteraum und Wartezeit und rechnete vertrauensvoll damit, dass nach ihnen etwas käme, was die Vorbereitung und das Warten wert ist.

Anwesendes und abwesendes Objekt – oder auch: Vordergrund- und Hintergrundobjekt – sind verbunden durch Vorbereitungen auf einen Auftritt und Vorbereitungen auf einen Abtritt. Musikalisch gesprochen heißt das: Anakrusis (der Augenblick der Spannung, der gleichwohl ein Versprechen enthält) und Kadenz (die den Melodiebogen oder das Musikstück abschließt) sind gleichermaßen unverzichtbar für die Form. Was bei normaler Entwicklung internalisiert wird, ist nicht bloß ein Objekt oder vielmehr zwei Objekte mit räumlicher Gestalt, sondern ein Objekt oder zwei Objekte mit dynamischer Form, also einer Gestalt in der Zeit. Bindewörter wie »der/die/das«, »und« sowie »oder« geben ebenso wie Samuels zunehmende Akzeptanz für (und sogar Lust an) Ausruhen und Pausieren beim Spiel einen Hinweis darauf, wie die wirkliche Welt der Menschen internalisiert wird. Nach den Worten von Brazelton et al. (1974) verläuft bei Babys das Anschauen unbelebter Objekte in einem sprunghaften, zwischen Extremen wechselnden Rhythmus, belebter Objekte dagegen in einem linienförmigen, allmählich sich steigernden und wieder abnehmenden Rhythmus – das Schaubild zeigt eine Kurve. (Siehe auch Malloch und Trevarthen, 2009.)

Bei Daniel Stern (1974, S. 192) geht es um das langsame Tempo und die groben Übertreibungen im Verhalten von Müttern gegenüber ihrem Säugling. Ihm zufolge geschieht dies wahrscheinlich »in enger Übereinstimmung mit der jeweiligen Präferenz und Toleranz des Säuglings in Sachen Häufigkeit und Stärke des Stimuluswechsels« und erleichtert es ihm, »die Identität des mütterlichen Gesichts in all seinen physischen Verwandlungen festzuhalten und sich ein dauerhaftes Gesichtsschema anzueignen«. (Zwei Gesichter auf einmal, ein mütterliches und ein väterliches, in sich aufzunehmen, würde wahrscheinlich, selbst wenn das eine mehr im Vordergrund, das andere mehr im Hintergrund steht, in den ersten Lebenstagen noch mehr Zeit und noch sorgfältiger studierende und prüfende Blicke erfordern.)

Die Betreuungsperson bringt dem Baby Schritt für Schritt bei, seine Aufmerksamkeitskurven zu bilden, und Brazelton et al. (1974) haben mit faszinierender Genauigkeit beschrieben, wie die Mutter, wenn sie ihr Baby in einer Interaktionsphase zum Mitmachen bewegen möchte, zuerst die Voraussetzungen dafür schafft. (Hilft das später ihrem Baby zuzuhören, wenn sie sagt: »Es war einmal ...« oder »Gut, was machen wir jetzt?«) Anschließend erzeugt sie eine auf die Interaktion gerichtete Erwartung (ist das so etwas wie: »Damals lebte ...«?), und erst dann beginnt sie, seine Aufmerksamkeit zu steigern, indem sie anderes hinzuzieht (das lang erwartete Nomen, den Gegenstand der Geschichte) oder mit ihren Bewegungen, Lauten und Blicken abwechselnd anregt und besänftigt, um seine Aufmerksamkeit zu wecken *und wachzuhalten*. Damit tut sie nichts anderes, als dem Erleben des Babys eine dynamische Form zu verleihen, eine Gestalt in der Zeit. Ein »der/die/das« unterstreicht nicht nur die Besonderheit von etwas, es warnt uns auch und bereitet uns darauf vor, dass noch etwas kommt. Artikel, Präpositionen und Verben sind Bindewörter, aber wie alle Verbindungen enthalten sie ein Versprechen. Ohne das Letztere sind Verbindungen undenkbar, und Warten wird zum Alptraum. Zuweilen kann die Alpha-Funktion im Spiel sein, wenn wir über ein anwesendes Objekt nachdenken, das mal nah und mal fern ist, aber sichtbar (und natürlich hörbar).

Schlussbemerkung

In diesem Kapitel wollte ich, ebenso wie in den zwei vorangegangenen, von den Merkmalen eines einzelnen anwesenden Objekts übergehen auf die ödipale Situation, in der das Kind mit zwei Objekten in einer Dreiecksbeziehung konfrontiert ist, zu der es selbst gehört und in der für alle drei Raum bleibt. (Siehe Abello und Perez-Sanchez [1981] über das harmonische Dreieck, das dem ödipalen Dreieck vorausgeht.) Mein Gedanke ist, dass manche Verbindungen zwischen zwei Objekten geschaffen werden, sobald das Kind sieht, dass die Verbindung zwischen beiden Eltern *für* es da ist und es nicht aus-, sondern einschließt, und sobald die Eltern ihr gemeinsames Auftreten zeitlich oder räumlich mit Feingefühl abstimmen. Außerdem versuche ich, mikroanalytisch an klinischen und technischen Beispielen zu zeigen, welche Voraussetzungen für Mikroverbindungen möglich sind.

Abschließend sei gesagt, dass ich es nicht auf eine Alternative zu bisherigen Thesen über das Erlernen der Realität abgesehen habe. Ich will nur darauf hinweisen, dass wir sie eventuell ergänzen müssen. Orale Versagung, Abwesenheit des Objekts, Trennung, Grenzziehung, Getrenntsein, ödipale Versagung – all das sind aufrüttelnde Erfahrungen. Wo aber eine übergroße Störung vorliegt, können Gedanken undenkbar werden. Wichtig ist mir dabei, welche zusätzliche Bedeutung die Zeitform erhält, in der die Realität sich darbietet, und welche zeitlichen Formen – beziehungsweise dynamischen Gestalten in der Zeit – Anwesenheit und Abwesenheit (*und auch zwei Anwesenheiten*) miteinander verbinden. Zwei Objekte, die gemeinsam in der Zeit anwesend sind, gehen eine Verbindung in der Zeit ein. Mutter und Vater sind miteinander verbunden, wenn sie *gemeinsam für* den Säugling da und *mit ihm* zusammen sind.

Bei Fivaz-Depeursinge und Corboz-Warnerey ([1999] 2001), die sich mit frühkindlichen Dreieckssituationen befasst haben, wird deutlich: Wie gut Babys lernen, mit diesen Situationen umzugehen, hängt davon ab, wie weit die Eltern als zwei-für-einen oder als zwei-gegen-einen erlebt werden. Die eigentlich ödipale Verbindung – die das Kind ausschließt – ist nicht der einzige Weg, auf dem das »und« Signifikanz erhält. Wesentlich für die Lebendigkeit lebender Objekte ist die Bewegung, die sich in oder mit ihnen abspielt: den Handlungsrahmen schaffen, Auf- und Abtritte vorbereiten, beides spielt eine zentrale Rolle im zivilisierten Verkehr zwischen den Menschen. Neben den verschiedenen Versionen abwesender Objekte müssen auch die Versionen eines anwesenden Objekts miteinander verbunden werden – und unsere psychoanalytische Technik kann dem Rechnung tragen. Holzspulenspiel und Guck-Guck-Spiel waren Modelle für das abwesende Objekt. Nähe/Ferne-Spiele oder spannungsgeladene Sequenzspiele und natürlich Schlaflieder und Protogespräche sind Modelle für das modulierende Objekt, das zwar eine wechselnde dynamische Form in der Zeit besitzt, aber noch nicht wirklich abwesend, sondern nur mal mehr, mal weniger in Reichweite ist.

Zweiter Teil

Voraussetzungen der Beschreibungsebene

Kapitel 5

Die gleichwertige Funktion von Freude und Versagung für die Entwicklung eines Realitätssinnes

Einführung

In Kapitel 1 habe ich dargelegt, dass man sich bei bestimmten Patienten mit dem Was des Erlebens begnügen und auf das Warum verzichten muss. Das folgende Kapitel fügt diesem Problem eine weitere Dimension hinzu: Hier geht es nämlich um den *Inhalt* dieser beschreibenden Deutungen. Nach meinem Eindruck spielen Deutungen, die das Augenmerk auf positive Erfahrungen oder Fantasien lenken beziehungsweise sie erweitern, eine ebenso zentrale Rolle in der analytischen Arbeit wie das Augenmerk fürs Negative. Damit will ich also das vertraute psychoanalytische Axiom vom Zusammenhang zwischen Lernen und Versagung (Bion [1959] 2013; Freud 1911b) in keiner Weise durch anderes ersetzen, sondern lediglich *ergänzen*.

Für die Verbindung zwischen Versagung und Lernen gelten vier Kriterien:

1. Versagung fördert das Denken nur dann, wenn sie die Grenzen des Erträglichen und Denkbaren nicht übersteigt; andernfalls können Trauma und Verzweiflung zu Dissoziation und Kognitionsstörung führen.
2. Scheinbare »Abwehrmaßnahmen« gegen Versagung und Angst können in Wirklichkeit Versuche sein, vor unerträglicher Versagung oder Angst zu schützen, sie zu überwinden oder zu regulieren sowie Sicherheit und Vertrauen herzustellen.
3. Introjektion und Internalisierung positiver Erfahrungen sind wesentliche Faktoren für die Entwicklung des Gefühlslebens.
4. Seelenleben und Lernen.

Freudige Überraschungen sind kognitiv ebenso anregend wie böse Überraschungen, vor allem dann, wenn Versagung und Verzweiflung die Norm waren. Im Folgenden erörtere ich, welche Folgen für die Technik sich aus unterschiedlichen Deutungen ergeben: nämlich aus denen, die Versagung und Getrenntsein thematisieren, und denen, die beschreiben, wie die Entdeckung eines Gefühls der Verbundenheit zu Erleichterung und Überraschung führt.

In einem Kapitel mit der Überschrift »Der notwendige Engel« (Alvarez, [1992] 2001, S. 166–169) führte ich das Beispiel eines Jungen an, der ein wenig lebhafter wurde, als er sich sein Objekt (seine Therapeutin in der Übertragung) erstmals als etwas vorstellte, das für ihn viele Kraftquellen und Gefühle bereithielt (S. 167f.). Diese neue Vorstellung fasste seine Therapeutin als Verleugnung einer traurigeren Wahrheit auf. Genau wie ich selbst (siehe weiter unten, Kapitel 6) gab auch sie eine zweispurige Deutung, die darauf hinauslief, dass das offenkundig idealisierte Erleben eigentlich falsch war und die Wahrheit hinter oder unter dieser abwehrbedingten Verleugnung lag. Unsere beiden Patienten sackten hierauf völlig in sich zusammen. In meinem Buch ([1992] 2001) vertrat ich die These, wenn es ihr gelungen wäre, zu beschreiben und zu unterstreichen, was der Junge mitzuteilen suchte, hätte er Gelegenheit bekommen, sein neu entdecktes Gefühl der Hoffnung auf und des Vertrauens in sie als Ideal (und nicht als idealisiertes Objekt) zu verstärken und zu festigen. Damals wollte ich zeigen (S. 163), dass Melanie Kleins Feststellung ([1952] 2000, S. 122), Idealisierung sei in manchen Fällen für die Entwicklung unverzichtbar, immer wieder vergessen und dass Idealisierung allzu oft ausschließlich als Abwehr gesehen wird.

In diesem Kapitel will ich mich zunächst mit ein paar anderen, ja sogar allgemeineren psychoanalytischen Vorstellungen befassen, die der Kunst der Langsamkeit, der Kunst, auf einer einfacheren deskriptiven Ebene zu verbleiben, oftmals im Wege stehen. Ich vertrete die These, dass beschreibende oder erweiternde Deutungen nicht nur negativen, sondern durchaus auch positiven – oder protopositiven – Ideen gelten und dass diese zu emotionalem und kognitivem Wachstum führen können (Music, 2009, 2011; Schore, [2003] 2007). Aus der wachsenden Anzahl von Arbeiten zur Hirnforschung ergibt sich, dass bestimmte Formen der Lust sowohl unverzichtbar als auch vorteilhaft für die Entwicklung des Gehirns sind.

Psychoanalytische Theorien der Versagung

Die psychoanalytische Theorie hat sich entwickelt und erweitert, weil die klinische Erfahrung mit jedem neuen Patiententypus zur Dehnung und partiellen Sprengung der Modelle führte. So gingen etwa Melanie Kleins Zusätze zur Theorie aus ihrer Erfahrung mit sehr kleinen Kindern und mit psychotischen Krankheitsbildern hervor. Mit einigem Recht kann man sagen, dass in der heutigen Phase der Geschichte der Psychoanalyse die Kinder- und Jugendlichen-Psychotherapeuten manches zu Fragen der Theorie beizutragen haben. Ihr professionelles Studium der frühen Entwicklung mitsamt der Beobachtung früher Interaktion zwischen Eltern und Säugling bietet ebenso wie ihre Erfahrungen der letzten Jahrzehnte (mit Patienten, bei denen Störung, Schädigung und zumal Trauma und Vernachlässigung ein weit höheres Ausmaß erreichen als bei Patienten vor 50 Jahren) reichlich Gelegenheit, die Theorie auf den Prüfstand der klinischen Empirie zu stellen. Die Arbeit mit solchen Patienten ist ein harter Test für alle psychoanalytischen Theorien, die Versagung als Hauptimpetus des Lernens ins Zentrum rücken.

Seit Freud vertreten psychoanalytische Theoretiker die These, es seien die Unlusterfahrungen, die uns erziehen und in die »Realität« einführen. In vielen seiner Schriften – allerdings keineswegs in allen (siehe Balint, [1968] 1970) – beschreibt Freud, wie das Baby sein Leben in einem Zustand des primären Narzissmus, der Lust und Befriedigung beginnt und erst nach und nach die Wahrheit erfährt, dass es alles andere ist als Herr und Meister: nämlich weder über seine Mutter noch über die Welt (1911b). Anfangs meinte Freud, die erste Begegnung mit der Wahrheit gehe auf das Leid der ödipal-sexuellen Enttäuschung zurück (1905d), später jedoch (1916–1917g [1915]) ergänzte er dies durch den noch früheren Weckruf, den der mit der Entwöhnung verbundene Schmerz und Verlust darstellt. Winnicott bleibt – ungeachtet seines passionierten Interesses an der Rolle des Spiels und am Einsatz der Fantasie für die Entwicklung von Kreativität und damit Geist – in der Nähe der Freud'schen Position, wenn er das Frühstadium des Babys als eines der »Illusion« beschreibt, aus dem es nur mit Hilfe notwendiger »Desillusionierung« erwacht ([1951] 1976, S. 304ff.). Zwar hat weder Freud noch Winnicott diese Befriedigung oder Illusion mit einer niederen kognitiven oder intellektuellen Funktionsebene assoziiert, aber das letztere Wort scheint doch anzudeuten, dass es in diesem Zustand nicht gerade viel Geist gibt. Melanie Klein hingegen macht geltend ([1959] 2000, S. 392), schon in frühester Kindheit gebe es eine Ich-Funktion. Die explizite Verbindung zwischen Gefühlen und kognitiver Funktion, die schon Klein ([1930] 1995) und Hanna Segal ([1957] 1981) herstellten, fand eine noch kühnere Weiterentwicklung bei Wilfred Bion ([1962b] 1990, [1962a] 2013). Er war der Theoretiker, der Frustration aufs engste mit etwas zusammenschloss, das viel mehr ist als die bloß emotionale Hinnahme peinlicher emotionaler Realitäten – nämlich mit dem Lern- und Denkprozess selbst. Dazu vertrat er zwei zentrale Thesen: Erstens, dass eine »Konzeption« nur entsteht, wenn eine »Präkonzeption« mit einer »Realisierung« zusammentrifft; und zweitens, dass ein Gedanke nur entsteht, wenn eine Konzeption mit Frustration oder Versagung zusammentrifft. (Interessanterweise hat er über das zweite Stadium erheblich mehr geschrieben als über das erste. Beachtenswert ist auch, dass seine Vorstellung vom *Zusammentreffen* einer Präkonzeption *mit* einer Realisierung ein bisschen an jenes perfekte Zusammenstimmen erinnert, das mit den oben erwähnten Theorien von Narzissmus, Symbiose und Illusion assoziiert ist.) Nach Bions Überzeugung ([1962b] 1990, S. 76) hängt wirkliches Lernen jedenfalls von der Entscheidung zwischen zwei Techniken gegenüber der Versagung ab, von denen die eine auf Ausweichen, die andere auf Verändern zielt. Frustrationstoleranz ist für ihn eng verbunden mit Realitätssinn. Ich selbst plädiere in diesem Buch für die zusätzliche Einsicht, dass Patienten mit unzugänglichen oder irreparablen inneren Objekten eine Realität brauchen, die als veränder*bar* erlebt werden kann. (Siehe auch Mitrani [1998] über ein damit zusammenhängendes Problem, nämlich die Rolle des Objekts beim Containment ästhetischer Erfahrung.)

Aber wohlgemerkt: Bions zweite These ist weit mehr als eine Ausarbeitung des Freud'schen Standpunktes. Sie gehört in die Nähe der *Formulierungen über die zwei Prinzipien des psychischen Geschehens* (1911b). In diesem Text heißt es, die gebieterischen Forderungen der inneren Bedürfnisse, das Ausbleiben ihrer Befriedigung und die für eine solche Befriedigung ungeeignete halluzinatorische Wunscherfüllung hätten den psychischen Apparat gezwungen, »die realen Verhältnisse der Außenwelt vorzustellen und deren reale Veränderung anzustreben. Damit war ein neues Prinzip der seelischen Tätigkeit eingeführt; es wurde nicht mehr vorgestellt, was angenehm, sondern was real war, auch wenn es unangenehm sein sollte. Diese Einsetzung des Realitätsprinzips erwies sich als ein folgenschwerer Schritt.« (Freud, 1911b, S. 231f.) Allerdings zählt für Freud bei dieser Entwicklung vor allem die Emotionalität. Bion richtet die Aufmerksamkeit überdies auf die Frage, wie die am »Vorstellen« durch den psychischen Apparat beteiligten Prozesse beschaffen sind: »Aber worum geht es bei dieser Einsetzung des Realitätsprinzips?« Er spricht nicht nur von einem Austausch des emotionalen Gehalts, sondern von etwas viel Radikalerem: dem Erwerb des Denkens. So kommt es zur großen Wesensverbindung zwischen Fühlen und Denken, dann zur Theorie vom geistig aktiven emotionalen Containment und zur Theorie der Alpha-Funktion – jenes Prozesses, durch den Gedanken denkbar werden (Bion, 1962b, S. 49f.).

Der Stellenwert dieser Theorie des Denkens kann so wenig überschätzt werden wie ihre Auswirkungen auf die klinische Arbeit und Technik. Die Pionierarbeit leistete natürlich Melanie Klein mit ihrem frühen Aufsatz über die Entwicklung des Symbolisierens bei einem autistischen Kleinkind ([1930] 1995). Wie später Susan Isaacs ([1943a] 2000) zeigte sie auf, dass alle Gedanken mit unbewusster Fantasie erfüllt sind und von ihr zehren, und Hanna Segals großartiger Beitrag zum selben Thema ([1957] 1981) leitete einen weiteren Schritt nach vorn ein. Dennoch sagten beide Theorien kaum etwas darüber, ob es in der paranoiden Position Denken gibt (Segals Theorie der symbolischen Gleichsetzung definiert diese als Ersatz für Denken). Bion hingegen hat so viel Raum gelassen, dass die Theorie des Denkens selbst auf extrem kranke oder frühe Teile des Paranoid-Schizoiden ausdehnbar ist. Die Alpha-Funktion, so ließ sich fortan sagen, bearbeitet nur einen Gedanken (oder ein Beta-Element) zur selben Zeit auf denkbar einfachster und minimal integrierter Ebene (vgl. Bion, [1962b] 1990, S. 82, auch: 52, 137f.).

Eine ausführlichere Erörterung der Klein'schen Theorie habe ich mir bis hierher aufgehoben, weil Bion, wie mir scheint, in seinem Interesse an der Rolle der Versagung für das Lernen einen Hauptaspekt dieser Theorie vernachlässigt hat und mit einigen seiner Thesen (nicht mit allen, siehe Kapitel 4) hinter sie zurückgefallen ist. Sowohl Klein ([1952] 2000, S. 130) als auch Segal ([1964] 2004, S. 59f.) haben wohlweislich darauf hingewiesen, dass die Integration verfolgungsträchtiger Objektbeziehungen und damit der Schritt von der paranoid-schizoiden zur depressiven Position sich der *Stärke* des Idealobjekts und der individuellen libidinösen Strebungen verdankt. Dies ist eine bipolare Theorie mit zwei Bestandteilen. (Siehe Anhang, Abbildung A2.) In gewisser Weise gilt das auch für Bions Theorie: Seine These lautet ja, dass, noch ehe Konzeptionen mit Versagung zusammentreffen, um Denken hervorzubringen, zunächst Präkonzeptionen mit Realisierungen zusammentreffen, um Konzeptionen zu bilden (aber aus irgendeinem Grund hat dieses erste Stadium des Prozesses weniger Aufmerksamkeit auf sich gezogen als das zweite). Kinder- und Jugendlichen-Psychotherapeuten behandeln viele deprivierte und auch einige autistische Kinder, bei denen die Konzeption eines guten oder interessanten Objekts praktisch nicht existiert. Darum arbeiten wir automatisch auf der elementaren Ebene der Präkonzeptionen und lernen, auf jene leisesten Anzeichen von Hoffnung oder Interesse an der Möglichkeit eines guten oder interessanten Objekts zu achten, die mitten in der gewohnten, durch Gleichgültigkeit, Verzweiflung, Argwohn oder Zynismus geprägten Stimmung zutage treten könnten.

Bekanntlich hat Melanie Klein – in ihren Kontroversen mit Anna Freud – darauf hingewiesen, wie wichtig in *technischer* Hinsicht die Analyse der »tiefsten Angstsituationen« ihrer Patienten ist ([1932] 1997, S. 235). Aber im Zentrum ihrer Theorie vom Übergang des Menschen aus der paranoid-schizoiden zur depressiven Position steht der Kampf *zwischen* Liebe und Hass, dessen Ausgang abhängt »von dem Ausmaß, in dem es ihm [...] gelungen ist, *das gute Objekt, das den Kern seines Ichs bildet, zu introjizieren und sicher zu verankern*« (Klein, [1952] 2000, S. 130; Hervorh. A. A.). Bei manchen unserer extrem kranken Patienten geht es um genau dieses Introjizieren und Verankern, und um beides muss sich die Behandlung bemühen. Vielleicht haben gerade Kleins brillante Empfehlungen zur Technik, im Verein mit ihren Arbeiten über Neid ([1957] 2000) und über die manische Abwehr gegen Depression ([1935] 1996), Bion bewogen, sich nicht nur auf die negativen Kräfte *im* Selbst des Patienten zu konzentrieren ([1959] 2013), sondern auch zu würdigen, wie wichtig für das Lernen die negativen Kräfte sind, denen das Selbst *gegenübersteht*. Elizabeth Bott Spillius hat darauf hingewiesen, dass während der fünfziger und sechziger Jahre die Kleinianer in ihren Vorträgen zur Aufnahme in die Britische Psychoanalytische Gesellschaft dazu neigten, »die Destruktivität des Patienten so zu betonen, dass es dem Letzteren wie eine Verfolgung hätte vorkommen können« (1983, S. 324), dass dann aber Destruktivität allmählich ausgewogener gedeutet wurde. Einer ähnlichen Ausgewogenheit bedarf es auch, wenn es in der Deutung darum geht, als wie böse oder gut der Patient sein Objekt empfindet oder ob wir – wenn uns das Material die Wahl lässt (was häufig der Fall ist) – Trennung und Getrenntsein oder im Gegenteil verlässliche Wiederkehr und ein Gefühl des Verbundenseins hervorheben. (Das Letztere braucht nicht als etwas Symbiotisches beschrieben zu werden. Siehe weiter unten zur Anregungsfunktion lustvoller Erlebnisse.)

Wenn die Versagung zu stark ist: das Problem der »schrecklichen Überraschung«

Ich verzichte hier auf Beispiele, die zeigen, wie Versagung das Lernen fördert, denn das hat die psychoanalytische Literatur bereits bestens beschrieben und begründet, und ich brauche es nicht weiter aufzuklären (Freud, 1920g; O'Shaughnessy, 1964). Stattdessen will ich mir Situationen vornehmen, in denen sie auf ein unerträgliches Maß ansteigt – in denen kein Denken mehr möglich ist. In einem Vortrag mit dem Titel »The terrible surprise: the effect of trauma on a child's development« (Die schreckliche Überraschung: Auswirkungen des Traumas auf die Entwicklung eines Kindes) schildert Helen Hand (1997), wie bei einem kleinen Jungen der Tod des Vaters durch einen Autounfall Einfluss nicht nur auf sein Gefühlsleben und sein Verhalten, sondern auch auf sein Denken nahm. Seine Reaktionen auf das Trauma führten mittlerweile, lange nach dem Vorfall, ein Eigenleben. Nie konnte das Kind eine Geschichte zu Ende bringen; nie begriff es Ursache und Wirkung. Trotz des andauernden Verlusts war der Junge nicht depriviert, aber die Nachwirkungen hielten lange an.

Viele traumatisierte Borderline-Kinder haben neben dem Trauma auch schwere Vernachlässigung erlitten (Music, 2009), und das Gefühl für gute Objekte kann ebenso schwach wie das Gefühl für böse oder missbrauchende Objekte stark ausgebildet sein. Gerade die Stärke des guten oder idealen Objekts (bei Klein und Segal sind beide Begriffe oft austauschbar) kann bei der Arbeit nicht einfach vorausgesetzt werden. Dean, ein schwer vernachlässigtes Kind alkoholkranker Eltern, der seine ersten Lebensmonate mit wechselnden Betreuungspersonen in der Klinik verbracht hatte, erlebte als Vierjähriger, wie seine Mutter vor seinen Augen tot umfiel. Mit sechs Jahren war er ein hektisches, wildes, gewalttätiges Kind, das in den ersten Monaten einer Intensivbehandlung ein wenig zur Ruhe kam. Als jedoch seine Therapeutin nach der ersten langen Pause zurückkehrte, sagte Dean, in seiner Kiste seien keine Autos. Sie zeigte ihm, dass die Autos, mit denen er immer gespielt hatte, nach wie vor da waren. »Nee«, erwiderte er, »die da sind von ganz früher bei einer anderen Frau.« Trennung und Verlust können, wenn sie mit einem inneren Objekt zusammentreffen, das praktisch keinerlei Beständigkeit oder Zuverlässigkeit aufweist, solche Kinder furchtbar aus der Bahn werfen. Es entsteht nicht nur emotionaler, sondern auch kognitiver Schaden.

Bruce Perry et al. (1995) haben gezeigt, wie sich ein frühes *psychisches* Trauma auf das Säuglingsgehirn auswirkt und dass es dann später in Kindheit und Adoleszenz vor allem zu Aufmerksamkeitsdefiziten und dissoziativen Störungen kommt. Bessel van der Kolk fordert daher (2009), die fünfte Auflage des *Diagnostic and Statistical Manual of Mental Health* müsse durch die Diagnose »Entwicklungstraumastörung« ergänzt werden. Verstörung und Störung können einhergehen mit Rückstand und Defizit in einigen oder sämtlichen Persönlichkeitsaspekten: in der Ichfunktion, im Selbst und seinem Identitätsgefühl sowie im Gefühl der Objektkonstanz. Ist die Störung zu stark, können Trennungsgedanken so lange undenkbar werden, bis sich Gedanken über verlässliche Rückkehr entwickeln. Was die Voraussetzungen angeht, unter denen es unseren Patienten gelingt, diese neuen Gedanken zu denken, so bleibt uns noch viel darüber zu lernen. Denkbar ist, dass Patienten, die nach einer Ferienpause wiederkommen, keineswegs in einem so guten oder integrierten Zustand sind, dass sie sich mit Gefühlen wie Vermissen oder Verlust auseinandersetzen können. Sie brauchen dann Hilfe, um ihr gutes Objekt wiederzufinden.

Hier und da hörte ich von deprivierten, traumatisierten Kindern, die in ihrer ersten Sitzung nach der Weihnachtspause verwirrt und desorientiert wirkten. Verschlimmert wurde diese Situation, wenn man ihnen die Pause samt der Trennung ins Gedächtnis rief; dagegen half es, wenn sie das Augenmerk auf die Schwierigkeit richteten, sich heimisch zu fühlen beziehungsweise am Zimmer oder am Therapeuten oder an sich selbst etwas Vertrautes zu entdecken. Wer Deutungen zu Verlust und Getrenntsein zu sehr betont, läuft manchmal Gefahr, diese Kinder erneut zu traumatisieren. Wer aber auf kleinste Anfänge eines Wohlgefühls, eines Gefühls der Behaglichkeit oder Sicherheit – oder auf Probleme mit solchen Gefühlen – achtet, kann dem Kind wieder zur Kontaktaufnahme verhelfen. Dann, wenn es dem Kind gut genug geht, kommen womöglich auch Entbehrungs- und Verlustgefühle oder Wut an die Oberfläche. Bis dieses zweite Stadium erreicht ist, vergehen bei anderen Kindern manchmal Monate.

Ein schwer missbrauchter Junge namens Joel kam nach der Ferienpause zurück in die Sitzung und war zuerst sehr desorientiert und verschlossen. Wenig später versuchte er verzweifelt, von seinem Spielmaterial »ein paar Stücke wieder zusammenzusetzen«. Seine Therapeutin, Judith Edwards, befasste sich lange mit der Frage, wie schwer es ihm fiel zu glauben, dass sie beide wirklich wieder zusammen waren, und er konnte etwas von seiner heftigen Wut zum

Ausdruck bringen; erst dann beruhigte er sich ein wenig und wirkte konzentrierter. Er malte etwas, von dem er sagte, es sehe aus wie das Fossil einer Vogelfeder. Edwards kommentierte, das sei interessant: man könne das Weiche sehen, aber nicht fühlen. (Man beachte, wie sie sich bedächtig und behutsam seinen versteinerten weichen Gefühlen nähert.) Dann setzte Joel mit einem Anflug von Staunen in der Stimme hinzu: »Sie muss während der dreihundert Millionen Jahre in Loch Ness sehr geschützt gewesen sein!« Edwards' Kommentar galt dem Überleben der Feder und ihrer beider Überleben. Wenig später blickte Joel aus dem Fenster und sagte hoch erfreut: »Ich sehe eine Blaumeise!« Ganz deutlich achtet die Therapeutin hier, mit ihrer Aufmerksamkeit für die von Klein erwähnte »tiefste Angst« ([1932] 1997, S. 234), als erstes und besonders auf die Angst, ob sich ein Objekt überhaupt *finden* lässt. Erst als Joel seine Wut äußert, kommt sie auf Angst und Ärger zu sprechen, die dem Verlieren gelten. Und am Ende, so scheint es, haben beide Deutungskomplexe Joel geholfen, das Objekt, von dem er fast nicht mehr wusste, dass es existiert, zu finden und sich zu sichern (Judith Edwards, persönliche Mitteilung, 2006).

Können scheinbare »Abwehraktionen« gegen Versagung eher Versuche sein, Versagung und Verstörung zu überwinden oder zu regulieren?

Klein selber sah die grundlegende metatheoretische Unterscheidung zwischen Abwehr und Überwindung im Zusammenhang mit den Wiedergutmachungsprozessen in der depressiven Position ([1935] 1996). Ihr zufolge ist echte Wiedergutmachung, anders als manische Wiedergutmachung, keine Reaktionsbildung gegen Schuldgefühle, sondern eine *Überwindung* von Schuldgefühlen (S. 41). Schon früher habe ich darauf hingewiesen (Alvarez, [1992] 2001, 1997), dass wir diesen Metabegriff der »Überwindung« vielleicht auch für Entwicklungen *innerhalb der paranoid-schizoiden Position* brauchen. Worum es in der paranoid-schizoiden Position geht, ist die Überwindung von Empörung, Furcht und Verzweiflung und weniger von Hass, Schuldgefühlen und Kummer. Wenn in der depressiven Position Liebe stärker sein muss als Hass, damit dieser überwunden wird, was muss dann stärker sein als Furcht, damit Verfolgungsängste überwunden – und nicht etwa abgewehrt – werden? Was sorgt dafür, dass Empörung, Furcht oder Verzweiflung abgebaut werden, so dass gute Gefühle an die Oberfläche treten können? Angestoßen werden diese Heilungsprozesse durch eine Entlastung vom übermächtigen Druck der Angst oder Versagung und durch Faktoren wie das Klein'sche gute oder ideale Objekt, welches das Selbst liebt und beschützt ([1957] 2000, S. 301). Begriffe wie Joseph Sandlers »Sicherheitshintergrund« (1960), John Bowlbys »sichere Basis« ([1988] 2008), Donald Winnicotts »haltendes« Objekt ([1960] 1984) und andere sind Hinweise darauf, wie eine solche Entlastung von unerträglichem Druck bewerkstelligt werden kann. (Wohlgemerkt: diese Vorstellungen vom »sicheren« Objekt sind etwas anderes als die vom »guten« Objekt. Bei relativ gesicherten Kindern wird das Sicherheitsgefühl ein Stück weit als selbstverständlich vorausgesetzt und bleibt gleichsam im Hintergrund, während das gute Objekt eher im Vordergrund zu finden ist. Sobald aber missbrauchte Kinder erstmals die Vorstellung von Vertrauenswürdigkeit bilden, denken sie, wie es häufig scheint, angestrengt darüber nach. Ihr Entwicklungsweg verläuft ganz anders als bei stärker geschützten Kindern.) Vertrauen auf Sicheres oder Gutes ist keine Abwehr; aber natürlich kann es zu Abwehrzwecken eingesetzt werden.

Was ich hier sage, ist nicht neu. Melanie Klein stellt 1935 fest, dass Idealisierung und Spaltung im Dienst der Entwicklung stehen können ([1935] 1996), und Bion argumentiert genauso, wenn er projektive Identifizierung als unverzichtbare Kommunikation bezeichnet ([1962b] 1990; [1962a] 2013, S. 134). Der Einsatz solcher scheinbar abwehrträchtiger Prozesse macht es möglich, dass neue Introjektionen unter Bedingungen stattfinden, die weniger zur Abwehr als vielmehr zum Schutz gedacht sind. Eine Welle der Hoffnung oder des Stolzes oder ein plötzliches Gefühl der Erleichterung ist etwas anderes als ein der Abwehr dienender manischer Zustand. Gesundung ist nicht Verleugnung, auch wenn sie Verleugnung mit sich bringen kann.

In Kapitel 6 werde ich an mehreren klinischen Beispielen verdeutlichen, wie scheinbare Abwehraktionen in ihrem *Innern* – und nicht nur *hinter* oder *unter* sich – fundamentale Bedürfnisse und heilsame, auf Entwicklung gerichtete Strebungen enthalten, doch an dieser Stelle soll ein einziges Beispiel genügen. Es geht um einen extrem fragmentierten kleinen Jungen namens Adam, der voll mit bitterem Selbsthass und kaum imstande war zu spielen. Eine zutiefst depressive Mutter hatte ihn in schwerer Geburt zur Welt gebracht. Schließlich, nach zwei Jahren Behandlung, begann er ein Spiel, in dem er ein freundlicher, begütigender junger Hund war, der zu Füßen seiner Therapeutin auf dem Boden herumkrabbelte. Kurz vor den Weihnachtsferien sagte er der Therapeutin, sie solle ihren Reisekoffer öffnen, in dem sie eine wunderbare Überraschung finden würde – einen kleinen Hund! Als sie vermutete, das könnte bedeuten, dass Adam sich als neues Baby für sie sah, konnte er nicht zulassen, dass es um ein Baby ging. Entsetzt hielt er daran fest, es sei nur ein Hundejunges, und unzweifelhaft war er noch nicht so weit, dass er als *homo erectus* zum Vorschein kommen konnte. Die Therapeutin war gelehrig und beschrieb nur ihre Freude und ihr Entzücken darüber, dass sie das Hündchen bekam. Vor den nächsten Weihnachtsferien enthielt der Koffer ein Baby. In der Zwischenzeit hatten beide viel Arbeit geleistet: Sie galt Adams Schamgefühlen und seiner Unfähigkeit zu glauben, er könnte als Menschenkind Freude *bescheren*, sowie seinem ebenso ausgeprägten, von Geiz getriebenen und verstockten Unwillen, Freude zu bereiten. Es schien ihm nun endlich zu gelingen, innerlich seine Geburtsgeschichte umzuschreiben und der Therapeutin aufzutragen, sie solle ihn mit Überraschung und Freude willkommen heißen. Damals hat Adam seine Geburtsgeschichte nicht verleugnet; er hat sie auf symbolischem Wege neu geschrieben (Segal [1957] 1992). Die Geburtsfantasie wurde damit, wie es schien, nicht als manische Abwehr gegen frustrierende, grausame Wahrheiten benutzt. Vielmehr ging es bei ihr um erste Ansätze zum Aufbau und zur Herstellung jener positiven Beziehung zwischen Mutter und Baby, auf die Gesundheit, Hoffnung und Ich-Stärke immer angewiesen sind. Ich glaube nicht, dass Adam »gewünscht« hat, seine Therapeutin würde ihn zu Weihnachten nicht verlassen; vielmehr entwickelte er erstmals die Fantasie von einem Objekt, das ihn liebend gern *nach* Weihnachten wiedersähe. Solche Fantasien sind manchmal in der Lage, der Befriedigung eines berechtigten Bedürfnisses Form und Struktur zu verleihen – statt in Gestalt eines abwehrenden oder verleugnenden Wunsches der Verleugnung einer Enttäuschung zu dienen.

Lust, Sicherheitsgefühl und Freude als notwendige Voraussetzung emotionaler Gesundheit

Bei Melanie Klein heißt es:

> […] vielmehr wird auch der Glaube des Trauernden an seine guten inneren Objekte erschüttert. Diese Verunsicherung hat eine schmerzvolle Beeinträchtigung des Idealisierungsprozesses zur Folge, der einen unverzichtbaren Zwischenschritt in der

> psychischen Entwicklung darstellt. Bei der idealisierten Mutter findet das Kleinkind Schutz vor der rachsüchtigen oder toten Mutter und allen bösen Objekten, sie bedeutet ihm Sicherheit und steht für das Leben selbst. ([1940] 1996, S. 178)

Klein schildert, wie ein solcher Glaube durch Hass erschüttert werden kann, aber heute wissen wir, dass es auch durch Missbrauch möglich ist. Wenn sehr kleine Kinder mit chronischen Dosen von Grauen, Schmerz und Verzweiflung zu tun haben, wird die normale psychische Entwicklung fast immer gestört, und es kann zu Entwicklungsstillstand und Defizit kommen: nicht nur bei der Fähigkeit, zu lieben, zu genießen und Selbstachtung zu empfinden, sondern auch soweit es die Beschaffenheit des Überichs und der inneren Objekte betrifft. Die positive Seite der Persönlichkeit des Patienten kann also im selben Maße *unter*entwickelt bleiben, wie die Seite der Verfolgungsangst *über*entwickelt ist. (Siehe Anhang, Abbildung A2.) Hier geht es nicht nur um die markante Spaltung zwischen ideal und verfolgend oder zwischen gut und böse (vorausgesetzt beide Seiten der Persönlichkeit und der inneren Objektwelt sind ausreichend entwickelt), sondern um das *Ausbleiben der Entwicklung von gutem Selbst und guten Objekten.* Wenn Klein schreibt ([1957] 2000, S. 301), ein gutes Objekt, »welches das Selbst liebt und beschützt und vom Selbst geliebt und beschützt wird«, schaffe »die Grundlage für das Vertrauen in das eigene Gutsein«, denkt sie vor allem daran, dass das kleine Kind sein erstes äußeres Objekt libidinös besetzt und dies dann durch Neid gestört wird. Bei der Arbeit mit schwer deprivierten Kindern, deren äußere Objekte unfähig waren, solche Liebesprojektionen entgegenzunehmen, bekommen wir oftmals den Eindruck, dass die Kinder völlig aufgegeben haben und wir sozusagen von beiden Enden oder von zwei Problemen des Kindes her arbeiten müssen: ausgehend einerseits von der Hemmung seiner Liebe oder vom Scheitern seines Vertrauens, andererseits von der Unfähigkeit des inneren Objekts, das Kind lieb zu haben oder für es zu sorgen. Nehmen wir Sätze wie »Du kannst kaum glauben, dass wir wieder beisammen sind« oder »… dass ich wiedergekommen bin, wie ich es versprochen habe«; »Es fällt dir schwer zu glauben, dass ich am 4. Januar wiederkommen will« oder »dass der 4. Januar jemals kommen wird«; und »Jetzt langsam kommst du gern hierher«. Sie alle können begleitet sein von anderen wie etwa »Du hast gemerkt, dass ich dich mochte, als du das getan hast« oder »… als das passierte«; und »Jetzt merkst du langsam, dass es mir wichtig ist, was dir geschieht«: Und bei allen geht es in wechselnder Form darum, wie das Kind sein Objekt besetzt oder nicht besetzt, aber auch wie nach dem Eindruck des Kindes das Objekt es seinerseits besetzt oder nicht besetzt. Bei diesen Patienten ist der Prozess, in dessen Verlauf das Idealobjekt introjiziert und ein Gefühl für das liebende oder liebenswerte Selbst aufgebaut wird, langwierig und langsam und gleichwohl lebenswichtig für die psychische Gesundheit. Der Therapeut kann sich mit positiver Übertragung und mit der aufkeimenden Hoffnung des Kindes auf oder seinem beginnenden Glauben an positive Gegenübertragung befassen, ohne in Sentimentalität, Kollusion oder Verführung abzugleiten. Heftige Gegenübertragungen mütterlicher oder väterlicher Art müssen behutsam angegangen werden, sie bringen aber nicht automatisch falsche Versprechen mit sich. Die Befürchtung, wir könnten implizit sagen, dass wir das Kind wirklich adoptieren werden, kann Therapeuten manchmal zu Verleugnung und Hemmung einladen und zu weiterer Verzweiflung beitragen, wenn das Kind die Hemmung als Zurückweisung erlebt. Das Eingeständnis, dass jemand es adoptieren *sollte* oder dass wir es in diesem Augenblick nicht mit einer Ferienpause allein lassen *sollten*, kommt durchaus ohne Kollusion aus. Und dennoch kann ein solches Eingeständnis etwas ganz anderes sein, als wenn wir einem verzweifelnden Kind die Deutung geben, es »wünsche sich«, wir würden es nicht allein lassen. Eine Deutung, die vom berechtigten Bedürfnis spricht, kann das Ich des verzweifelnden Kindes stärken. Eine Deutung, die vom vergeblichen Wunsch spricht, kann das Ich schwächen und die Verzweiflung steigern.

Lustvolle Zustände als etwas Aktives, begleitet von Denken und Anstoß zum Denken

Zustände mit Lustempfindungen werden von vielen Psychoanalytikern als etwas Passives geschildert, in Bildern, die Anpassung, Befriedigung, Übereinstimmung und Symbiose ausdrücken und einen »geistlosen« Dämmerzustand umschreiben (Mahler, [1968] 1972; Winnicott, [1960] 1984). Besteht die tägliche Kost des Kindes eher aus Negativem, so können neue Erfahrungen mit Wiederkehr, Beständigkeit, Verlässlichkeit und Dauerhaftigkeit eines Therapeuten anregen, Interesse wecken und Denken anstoßen. Sie werden *in Anwesenheit* eines Objekts gemacht. Gelingt die Verdauung dieser Zustände, fördern sie womöglich *geistige* Entwicklung und Lernen. Melanie Klein zufolge ist der Aufbau eines guten Objekts wichtig für das Gefühlsleben, aber sobald man diesen Gedanken kombiniert mit dem etwas vernachlässigten Bion'schen Begriff »Realisierung«, gelangt man zu dem Schluss, dass positive Erfahrungen nicht nur für das Gefühlsleben, sondern auch für das Geistesleben unverzichtbar sind. Schon bei Klein heißt es ([1957] 2000, S. 300), das Baby nehme zusammen mit der Muttermilch auch »Verständnis« auf. Über Bion hinausgehend würde ich sagen: Positive Erfahrungen mit einem lebendigen Objekt sind nicht nur »Realisierungen« im Sinne der Befriedigung oder der Symbiose. Sicher bin ich allerdings, dass sie »sich richtig anfühlen«, aber als belebend, nicht einschläfernd empfunden werden. (Da Bion über diesen Teil seiner Theorie so wenig geschrieben hat, weiß ich nicht, ob er wirklich »geistlose« Befriedigung und Übereinstimmung meint, aber dem Begriff scheint doch etwas von der »perfekten Passform« anzuhaften, während Realität und Denken erst ins Spiel kommen, wenn es um Versagung und Abwesenheit geht.) Positive Faktoren können anregend sein, weil sie *interessant* sind: Der Bionschen These zufolge ([1962b] 1990, S. 90–92) ist »K« (der Wunsch, jemanden kennenzulernen) etwas Zusätzliches neben »L« (dem Bedürfnis zu lieben) und »H« (dem Hass). Aber vielleicht sollte K auch *als Teil von* L und nicht nur von H gelten. In der normalen Entwicklung sind freudige Überraschungen nicht minder anregend als böse Überraschungen. Vielleicht löst gerade das Überraschende, Unerwartete durchaus Entzücken, Nachdenken und Meta-Nachdenken aus – und oftmals in Anwesenheit eines lebendigen menschlichen Objekts.

Säuglingsbeobachtung und -forschung (und im Übrigen auch die Klein'sche Theorie) lehren uns, dass es nur ganz selten die »perfekte Passform« gibt, selbst wenn das Objekt anwesend ist und Befriedigung verschafft. Bei einem lebendigen und beweglichen Objekt hat seine Anwesenheit genauso viel Forderndes und Anregendes wie sein Fortgehen und seine Abwesenheit. Ankunft und Wiederkehr regen an, aber dasselbe gilt für die einfache Erfahrung, die das Kind während eines Protogesprächs beim Blick in das Gesicht der Mutter oder des Vaters macht. Die beweglichen, ausdrucksvollen Gesichtszüge; die Augen, die sich weiten, aufleuchten, sich verengen und stumpf werden; die wechselnden Lautqualitäten und -strukturen, wenn die elterliche Betreuungsperson spricht und reagiert – all das fordert Aufmerksamkeit. Wie Stern ([1985] 1992), Trevarthen und Hubley (1978) sowie Beebe und Lachmann ([1994] 2002) gezeigt haben, verfügt ein lebendiger Mensch, *sobald er anwesend ist*, über eine komplexe, variationsreiche und *permanent sich ändernde Anwesenheit*, in der es eine Fülle von dynamischen Abläufen und Gestalten in der Zeit gibt. Sie mag Lust verschaffen, aber sie fordert. Nach Darstellung von Allan Schore setzt die Face-to-face-Kommunikation zwischen Mutter und Säugling Opiate (und das heißt Glücks- und Wohlgefühle) frei, aber auch Dopamin mitsamt Arousal und Hochstimmung (1994; vgl. Gerhardt, [2004] 2006, S. 54). (Jaak Panksepp zufolge [1998] hängt das Dopamin-System auch mit Suchverhalten und Neugierde zusammen.)

Ich folge also weder Bion noch Freud in der Annahme, für das Auftreten der Realität und die Entstehung des Denkens seien *primär* Versagung, Abwesenheit, Trennung und Getrenntsein verantwortlich. Modulieren und Regulieren der Anwesenheit ist eine – nicht nur emotionale, sondern auch geistige – Aufgabe, die sich dem Säugling wahrscheinlich eher stellt als die Aufgabe, über die Abwesenheit hinweg Objektkonstanz zu bewahren. Introjektion ist oft Schwerarbeit, und zweifellos setzen dauerhafte Internalisierung und die Bildung von Repräsentanzen die Introjektion von Erfahrung voraus. Die Letztere aber hat die Psychoanalyse, so scheint mir, noch nicht ausreichend studiert. Präkonzeptionen müssen mit Realisierungen zusammentreffen, doch dieses »Zusammentreffen« ist keine statische, sondern eine lebendige, dynamische, unvollkommene »Artikulation« (Bion, [1957a] 2013, S. 60). Daher meine Auffassung, dass auch »Konzeptionen« Gedanken sind und selbst genussvolle oder erfreuliche Gedanken denkbar gemacht werden können. Wenn Leontes in Shakespeares *Wintermärchen* entdeckt, dass seine vermeintlich tote Frau keine Statue ist, sondern ein lebendiges Wesen, ruft er atemlos aus: »Sie ist warm!« (Akt V, Szene 3) Zwar handelt diese Geschichte von einem Mann im Winter seines Lebens, der aus tiefster Verzweiflung auftaucht, aber ich glaube, auch ganz kleine Kinder machen regelmäßig solche Erfahrungen. Sie verarbeiten die »langsame folgenschwere Entdeckung« (Stern 1983) des Miteinander-verbunden-Seins.

Wenn Babys das lächelnde Gesicht ihrer Betreuungsperson studieren oder den Geschmack der Milch kosten oder merken, wie sich die Brust in ihrer Hand anfühlt, ist das gleichsam ein *Nachdenken über* anwesende Objekte. Wenn sie die Brust, die sie zuvor fast nur mit dem Mund kennengelernt haben, erstmals mit den Augen und dann mit der Hand erkunden, erleben sie einen faszinierenden Augenblick. Ein zehnjähriges adoptiertes Mädchen, das im Waisenhaus eines Drittweltlandes groß geworden war, fragte ihre Therapeutin (zu der sie damals gerade eine starke Bindung entwickelte) nachdenklich: »Warum heißt du Jane?« Wenig später streichelte sie ganz kurz die flauschige Jacke der Therapeutin an der Schulter und fragte sanft: »Warum ist sie so flauschig?« Die Sprache, deren sie sich bediente, und die Frage »Warum?« waren die einer Zehnjährigen, aber eigentlich tat sie das, was ein Baby tut, wenn es das Gesicht seiner Mutter oder seines Vaters mit Augen oder Händen erkundet und – auf ebenso emotionalem wie reflexivem und kognitivem Wege – zwar nicht das Warum, aber das Was, das Ist, seiner Eltern kennenlernt.

Vom anwesenden Objekt gibt es eine Vielzahl von Versionen, und schon das stellt extrem hohe Ansprüche. Wie Peter Wolff herausfand (1965), zeigen Babys intellektuelle Neugierde, nicht wenn sie hungrig oder müde, sondern wenn sie satt und ausgeruht sind und sich wohl fühlen. Ihre Neugierde war nicht erzwungen durch Versagung; freigesetzt wurde sie durch Befriedigung und Internalisierung von etwas Gutem. Die Alpha-Funktion, so meine These, bearbeitet anwesende und Lust bereitende Objekte. Zuerst findet die Introjektion guter Objekte statt, dann folgt die Internalisierung; so heißt es bei dem großen polnischen Dissidenten und Lyriker Zbigniew Herbert: Nach dem Weggang heilt gutes Erinnern die Narbe (bliznę po odejściu / dobra pamięć leczy; 1997, S. 40). Meine These lautet daher: Wo gute Erinnerungen fehlen und Denken und Gedächtnis Schaden genommen haben, gibt es keine Heilung.

Schlussbemerkung

Mir liegt wie gesagt nicht an einer Alternative zu bereits vorhandenen Vorstellungen von der Art, in der Realität gelernt wird. Ich plädiere lediglich für eine vollständigere Darstellung, eine Ergänzung. Ödipale Versagung, orale Versagung, Abwesenheit des Objekts, Trennung, Grenzziehung und Getrenntsein – all das sind Erfahrungen, die anregen. Doch neben den Verbindungen zu abwesenden Objekten müssen auch solche zwischen verschiedenen Versionen eines anwesenden Objekts hergestellt werden. Dass das Objekt wieder auftauchen kann, kurz bevor man damit gerechnet hat – oder vielmehr: dass es *überhaupt* auftauchen kann –, und dass es in einem Mikroaugenblick seine Form verändert, ist wesentlicher Bestandteil seiner Lebendigkeit und muss ebenso verarbeitet werden wie die Tatsache, dass es fortgehen kann, wann immer es will. Manche Patienten introjizieren praktisch zum ersten Mal Textur, fühlbare Oberfläche, Laute und Aussehen eines freundlichen oder guten Objekts. Mit solchen Augenblicken sollten wir in unserer Technik behutsam umgehen, ohne dass dies zwangsläufig Sentimentalität, Kollusion oder Einladung zu manischer Abwehr bedeuten müsste. Sie sind der Stoff, aus dem das von Freud und Klein so genannte libidinöse – und, wie sie und wir ergänzen würden, liebende – Leben gemacht ist.

Kapitel 6

Moralische Imperative und Korrekturversuche bei der Arbeit mit gepeinigten und verzweifelnden Kindern

Wünsche oder Bedürfnisse?

Einführung

In Kapitel 1 habe ich geschildert, wie notwendig es für ein behindertes Mädchen im Rollstuhl war, die Identität einer gesunden Person auszuprobieren, während es mit ansehen konnte, wie ein anderer an ihrer Stelle Verzweiflung und Verbitterung empfand. Nach ihrem Gefühl erlitt sie ein ungerechtes Schicksal – eigentlich müsste es einen anderen treffen. In diesem Kapitel baue ich das Thema aus, und zwar mit der Unterscheidung zwischen der Grammatik von Wünschen bei Neurose und der Grammatik von zwingenden Bedürfnissen bei paranoider Borderline-Krankheit. Dazu stelle ich Material aus der Arbeit mit einem zehnjährigen Borderline-Psychotiker namens Richard vor, der gegen Ende der sechziger Jahre bei mir eine Intensivbehandlung machte. In einem Sommer der späten achtziger Jahre ging ich das Material noch einmal durch und war sehr bekümmert über das, was ich las, und darüber, wie ich zwei Jahrzehnte zuvor gearbeitet hatte.

In der Zwischenzeit hatten sowohl Wilfred Bion ([1962b] 1990, S. 146) mit seiner Erweiterung der Klein'schen projektiven Identifizierung ([1946] 2000, S. 17) als auch Herbert Rosenfeld ([1987] 1990), Betty Joseph ([1989] 1994) und andere Autoren mit ihrer Forschung zu den technischen Konsequenzen gewaltige Veränderungen in die Arbeit mit solchen Patienten eingeführt. Bei Richard hatte ich mich einer Technik bedient, die von den genannten Entwicklungen gänzlich unberührt war: In ihr dominierten die erklärend-aufdeckenden Deutungen, und sie eignete sich eher für neurotische Patienten. Eine Zeit lang war sie richtig schädlich für ihn. Sie hatte etwas Entlarvendes an sich und sollte Depression und Verlustgefühle aufdecken, die sich hinter seinen – wie ich damals meinte – manischen, omnipotenten und paranoiden Abwehrmechanismen verbargen. Heute glaube ich, dass diese »Abwehrmechanismen« in Wirklichkeit verzweifelte Versuche waren, Zustände wie Verzweiflung und Entsetzen zu *überwinden* und von ihnen zu *genesen*. Sie enthielten Ansätze zu entwicklungsrelevanten Grundbedürfnissen: zum Bedürfnis nach Schutz und Behüten, nach einem Gefühl der Urheberschaft und Potenz, ja sogar nach Rache und Gerechtigkeit. Richard war voller Gewalttätigkeit, Verbitterung und Verfolgungsgefühle. Doch anders als Patienten, deren Borderline-Probleme eher psychopathische Begleiterscheinungen aufweisen, hatte er zwar viel Gewalttätigkeit in sich, war ihr aber nicht eigentlich verfallen oder durch sie erregt. (Bei manchen traumatisierten Patienten, die Gewalt miterlebt oder selbst erlebt haben und die blind explodieren, würde ich heute nicht unbedingt mehr sagen wollen: »Du hast es getan« oder »Du möchtest es tun«. Besser wäre: »Es ist *in dir*, das zu tun«, denn das berücksichtigt die Entpersonalisierung, die auftreten kann, wenn das Trauma verinnerlicht wird.) Außerdem verfügte Richard, anders als neurotische Patienten, kaum über Ich-Funktionen. Seine »Abwehrmechanismen« halfen ihm nicht, mit seinen übermächtigen Gefühlen fertig zu werden. Um projizieren zu können, hätte er zum Beispiel imstande sein müssen, zu spalten und vor allem zu verdrängen und zu vergessen. Ich befasse mich also mit dem Unterschied zwischen dem Wunsch des Neurotikers, dass etwas sein *könnte* oder *hätte sein können*, und dem verzweifelten Bedürfnis mancher Borderline-Patienten, dass etwas anders sein *müsste* oder *hätte sein müssen*.

Weiterentwicklungen der psychoanalytischen Theorie

Die wichtigste theoretische Veränderung, die ich meine, betrifft die Vorstellungen vom Zweck – und von den Motiven – projektiver Identifizierungsprozesse. (Sie überschneidet sich hier und da mit den von Joseph Sandler und Anna Freud ([1985] 1989), Heinz Kohut ([1971] 1975) sowie Stolorow und Lachmann (1980) neu formulierten Denkansätzen zum Unterschied zwischen normaler Abwehr einerseits und frühen Strukturierungen, Schutzmaßnahmen oder Vorstadien der Abwehr andererseits.) Heinrich Racker zufolge besteht die Gegenübertragung des Analytikers teils in der Identifizierung mit Ich und Es des Patienten, teils in der Identifizierung mit dessen inneren Objekten ([1968] 1982, S. 73). Denselben Zusammenhang zwischen Gegenübertragung und projektiver Identifizierung stellt Bion her, wenn er darauf hinweist ([1962b] 1990), dass der Psychoanalytiker die Rolle des verlorenen Selbst des Patienten vielleicht sowohl in dessen als auch in der eigenen Psyche übernimmt. Der Patient projiziert dann so machtvoll, dass er nicht nur das Gefühl hat, sein Analytiker sei angsterfüllt oder depressiv, sondern ihn *dazu bringt*, angsterfüllt oder depressiv zu sein. Doch in den fünfziger Jahren – und noch Anfang der sechziger – haben Bion ([1957b] 2013) und andere die projektive Identifizierung nach wie vor als Resultat destruktiver oder abwehrbezogener und pathologischer Motive beschrieben. Dann tat Bion einen weiteren Schritt ([1962b] 1990): Seine Vorstellung vom Analytiker als Behältnis oder Container für solche Projektionen konnte erstmals auch bedeuten, dass das Behältnis womöglich ungeeignet ist und manchmal dazu beiträgt, dass der Patient noch stärker projiziert. (James Grotstein zufolge [1981b] trat damit, lange vor Kohut ([1977] 1979), der Gedanke des Objektdefizits auf den Plan.) Damals vertrat Bion die These, in manchen projektiven Identifizierungen äußere sich ein *Bedürfnis, jemandem etwas mitzuteilen*, und zwar auf einer elementaren Ebene: Containment und Transformation ([1965] 1997) der Gefühle und Gedanken des Patienten durch den Analytiker verglich er mit der primitiven, aber erfolgreichen präverbalen Kommunikation zwischen Mutter und kleinem Säugling. Damit, so seine These, werden Gefühle erträglich und Gedanken denkbar. Diese gewissermaßen demokratischere Zwei-Personen-Psychologie lässt beiden Seiten der Gleichung Spielraum zur Einflussnahme auf die Interaktion. Ein solches Modell verschafft dem – *ex*ternen wie *in*ternen – Objekt mehr Gelegenheit, auf das System einzuwirken. (Ausführlich erörtert werden die Neuansätze im psychoanalytischen Denken zum Thema Kinder mit Borderline-Psychose-Problemen bei Trevor Lubbe [2000].)

Technische Konsequenzen aus den Weiterentwicklungen der psychoanalytischen Theorie

Dieses verstärkte Augenmerk für die Unzulänglichkeiten des Objekts hatte weitreichende Folgen. Herbert Rosenfeld wies darauf hin, wie riskant Deutungen bei Borderline-Patienten sind, die den Beitrag des Analytikers überschätzen ([1987] 1990). Er betont die gesunden Kräfte, die im Widerstand beschlossen sein können, und rät, Idealisierungen nicht allzu schnell aufzulösen. Roger Money-Kyrle hält es für technisch äußerst dringlich, zwischen verzweifelter und zerstörerischer projektiver Identifizierung zu unterscheiden (1947). Betty Joseph hat sich zeitlebens mit diesem Problem beschäftigt ([1989], 1994). Sowohl im Bereich der Technik wie in der Theorie hat sie den Gebrauch der projektiven Identifizierung zu Zwecken der Kommunikation thematisiert und darauf hingewiesen, dass extrem dringliche Projektionen ein Bedürfnis enthalten können, etwas mitzuteilen, was dem Analytiker langwieriges Containment und Erkunden abverlangt und nicht vorschnell an den Patienten zurückgegeben werden darf. Oft ist der Analytiker besser beraten, wenn er das Erleben in seinem Innern festhält und erkundet und zum Beispiel sagt: »Sie haben das Gefühl, ich sei dumm« (ohne hinzuzufügen, dass der Patient eigentlich das eigene Gefühl, dumm zu sein, projiziert). Nach Betty Josephs Worten ([1978] 1994) muss der Patient manchmal unbedingt merken, dass der Analytiker bereit ist, die Projektionen so lange aufzunehmen, bis er den fehlenden Persönlichkeitsanteil des Patienten oder auch sein zuvor gar nicht untersuchtes inneres Objekt selbst erlebt. Ein enttäuschendes oder labiles Elternobjekt, dessen Schwäche immer geleugnet wurde, muss nach und nach sichtbar gemacht und darf nicht wegerklärt werden, und diesen Schritt könnte man als Übergang von einer Grammatik des Erklärens zu einer Grammatik des Beschreibens bezeichnen. Ausführlich äußert sich dazu John Steiner in seiner Erörterung des Gegensatzes zwischen analytikerzentrierten und patientenzentrierten Deutungen ([1993] 1998, S. 191ff.).

Bion betont, wie normal das Bedürfnis nach einem Container für solche Mitteilungen ist, weil es einem frühkindlich-menschlichen Bedürfnis entspricht, in Begleitung eines geistig aufnahmebereiten Menschen zu sein. Das heißt auch, dass die mitgeteilten Emotionen nicht unbedingt solche sind, die der Patient loswerden möchte – es könnten Gefühle sein, die das Objekt an seiner, des Patienten, Stelle empfinden soll; Gefühle, die er im Innern des Therapeuten erkunden und erst dann allmählich als eigene anerkennen muss. Überdies handelt es sich dabei, wie ich im vorliegenden Buch zeige, nicht unbedingt um negative Emotionen. Nicht weniger erfolgreich als die von Bion zunächst angeführten Gefühlsregungen, nämlich Furcht und Mordlust, können auf dem Wege dieser unbewussten Kommunikation auch positive Gemütszustände übermittelt werden (selbst wenn das in wirrer und verrückter Manier geschieht). Bion zufolge empfindet der Psychotiker Schmerz, leidet aber nicht darunter; hinzufügen könnte man, dass er Lust empfindet, sie aber nicht genießt. Wie schon in Kapitel 5 ausgeführt, kann die normale Entwicklung nur fortschreiten, wenn in beiden Fällen Präkonzeptionen zu Konzeptionen werden.

Die Grammatik der projektiven Identifizierung: Technik für Wünsche oder Bedürfnisse

Im Folgenden möchte ich dem Gedanken nachgehen, dass solche unbewussten projektiven Mitteilungen, nicht anders als normale sprachliche Mitteilungen, eine Grammatik haben. Die jeweilige Variante dieser Grammatik könnte der Stelle entsprechen, an der sich der Patient auf dem Neurose-Psychose-Kontinuum befindet – also der Stufe seiner Ich-Entwicklung und dem Grad der Dringlichkeit und Verzweiflung seiner Bedürfnisse. Denkbar ist, dass beide, das neurotische und das Borderline-Kind, manische oder größenbesessene Prahlerei an den Tag legen oder protestieren und über Ungerechtigkeit klagen; dass wir zu Bewunderung oder Mitgefühl genötigt werden; dass die Gegenübertragung dieselbe ist, die Motivation des Kindes in der einen und der anderen Situation aber völlig anders; ja, dass wir uns beim Borderline-Kind, dessen Unreife sein Prahlen vielleicht lächerlich und töricht klingen lässt, zu vermehrter Entlarvung gedrängt fühlen. Trotz allem bedarf unsere Deutungsreaktion eines sorgfältigen grammatischen Aufbaus, der dem Unterschied zwischen einem Wunsch nach Omnipotenz und einem Bedürfnis nach Potenz Rechnung trägt (Alvarez, [1992] 2001). Das normale oder neurotische Kind mag wünschen oder gar fordern, dass etwas anders sein soll, aber es kann noch so gerade die Einsicht ertragen, wie es in der äußeren Realität und in seinem Herzen wirklich zugeht. In aller Regel kann es mit zwei Realitäten jonglieren und sie vergleichen (Stern, [1985] 1992), außerdem mit einer Doppelperspektive (Susan Reid, persönliche Mitteilung, 1988) oder »beidäugigem« Sehen (Bion, [1950] 2013) und zweispurigem »Denken in Parenthese« (Bruner, 1968) fertig werden. Es ist imstande, einen Gedanken in Reserve zu halten und den Gedanken innerhalb des Gedankens sowie den Gedanken jenseits des Gedankens ins Auge zu fassen. Es kann mit Meta-Kognitionsprozessen (Main, 1991) und Funktionen der Selbstreflexion (Fonagy et al., 1991) sowie, ein Stück weit, mit dem Symbolisieren umgehen (Segal, [1957] 1992). Borderline-Patienten hingegen sind (in ihren psychotischen Phasen) konkretistisch, einspurig, überwältigt von der Einmaligkeit ihres Gemütszustands und ständig in Gefahr, in symbolische Gleichsetzungen sowie massive Spaltung und Projektion zu verfallen. Sind *wir* in Gefahr, zu vorschneller Integration zu kommen, wenn wir uns weigern, bei ihrem dringenden, gebieterischen bornierten Gemütszustand zu verweilen? Gibt es vielleicht sogar in den frühesten Stadien der emotionalen Entwicklung ein Bedürfnis nach etwas wie einer symbolischen Gleichsetzung, nach der fast perfekten Passform? Hinzufügen muss ich, dass solche Phasen keineswegs als »geistlos« anzusehen sind – die Balance zwischen Lust bereitenden Opiaten und Hochstimmung erzeugendem Dopamin im Gehirn mag von Augenblick zu Augenblick variieren, aber weder die einen noch die anderen bringen zwangsläufig »geistlose« Dämmerzustände mit sich.

Viele Entwicklungspsychologen sind der Frage nachgegangen, wie die geistigen Kräfte des Babys wachsen, wie Intersubjektivität als Intrasubjektivität internalisiert wird (Stern, [1985] 1992; Trevarthen und Hubley, 1978). Es ist faszinierend, wenn autistische oder andere geistentleerte Kinder erstmals entdecken, dass sie etwas gern tun, und dann, dass sie es *gern haben*, dass sie es *gern tun* (First, 2001). (Wenn sie noch weitergehen und schließlich zur Doppelperspektive gelangen – zum Beispiel zur Entdeckung, dass man dasselbe Spielzeug auf zweierlei Weise betrachten kann –, können Sprache und Als-ob-Spiel beginnen.) Mütter verfolgen die Blickrichtung ihres Babys, lange bevor Babys anfangen, dem Blick ihrer Mutter zu folgen (Collis, 1977). Immer wieder zeigt uns die Säuglingsbeobachtung, wie die Augen der Mutter aufleuchten, wenn sie sieht, was den Blick des Babys auf sich gezogen hat: »Oh ja, wie der Baum sich bewegt!« Übereinstimmend sagen Entwicklungspsychologen und psychoanalytische Beobachter, dass es, wenn ein menschlicher Geist wachsen soll, der Begegnung zwischen ihm und einem anderen bedarf und nicht allzu viele »falsche Schritte beim Tanz« zwischen Säugling und Betreuungsperson vorkommen sollten (Stern, [1977] 1979, S. 134). Aber auch nicht zu wenige, denn Nichtübereinstimmung, Desillusionierung und Getrenntheit sind Grundvoraussetzungen, wenn wir etwas über die Realität lernen wollen (Beebe und Lachmann, [2002] 2004; Hopkins, 1996; Tronick, 2007). Die Balance zwischen Übereinstimmung und Nichtübereinstimmung in unserer Deutungsarbeit muss sorgfältig auf das Entwicklungsniveau, auf dem – und den Gefühlszustand, in dem – der kindliche Patient sich gerade befindet, abgestimmt sein. Leichter gesagt als getan!

Damit bin ich wieder bei der Grammatik und dem Problem der Deutungsebenen. Nach meiner Ansicht sind Deutungen, die hervorheben, dass der Betreffende vom Idealobjekt oder vom Idealselbst getrennt und unterschieden ist – das heißt diejenigen, die sich der Sprache von Wunsch und Verlangen bedienen –, das Richtige für Patienten mit etwas Ich-Entwicklung, etwas Vertrauen in ihre Objekte und etwas Selbstwertgefühl. Wie immer groß ihre Angst, Wut und Depression sein mögen, diese Patienten haben doch so viel Ich-Ausstattung, dass sie die Lücken im Gefüge der Welt ins Auge fassen können. Im Lateinischen muss auf ein Verb, das ein Moment von Zweifel enthält (man wünscht, fürchtet, meint, hofft und so fort), der Konjunktiv oder das Konditional folgen. »Ich könnte gehen« ist schwächer als »Ich bin dabei zu gehen« oder »Ich werde gehen«. Die Sprache, in der es heißt: »Du wünschst, aber wir beide wissen, du kannst [du hast, du wirst] nicht …«, lässt sich aushalten, sobald die reale Alternative gerade einmal erträglich ist. Ich entdeckte, dass der neurotische Patient, wenn ich sagte: »Du hast Angst, dass du ohne mich am Wochenende stirbst«, hören konnte, welche andere Bedeutung und alternative Möglichkeit eine solche Aussage enthielt (nämlich: dass er voraussichtlich nicht sterben würde). Dank seiner Doppelperspektive und seiner Fähigkeit zum zweispurigen Denken ist er imstande, mehr oder weniger gleichzeitig über beides nachzudenken.

Aus eigener bitterer Erfahrung habe ich lernen müssen, dass der Borderline-Patient dies alles häufig nicht kann. Seine Panikattacken und sogar seine manischen Abwehraktionen bringen vielleicht zum Ausdruck, dass wir begreifen müssen, wie sehr ihm Selbstvertrauen, Sicherheit, Schutz, ja Gerechtigkeit zustehen – das heißt, wie berechtigt sein Bedürfnis danach ist. Er müsste etwa Folgendes hören: »Du hast Mühe, dir vorzustellen, dass du es bis Montag schaffen wirst« oder »Du meinst, ich dürfte dich dieses Mal nicht im Stich lassen«. Das bringt nicht unbedingt Kollusion, Verführung oder falsche Versprechen mit sich. (Siehe Kut Rosenfeld und Sprince [1965] vom heutigen Anna-Freud-Zentrum zu dem Problem, dass die Deutung von Angst bei Borderline-Patienten deren Angst leicht steigern kann.) Das berechtigte Bedürfnis des Kindes nach *Ab*sicherung bedarf des Verstehens, und nur im äußersten Notfall sollte die ausdrückliche *Ver*sicherung erforderlich sein. Einem bereits verzweifelnden Kind Deutungen zu geben, die von Angst oder Verlust sprechen, kann es noch zusätzlich schwächen. Eine andere Grammatik wie etwa die Grammatik der Imperative kann seinem Ich helfen, stärker zu werden.

Der Patient und meine entlarvenden Deutungen

Richard wurde als Zehnjähriger im Frühjahr 1967 zu mir überwiesen. Zu dem überweisenden Psychiater kam er als extrem gestörter Junge mit misstrauischem, angespanntem Auftreten und bizarren Handbewegungen, als wolle er Schläge gegen den Kopf abwehren. Bei Richards Mutter hatte man eine manisch-depressive Psychose diagnostiziert, und sie hatte ihn als Baby häufig geschlagen. Als Richard achtzehn Monate alt war und sein jüngerer Bruder vier Monate, ging sie von einem Tag auf den anderen fort. Seither war sie selten zu Besuch gekommen. Richard war, als er zu mir kam, in einer Sonderschule, wo er wenig lernte. Nach dem Fortgang seiner Mutter hatte er ein paar Monate bei seiner Großmutter väterlicherseits gelebt, dann bei seinem Vater mit einer Kinderfrau, an der er sehr hing. Als sie ging, zog die Großmutter zum Vater, um sich um die Kinder zu kümmern. Vater und Großmutter waren freundliche und kluge Menschen, aber sehr vornehm, und sie hätten sich wohl schwer getan, alles, was an Kummer, Schrecken und Empörung in Richard steckte, in sich aufzunehmen, hätte es sich denn jemals in seinen Säuglingsjahren offenbart. Auch seine Tante, eine warmherzige und feinfühlige Frau, war an der Versorgung der Kinder beteiligt. Anfangs sah ich Richard zwei Mal pro Woche; dann gingen wir angesichts seiner hochgradigen Schädigung und Verstörung auf vier Termine pro Woche über.

Die ersten Sitzungen will ich genauer referieren. Das mag masochistisch und pedantisch anmuten, denn ich war damals eine blutige Anfängerin, und aus mancherlei Gründen war meine Arbeit nicht gut, aber ich möchte mir die Grammatik sowie die theoretische und technische Bedeutung der Grammatik anschauen und hoffe, der Leser wird mir das unsystematische Herangehen verzeihen.

Als wir begannen, hatte ich die Maler im Haus. Beim ersten Termin ging Richard am Spielzimmer vorbei und begegnete einem der Handwerker, der ihm freundlich den Weg zeigte. Richard war ein blonder, blauäugiger, etwas pummeliger Junge mit einem Robotergang. Jeden Schritt tat er mit extremer Vorsicht, als ginge er mit verbundenen Augen. Er wirkte völlig verschreckt, aber nach einigen meiner Kommentare und nach Erklärungen zur Therapie sah er die Wand an und sagte: »Ich weiß, was das ist; das ist Farbe.« Wenig später sagte er: »Das ist eine Wand!« und noch später, als ihm ein Geräusch Angst machte, das von den Handwerkern im Obergeschoss herkam, fragte er: »Warum sind die hier? Ist das Haus total kaputt?«

Nach einiger Zeit schien er etwas weniger verängstigt und begann, mit großen schwungvollen Pinselstrichen zu malen – eher wie die Maler im Obergeschoss. Ich sagte, er male jetzt wie die Handwerker, und vielleicht wolle er mir zeigen, dass er gern würde malen können wie diese Erwachsenen. Vielleicht möchte er häufig, so setzte ich hinzu, das tun, was Papa tun kann. Darauf sagte er (wobei alles in einem wilden Durcheinander aus ihm herauskam und Wörter und Gedanken übereinander stolperten): »Ja, tue ich, möchte ich, aber ich *arbeite* ja, dies hier *tue* ich, das siehst du doch!«

Man beachte meine Deutung: »Du *würdest gern* malen *können* …« Und man beachte seine verzweifelte Richtigstellung. Ich verstand sie als abwehrbedingte omnipotente Identifizierung, als Wunsch; aber könnte er mir nicht eigentlich ein verzweifeltes Bedürfnis mitgeteilt haben, das Bedürfnis, von mir als jemand gesehen zu werden, der imstande ist, ein potenter und wiedergutmachender Vater zu sein (oder wenigstens wie ein solcher zu werden)? Meine Deutung empfand er vermutlich (wie viele ähnliche, die auf sie folgten) als niederschmetternden, mahnenden Hinweis auf seine lebenslange Impotenz oder Ohnmacht und vielleicht seine lebenslange Demütigung. Schließlich hatten ihn zwei Betreuungspersonen verlassen, und eine hatte ihn geschlagen. Ich hätte doch sagen können: »Ich glaube, ich muss feststellen, dass du auch malen kannst, gar nicht so anders als die Leute da oben.«

Später, als er ein bisschen ruhiger geworden war, schreckte er nach weiteren Geräuschen noch mal ein wenig auf. Meine Deutung lautete, er sei nach wie vor verängstigt, worauf er sagte: »Nein, ich hab' keine Angst. David [sein Bruder] kriegt immer Angst.« Ich verstand ihn so, als benutze er nun David als den Ängstlichen, um nicht selbst der Ängstliche sein zu müssen. Immerhin, setzte ich hinzu, sei er ja hier an einem fremden Ort, und ich sei eine neue Person für ihn. Aber es war doch eine allgemeine Beruhigung eingetreten, die ich hätte verstärken können, wenn ich die abgespaltene, in Davids Inneres ausgelagerte Furcht nicht mit Projektion und Spaltung erklärt und gemeint hätte, sie müsse zurückgegeben und reintegriert werden, sondern wenn ich darin etwas gesehen hätte, das anerkannt und respektiert werden muss. Ich hätte also etwa sagen können: »Jetzt hast du ein bisschen weniger Angst und kannst dir einen anderen als den Ängstlichen vorstellen.« Ich hätte also die andere Hälfte des Gespaltenen aufnehmen können – die *nicht-ängstliche* Hälfte. Auch vorher schon hätte ich einräumen können, dass er meinte: »Wenigstens etwas erkenne ich in diesem Irrenhaus wieder: das ist Farbe, und das ist eine Wand.« Spaltung und Projektion haben nicht nur pathologische, sondern auch heilsame Funktionen. Das Bedürfnis und die Fähigkeit, die eigene Furcht auf Distanz zu bringen, dienen nicht nur der Abwehr. Sie können helfen, ein wenig Vertrauen zu entwickeln, und damit ein winziges Stückchen Ich-Wachstum bewahren und schützen. (Siehe Anhang, Abbildung A3.)

Jedenfalls erklärte Richard nun, was ihm Angst mache, sei sein Gewissen, und dann tröstete er uns beide urplötzlich mit der Versicherung, er habe Omas Wecker nicht kaputt gemacht. Die Uhr brachte ich in Zusammenhang mit meinem total kaputten Haus und dachte, in seinem Innern gäbe es vielleicht die Empfindung, dass irgendetwas total kaputt ist, ohne dass er weiß, was. (Immerhin stürzte ich mich nicht in übertriebene Erklärungen!) Schließlich begann er, sich zu entspannen. Er nahm den Klebstoff und suchte in seinem Kasten herum. Enttäuscht sagte er dann: »Da ist ja gar nichts zu reparieren!« Heute frage ich mich, ob er damit seine traurige Situation meinte, in der es keinen Container gab, den man hätte reparieren können: Die geisteskranke gewalttätige Mutter war nicht nur kaputt, sondern weg. Auch ich hatte all die Maler im Obergeschoss und war nach seinem Gefühl nicht ausreichend *für ihn* hier. Wir stehen, wie mir scheint, vor einem Defizit des inneren Objekts, das ebenso sehr thematisiert werden muss wie die Konflikte und Abwehrmaßnahmen, die ein höher entwickeltes Objekt betreffen. Man müsste also zulassen, dass die Übertragung für den Patienten die Geschichte umschreibt, und ihm nicht vorschnell die irreparable schmerzliche Realität in Erinnerung rufen. Vielleicht hätte ich ihm das Gefühl vermitteln müssen, dass er sein – oder werden – kann wie die Maler da oben.

In der zweiten Sitzung hatte Richard Angst, sie würde kürzer ausfallen, und war hoch erfreut, als ich ihm sagte, sie wäre genauso lang und vielleicht habe er die Wartezeit zwischen den Sitzungen nicht gemocht. Eifrig stimmte er zu und sagte, er liebe alles, was kein Ende habe und für immer da sei. Dann – leider muss ich es sagen – begann ich, von seiner Mutter zu sprechen. Ich wüsste, dass sie nicht mehr mit ihm zusammen lebt, und ob er sie denn sehe. Mit panikerfüllter Stimme erwiderte er: »Ja, für immer.« Ich reagierte mit der weiteren Frage, ob er gern das Gefühl hätte, es sei für immer, weil er es viel zu traurig fände, wenn das nicht so wäre. Nach seinem Empfinden müsste er wohl eine Für-immer-Mama haben – so wie eine Für-immer-Mrs-Alvarez (und nicht eine Zweimal-pro-Woche-Mrs-Alvarez). Damit vermittelte ich ihm – wenngleich unter dem Druck meiner Gegenübertragung, in der ich schrecklichen

Schmerz um ihn empfand – zwar durchaus Verständnis für seine Bedürfnisse, aber eigentlich immer noch nach dem Entlarvungsmodell. Das Festhalten am Für-immer behandelte ich als Abwehrmechanismus gegen Traurigkeit, statt zu erkennen, dass es ein berechtigtes Bedürfnis nach Kontinuität war. Und indem ich genau an dem Punkt, als Richard etwas Hoffnung auf eine neue innere Realität via Übertragung mitbrachte, die schmerzliche, irreparable Realität heranzog, stieß ich ihn wieder hinab in panische Verzweiflung und wies ihn zurück. Am Beginn unseres Wortwechsels hätte ich zum Beispiel sagen können: »Du magst das Gefühl, dass diese Behandlung lange Zeit weitergeht – ein schönes Für-immer-Gefühl.« Der Säuglingsteil der Persönlichkeit braucht erst einmal ein Gefühl der Dauer und Dauerhaftigkeit guter Erfahrung, bevor er lernen kann, Unterbrechung und Zuendegehen zuzulassen. Nach Grotsteins Worten bedarf es zunächst starker Bande, dann kann die Entwöhnung kommen (1983).

In der siebten Sitzung erzählte Richard von einer Halluzination, in der ein schreckliches Zahnrad sich rotierend in seinen Kopf hineinbohrt und die Uhr mit ihrem ganzen inneren »Uhr-Werk« in Stücke zerfällt. Ich stellte auch hier einen Zusammenhang zu seiner Mutter und mir her und kam in späteren Sitzungen auf seine Furcht zu sprechen, dass er alle von seiner Mutter und mir hervorgebrachten »Werke« zerschlagen haben könnte. In der Tat war ich zweimal im Laufe seiner Behandlung schwanger, während er selbst eine immer gewaltsamer sich aufdrängende Sexualität an den Tag legte und sich zuerst in den Gedanken hineinsteigerte, er genieße es, meine »Werke« zu zerstören, dann über die Jahre auch in die Vorstellung, er bringe Babys um. Für mich und andere war diese kaputte Uhr oder das bohrende Zahnrad ein zerstörtes Objekt, das er, wie er fand, durch seine Angriffe so zugerichtet hatte. Ein anderes Alptraum- oder Wahnbild bestand nach seinen Worten darin, dass »Mutter Gans vor Kummer stirbt, weil sie ein faules Ei gelegt hat«. Damals, in den späten sechziger und frühen siebziger Jahren, waren Bions Überlegungen zum Containment noch gar nicht in ihrer ganzen Tragweite erforscht. So lag die Annahme nahe, Richards zunehmender Sadismus könne sich nun freier äußern. Zum Teil traf das zu, aber ich begriff nicht, wie weit dessen Motor in der Verzweiflung über ein irreparables Objekt bestand und wie sehr meine Deutungen zur Eskalation beitrugen, weil es schien, als bezichtigten sie ihn, für seine Lage ganz und gar selbst verantwortlich zu sein. Vermutlich spielte hier ein Gedanke hinein, der nichts anderes war als eine Melanie-Klein-Parodie: dass wir nämlich die bösen Objekte bekommen, die wir verdienen – dass also ein böses, gewalttätiges inneres Objekt so geworden ist, weil das Selbst des Patienten gewalttätige Fantasien projiziert. Am Ende nahmen Richards Angst und seine Psychose zwar ab (seine Halluzinationen verschwanden), aber zugleich wurde er gewalttätig und hatte zahllose sadistische Fantasien. Ich glaube, ich hätte ihm weitaus früher zu mehr Zurückhaltung verhelfen können, wenn ich ihm gesagt hätte, ich verstünde wohl, dass sein Objekt für seinen kaputten Zustand ein Stück weit selbst verantwortlich ist. (Ich glaube nicht, dass dies gewirkt hätte, wenn das Psychopathische an ihm nicht nur Schein, sondern echt gewesen wäre.) Hätte ich ihm geholfen, sein geisteskrankes, irreparables und gewalttätiges Objekt zu erkunden, dann hätte ich seine Schuldgefühle vermutlich mindern können, statt sie zu steigern. Hätte ich das Objekt, an dem nichts heil gemacht werden konnte, näher in Augenschein genommen, so hätte ich zugelassen, dass Richards Präkonzeption von einem Objekt, das repariert werden kann – sie wird sichtbar, als er dessen Fehlen beklagt –, sich ebenso entwickelt wie seine Fähigkeit der Identifizierung mit einem reparierenden Vater.

Es gab Phasen, da kannten seine Verzweiflung und sein Hass keine Grenzen, so etwa als er in bitterem Ton sang: »Hab eine Nachricht für dich« und dann Fäzes aus seinem Hintern holte und sie sich unter die Nase hielt. Ein anderes Mal sagte er: »Ich muss dich nur noch zum Heulen bringen, dann hör ich auf.« Zwar erkannte ich darin nicht das berechtigte Bedürfnis, sein Entsetzen zu projizieren und zu kommunizieren – nach wie vor hielt ich es für Sadismus –, aber manchmal wurde ich überwältigt von Mitleid und Verzweiflung, und so hatte ich vielleicht an etwas teil und bewahrte es in mir. In der Schule konnte er erstmals lernen, war nun aber auch besessen von Fantasien, in denen er kleine Tiere umbrachte; tatsächlich tötete er eines oder zwei. Meine Deutungen handelten von Sadismus und Eifersucht statt von Rache und einem Gefühl furchtbaren Verrats. Immerhin bekam ich in den ersten vier Jahren seiner Behandlung zwei Babys, und seine reale Mutter hatte ihn und sein Vertrauen wirklich verraten.

Er klagte, ich wüsste gar nicht, wie es ist, wenn man sich neben einer Glühbirne befindet, die im nächsten Augenblick explodieren wird. Und er hatte recht – ich kapierte die Nachricht nicht. Dafür fiel mir auf, dass einige meiner Deutungen seine Verstörung noch steigerten. Schließlich, nach vierjähriger Behandlung mit Unterbrechungen, legte ich sein Material in der Supervision von Sydney Klein vor, der stark von Bion beeinflusst war. Er wies mich darauf hin, dass ich Richard mit meinen Sadismus-Deutungen verfolgte. Dessen Sadismus gegenüber Babys nahm nun ab. Binnen drei Monaten konnte er völlig anders über eine kommende Behandlungspause sprechen. Mit sanfter (und gar nicht süßlicher) Stimme sang er »Jesus liebt mich« und sprach von einem Mann, der die Niagara-Fälle auf dem Seil in Richtung Kanada überquert. (Er wusste, dass ich Kanadierin bin.) Hier fehlt der Raum für eine nähere Betrachtung seiner Musterkind-Stimme – in der ich anfangs eine Verleugnung seines Hasses sah, während ich am Ende verstand, dass sich hinter ihr wirkliche Liebe verbarg. In den letzten zwei Jahren seiner sechsjährigen Behandlung (mit Unterbrechungen) wurde er konzentrierter, ausgeglichener und zivilisierter. Dennoch tut es mir nach wie vor weh, die früheren Notizen zu lesen.

Erörterung: Vier Betrachtungen

Es folgen vier Betrachtungen, die, wie ich heute glaube, für die Therapie von paranoiden Borderline-Patienten, bei denen das Psychopathische nicht ausgeprägt ist, von Bedeutung sein könnten. Es bleibt bei Betrachtungen, weil die Komplexität des menschlichen Geistes, auch des psychotischen beim Kind, alles Lehrbuchartige ausschließt: Im Verlauf weniger Sekunden kann der Patient zwischen neurotischer und psychotischer Funktionsebene – oder zwischen dem drei Tage und dem sechs Monate alten Säugling sowie dem zehnjährigen Kind – hin- und herwechseln, und entsprechend muss auch die Arbeitsebene wechseln. Wenn ich also einen Typus des paranoiden Borderline-Kranken als feste Gruppe vorstelle, versteht es sich von selbst, dass ich grob vereinfache. Und wenn ich gerade die Grammatik in den Blick nehme, so denke ich damit über diese Patienten nach (und strukturiere mein ihnen geltendes Verstehen) – in den Worten selbst steckt keinerlei Magie. Verstehen wir emotional richtig, dann verzeihen die Patienten uns die Grammatik.

Entwicklungsrückstand

Der erste Gedanke lautet, dass die psychotische Erkrankung bei Kindern – auch wenn sie zeitlich begrenzt oder nur eine Drohung von jenseits der Grenze ist – fast immer die normale psychische Entwicklung stört und Entwicklungsstillstand ebenso wie Defizit zur Folge hat. Es kommt vor, dass Verstörung und Störung für einzelne oder alle Aspekte der Persönlichkeit Rückstand und Defizit mit sich bringen: für die Ich-Funktion, für das Selbst und sein Identitätsgefühl, seine Liebes-, Genuss- und Selbstachtungsfähigkeit sowie für das Überich und die inneren Objekte. Und dass die positive Seite der Patienten-Persönlichkeit genauso *unter*entwickelt ist wie die Verfolgungsseite *über*entwickelt. (Siehe Anhang, Abbildung A3.) Die von Klein ([1952] 2000, S. 130) und Segal ([1964] 2004, S. 58–60) vertretene These, die Integration verfolgungsträchtiger Objektbeziehungen und damit der Schritt von der paranoid-schizoiden zur depressiven Position verdanke sich der *Stärke* des Idealobjekts und der individuellen libidinösen Strebungen, war immer unverkennbar entwicklungsrelevant. Doch eben diese Stärke kann bei vielen Borderline-Kindern nicht selbstverständlich vorausgesetzt werden. Das Idealobjekt zu introjizieren und ein Gefühl des liebenden oder liebenswerten Selbst aufzubauen, ist ein langwieriger und langsamer, für die seelische Gesundheit jedoch lebenswichtiger Prozess. Spaltung und projektive Identifizierung stehen durchaus im Dienst der Entwicklung (und nicht nur der Abwehr), denn sie können dafür sorgen, dass neue, durch Schutz und nicht durch Abwehr bedingte Introjektionen stattfinden.

Leider hat meine Arbeit mit Richard, vielleicht jahrelang, diesen Introjektionsprozess gestört. Oft habe ich ja, wie gezeigt, kleinste Fortschritte beim Glauben an ein Idealselbst (er als Maler) oder ein Idealobjekt (eine Für-immer-Mama), aber auch Versuche, Bösesein abzuspalten oder in einen anderen Menschen hineinzuprojizieren (in David, der Angst hat, oder in mich, damit ich weine), als Abwehr gegen Verfolgungsangst und Verzweiflung gedeutet. Heute bin ich überzeugt, dass es sich um winzige Entwicklungsschritte handelte: um Versuche, Verfolgungsangst und Verzweiflung zu überwinden, statt sie abzuwehren. Ein Aufwallen von Hoffnung oder Stolz oder ein plötzliches Gefühl der Erleichterung ist etwas anderes als ein zur Abwehr eingesetzter manischer Zustand. Genesung ist nicht Verleugnung, obgleich sie natürlich von Verleugnung begleitet sein kann. Bei manchen zutiefst depressiven Kindern bringt ein scheinbar größenbesessenes Omnipotenzgebaren, das wie manische Selbstbehauptung wirkt, in Wirklichkeit die *äußerst zaghafte Frage* zum Ausdruck, ob das Objekt sie als potent ansehen kann oder nicht. Nicht alle schlecht sitzenden Schuhe sind gestohlen; manche sind einfach nur neu und müssen eingetragen werden. Aber leider habe ich in den späten sechziger Jahren – bevor Bions Werk Einfluss auf die Technik gewann und bevor Sydney Klein mir zu Hilfe kam – offenkundig an einem Entweder-oder-Denken gelitten, dem zufolge die Schuhe entweder deine oder meine sein müssen.

Unterschied zwischen Abwehr und Überwindung in der paranoiden Position

Von Melanie Klein ([1935] 1996, S. 41) stammt, bezogen auf die Wiedergutmachungsprozesse in der depressiven Position, die grundlegende metatheoretische Unterscheidung zwischen Abwehr und Überwindung. Wie bereits gesagt, vertrat sie die These, echte Wiedergutmachung sei, anders als manische Wiedergutmachung, keine Reaktionsbildung gegen Schuldgefühle, sondern eine Überwindung von Schuldgefühlen (S. 41). Diesen metatheoretischen Begriff »Überwindung« brauchen wir, so würde ich ergänzen, vielleicht auch für Entwicklungen *innerhalb der paranoid-schizoiden Position*. Bei ihnen geht es um die Überwindung nicht von Schuldgefühlen und Kummer, sondern von Furcht und Verzweiflung. Wenn in der depressiven Position Liebe stärker sein muss als Hass, damit der Letztere überwunden werden kann, was muss dann stärker sein als Furcht, damit Verfolgungsängste nicht abgewehrt, sondern überwunden werden? Was sorgt dafür, dass Furcht und Verzweiflung abnehmen, so dass gute Gefühle auf den Plan treten können? Initiieren lassen sich solche Heilungsprozesse durch Befreiung vom übermächtigen Angstdruck, und viele Begriffe – wie etwa die Containment-Funktionen des mütterlichen Objekts bei Bion ([1962b] 1990), der »Sicherheitshintergrund« bei Joseph Sandler (1960) oder die »sichere Basis« bei Bowlby ([1988] 2008) – geben eine Ahnung davon, auf welchem Wege man unerträglichen Druck lindern kann.

Korrektur: gebieterische Rachefantasien

Dieser Gedanke greift zurück auf Betty Joseph, die dafür plädiert ([1978] 1994), projektive Identifizierungen nicht vorschnell zurückzugeben, sondern in unserem Innern festzuhalten und zu erkunden. Mein folgendes Beispiel bezieht sich auf die Phasen, in denen der Patient keinen Selbstanteil, sondern ein extrem böses inneres Objekt projiziert oder vielmehr externalisiert. Ein psychotischer Jugendlicher empfand den Wunsch, eine verführerische, aber bevormundende Verwandte zu erwürgen. Deutungen, die seinen Hass und seine Wut thematisierten, schienen beides noch zu steigern. Deutungen hingegen, die einfach feststellten, er habe das Gefühl, dass *sie den Tod verdient hätte für die Art, wie sie ihn behandelte*, beruhigten ihn, statt ihn in einen mörderischen Irren zu verwandeln. Hier geht es auch um die wichtige und oft gefährliche Frage, ob wir das alles mit einer »du«-Deutung dem Patienten zuschieben oder lieber zulassen sollten, dass es anderswo, nämlich in uns oder sogar einem anderen Objekt, aufbewahrt bleibt. Die entlastende und beruhigende Wirkung hat wohl mit der Einsicht zu tun, dass Bösesein unbedingt *draußen bleiben* muss. Sonst können Demütigung, Verzweiflung, Scham und Rachegefühl bei Patienten, in die vielleicht allzu viel hineinprojiziert wurde, zu gefährlichen Eruptionen führen.

In seinem Roman *Der Scherz* ([1967] 1987) schreibt Milan Kundera, es gebe zwei Arten der Korrektur – Vergebung und Rache. Er schildert, wie das gesamte innere Gleichgewicht einer Person gestört werden kann, wenn sich jemand, der ein Leben lang Gegenstand berechtigten Hasses war, ahnungslos dem Racheplan entzieht und beschließt, in Freundschaft mit dem Betroffenen zu leben und den Hass zu begraben. (Kundera meint hier einen Freund, der ihn verraten und dafür gesorgt hat, dass er *fünfzehn* Jahre in einem Arbeitslager verbrachte.) »Wie sollte ich ihm erklären«, fragt sich der Protagonist, »daß ich mich nicht mit ihm versöhnen konnte? (…) Wie sollte ich ihm erklären, daß ich durch den Haß auf ihn die Last des Bösen aufwog, die auf meine Jugend, auf mein Leben niedergefallen war? (…) Wie sollte ich ihm erklären, daß ich ihn hassen *mußte*?« ([1967] 1987, S. 304) Dieser verzweifelte, erbitterte Hass muss sorgfältig unterschieden werden von der Aggressivität des eher teilnahmslos brutalen oder kaltblütig mörderischen Psychopathen, der solche Deutungen natürlich als Kollusion erleben könnte. (Siehe dazu Kapitel 7.) Das Verständnis, mit dem wir auf verzweifelten Hass und Rachewunsch reagieren, darf nicht heißen, dass wir Ja sagen zur Umsetzung der Fantasien in Handeln; es kann aber heißen, dass wir das berechtigte Bedürfnis verstehen, beides zu empfinden.

Weitere Korrekturen: Gerechtigkeit und andere moralische Imperative

Wie schon erwähnt, gehen verschiedene Arten des Drucks, unter den uns Patienten setzen, mit verschiedenen grundlegenden Grammatikformen einher und zwingen zu einer jeweils anderen Deutungsgrammatik. In Fantasien geht es nicht immer nur um Wünsche und gebieterische Bedürfnisse, sondern um etwas, das sein mag, könnte oder kann (Hoffnung und Möglichkeit), das sein wird (Vertrauen und Zuversicht, nicht unbedingt Allwissenheit) und das sein sollte (Gerechtigkeit). (Siehe den wichtigen Artikel von Anna Fitzgerald [2009].) Der Gerechtigkeitssinn geht einher mit einem Imperativ, der nicht dasselbe ist wie der psychopathische tyrannische Imperativ, aber dennoch ein

Imperativ. Wo es wenig Ich gibt, bei dem man ansetzen könnte, und vielleicht ein grausames, deprivierendes Überich, kann die Deutungsgrammatik der Wünsche extrem grausame Folgen haben; statt dem Kind dabei zu helfen, über Deprivation nachzudenken, depriviert sie es nur noch mehr. Statt zuzulassen, dass es sich endlich mit Idealobjekten identifiziert, verewigen wir vielleicht nur die »Entidentifizierungen« (Sandler, 1988).

Deshalb brauchen wir eine andere Grammatik, eine Grammatik des berechtigten Bedürfnisses, mit deren Hilfe ein gutes Objekt und ein gutes Selbst heranwachsen können. Ich habe gehört, wie ein völlig enthemmter geistesgestörter Borderline-Junge aus einer gefährlich gewalttätigen Familie schließlich, am Ende einer Phase, in der er ein wenig ruhiger wurde, nachdrücklich erklärte, die Therapeutin werde sich doch bestimmt nicht querstellen, wenn er etwas zu essen in die Sitzung mitbrächte. Dann korrigierte er sich: »Okay, *dürfte* nicht!« Damit ging er von der manischen Verleugnung seiner Furcht über zum moralischen Imperativ.

Das Wissen darum, wie etwas sein sollte, hängt wohl zusammen mit einem tief sitzenden Wissen um Ordnung, Gerechtigkeit und Angemessenheit, und wenn das missbrauchte oder deprivierte Kind signalisiert, dass es sich sehnt, von uns adoptiert oder gerettet zu werden, kann eine Deutung nach dem Muster »Du möchtest zwar, aber wir wissen beide, dass du nicht kannst«, die Verzweiflung steigern und das Ich schwächen. Sätze wie »Du findest, ich sollte dich retten« oder »Du findest, jemand sollte dich retten« oder auch »Du findest, deine Mutter hätte dich nicht verlassen dürfen« können das Kind stärken, solange sie nicht so gesagt werden, als enthielten sie das Versprechen einer wirklichen Rettung. Zbigniew Herbert schreibt in einem seiner Gedichte (1974, S. 100), es liege nicht an uns, »Nachsicht zu üben im Namen derer, die … verraten wurden«.

Schlussbemerkung

In diesem Kapitel vertrete ich die These, dass die paranoide Position ihre eigene Logik, ihre eigene Grammatik und ihre eigenen geistig gesunden Anteile hat und dass es auf Kosten unserer Ich-losen Patienten geht, wenn wir ihren Weg zu »reiferen« Entwicklungsstufen abzukürzen suchen.

Kapitel 7

Unmotivierte Bösartigkeit

Probleme bei der Psychotherapie von Patienten mit psychopathischen Zügen

Einführung

In diesem Kapitel gehe ich der schwierigen Frage nach, wie man die ganz spezielle Destruktivität des psychopathischen Kindes verstehen und ihr begegnen kann. Ich befasse mich mit dem Unterschied zwischen neurotischen, Borderline- und psychopathischen Patienten in punkto Gemütszustand und Innenwelt, weil sie unterschiedliche Arten von Destruktivität ausbilden: der Neurotiker Wut; der paranoide Borderline-Patient verzweifelten, rachsüchtigen Hass; und der Psychopath kaltblütige Sucht nach Gewalt. Ich erörtere Fragen der Technik und vertrete die These, dass wir den psychopathischen Patienten dort aufsuchen müssen, wo er sich wirklich befindet – auf dem trostlosen inneren Gefühlsfriedhof, auf dem er lebt. Ehrlich und unerschrocken zu schildern, was wir sehen, zeigt allem Anschein nach, auch wenn es für den therapeutischen Eifer ein Opfer bedeutet, weitaus mehr Wirkung als Versuche, das destruktive Verhalten zu erklären (und damit wegzuerklären). Es versteht sich von selbst, dass die Patienten ihrerseits sich den sauberen schematischen Kategorien, die ich skizziert habe, verweigern; aber was sie durchaus würdigen, ist, wenn wir das je Spezifische an diesen so unterschiedlichen Seelenzuständen erkennen.

Der Film *Assault on Precinct 13 (dt.: Assault – Anschlag bei Nacht)* beginnt damit, wie eine Jungmännergang, die mit dem Auto kreuz und quer durch Watts in Los Angeles fährt, mit dem Gewehr zuerst auf eine alte schwarze Frau, dann auf einen weißen und danach auf einen schwarzen Mann zielt. Die Männer amüsieren sich, ohne zwischen den Rassen zu unterscheiden. Anscheinend zielen sie zufällig, blind, fast aus einer Laune heraus. Zu sehen bekommen wir, wie das Opfer jedes Mal im Visier des Gewehres steht, aber niemand drückt auf den Abzug. Und die Mitglieder der Gang haben ihren Spaß. (Bruce Chatwin hat beobachtet [1987] 1990], dass in der Sprache vieler Nomadenvölker die Stadtbewohner als »Fleisch« bezeichnet werden.) Nach einem Schnitt sieht man ein kleines Mädchen, das einem Eisverkäufer ein Eis abkauft, während ihr Vater in einer Telefonzelle telefoniert. Die Kleine geht zurück zu ihrem Vater, schaut aber mit einem Mal bestürzt auf ihr Eis und begibt sich wieder zum Eiswagen. Sie hat nicht bemerkt, dass die Gang mittlerweile den Verkäufer erschossen hat und dass der Mann im Lieferwagen sein Mörder ist. »Entschuldigung,« sagt sie, »ich wollte Schokolade haben, Sie haben mir Erdbeere gegeben!« Der Mörder dreht sich um und schießt ihr, so teilnahmslos, als schlüge er eine Fliege tot, in den noch offenen Mund. Besonders grauenerregend daran ist diese Teilnahmslosigkeit. Der Mörder wirkt gar nicht wütend, und nichts signalisiert sadistischen Genuss. Allenfalls ist er leicht gereizt.

In einem anderen Film mit dem Titel *House of Games (dt.: Haus der Spiele)* bringt ein Mann seine Psychiaterin mit Tricks um all ihre Ersparnisse. Zuerst wiegt sie sich – und wir uns mit ihr – im Glauben, er sei in sie verliebt. In Wirklichkeit ist er Mitglied einer Betrügerbande. Als sie erfährt, dass sie verführt und betrogen wurde, fragt sie außer sich und ungläubig und gekränkt: »Wie konntest du mir das *antun*?« Er antwortet ganz ruhig und mit einem abfälligen Schulterzucken: »Ich tu's doch.«

Psychoanalytiker und Psychiater berichten, dass Psychopathen kein Gewissen, keine Schuld- und Reuegefühle haben und gleichgültig bleiben, wenn ihr Opfer schreiend um Gnade fleht. Die neueren psychiatrischen Klassifizierungen der jüngeren Zeit wollten vermeiden, dass das Wort »Psychopath« partiell zum pejorativen Mülleimer-Begriff verkommt. Aber die Ersatzbegriffe – »Verhaltensstörung«, »asoziale Persönlichkeitsstörung« und sogar »Soziopath« – haben sich als inadäquat erwiesen, weil es auf ihrer rein deskriptiven Bedeutungsebene keinen Unterschied zwischen den Beweggründen der Destruktivität gibt: Wut, erbitterter Hass, Empörung, Sadismus oder teilnahmslose Brutalität.

Noch mehr galt das auf dem Feld der Kinderpsychiatrie; aber es bahnt sich eine Veränderung an, zumindest in der kinderpsychiatrischen Forschung. Essi Viding plädiert dafür (2004), Psychopathie als Entwicklungsstörung zu betrachten; Frick und White stellen in einem Forschungsbericht Arbeiten vor (2008), die sich mit dem Stellenwert von Persönlichkeitsmerkmalen wie »abgestumpft« und »gefühllos« für eine bestimmte Untergruppe asozialer und aggressiver Jugendlicher befassen. Im Gegenzug zu früheren Lehrbüchern zeigt die Forschung, wie sehr die Jugendlichen selbst wissen, dass es nicht nur um Wut geht. Ja, sie fühlen sich mit ihrem Empathiemangel offenbar wohl (Frick und White, 2008). Aus dem Bericht geht hervor, dass solche Unterscheidungen wichtig für die Therapie sind, aber unklar bleibt, welche Behandlung die Autoren sich vorstellen, um diese Kinder zu erreichen. Motivierte rachsüchtige paranoide Gewalt ist etwas anderes als sucht- und gewohnheitsförmige Gewalt. Die Letztere hat vielleicht als Abwehr von Grauen begonnen, dann nach und nach etwas leicht Sadistisches und Erregendes bekommen; aber am Ende wird sie, sofern sie sich zum lebenslangen chronischen Problem entwickelt, fast unmotiviert und damit teilnahmslos. Vielleicht steht die Abscheulichkeit der Tat nun in keinem Verhältnis mehr zu der im Täter zurückgebliebenen Menge an Gefühl. Sucht ist etwas anderes als Abwehr. Eine vorübergehende abwehrbedingte Verhärtung des Herzens ist etwas anderes als eine lebenslange Arteriosklerose der Emotionen. Eine lange Frostperiode ist etwas anderes als ein kurzer Kälteeinbruch.

Ein Kind mit psychopathischen Zügen

Für mich begann die harte Schule des Lebens mit einem kleinen Mädchen namens Sarah. Sarah war ein destruktives gewalttätiges Kind und griff mich regelmäßig körperlich an. Wenn sie in der Freitagssitzung mit Stühlen nach mir warf, sagte ich: »Heute verprügelst du mich, weil das Wochenende kommt und wir uns verabschieden müssen und du nicht gern allein gelassen wirst.« Dann sagte sie zustimmend »Ja« und trat mich noch einmal. Am Montag gab ich dieselbe Deutung: »Du trittst mich, weil ich dich am Wochenende allein gelassen habe.« Aber nach und nach fiel mir auf: »Sie tritt mich doch auch am Dienstag, Mittwoch und Donnerstag!« Sie machte es einfach *gern*, Leute treten. Es gab, wie ich zu spät merkte, in ihrer Persönlichkeit etwas stark Sadomasochistisches.

Nach mehrjähriger körperlicher Gewalt ging Sarah zu seelischer Grausamkeit über. Sie wusste, wie sie – mit einwandfreiem, fast musikalischem Timing – genau dann unterbrechen konnte, wenn ich endlich im Begriff war, etwas Wichtiges zu formulieren und klarzumachen. Sie wusste, wie sie Hoffnungen wecken und dann zunichte machen konnte. Es war eine hohe Kunst, und sie konzentrierte sich darauf mit Hingabe, Präzision und Beharrlichkeit. Versuchte sie einmal, einen Papierschmetterling fliegen zu lassen, und er sank zu Boden, so drehte sie sich schon im ersten Moment des Misslingens um und sagte verächtlich: »Du dachtest, er würde fliegen, was?« Im Grunde hatte auch sie (einen Augenblick lang) gedacht, er würde fliegen, aber die Hoffnung wurde auf der Stelle projiziert und dann, wiederum auf der Stelle, zunichte gemacht, so dass mir sorgfältige Beobachtung nicht nur im Minuten-, sondern im *Sekundentakt* abverlangt wurde. Oft klagte ich jedem Kollegen, der es hören wollte, mit einer solchen Person könne keiner, der nicht wie sie zeitlebens lang *trainiert hat*, sich und anderen die Hoffnung zu rauben, auch nur irgendwie Schritt halten. Zwar merkte ich, dass ich Sorge dafür trug, unsere Interaktionen in jedem Augenblick zu überwachen, aber ich war nicht einmal sicher, ob ich eine derart mikroanalytische Wachsamkeit im Sekundentakt überhaupt *wollte*.

Mit Hilfe der Schriften von Betty Joseph ([1989] 1994) konnte ich mich vor einem oberflächlichen Einsatz erklärender Deutungen bei Borderline-Patienten bewahren. Und unverzichtbar wurde alles, was sie über Suchtprozesse gelehrt und geschrieben hat (Joseph, [1982] 1994). Auch Herbert Rosenfeld wies mich darauf hin, dass Bions Diktum, der Analytiker müsse Erinnerung und Wunsch suspendieren, auf solche Patienten nicht zutreffe (persönliche Mitteilung, 1983). Vielmehr meinte er, bei ihnen müssten wir extrem wachsam und immer einen Schritt voraus sein, weil sie uns sonst verachten. (In der Tat scheint es, als hätten sie eine fantastische Antenne für Heuchelei.) Ich gebe Rosenfeld recht, soweit es den psychopathischen Anteil des Patienten betrifft, und nach meinem Eindruck messen uns diese Patienten, lange bevor es um Gutsein geht, stets daran, wie mutig und stark wir sind und wie schwer wir uns hereinlegen lassen. (Ihre verzweifelnden und von Verfolgungsängsten gepeinigten Anteile hingegen erfordern statt unsentimentaler vielmehr besondere zärtliche Gefühlsnuancen.)

Diese Patienten befinden sich vermutlich am schizoiden Pol jenes Kontinuums, das sich Melanie Klein zufolge ([1935] 2000) zwischen »paranoid/ schizoid« und »depressiv« erstreckt; und bei denen, die am stärksten verhärtet und größenbesessen sind, bedeutet es mitunter ein Stück Entwicklung, wenn sie paranoid werden und Verfolgungsängste empfinden. Sobald sie, statt sich überhaupt nicht um sich selbst zu kümmern, vielmehr erstmals Furcht vor Vergeltung empfinden, kann das, so seltsam es klingt, einen Rückgang der Größenbesessenheit oder zumindest ein Wegschmelzen des emotionalen Eises anzeigen. Vielleicht wird das innere Objekt schon etwas handfester und lebendiger, auch wenn damit nur Gefahr verbunden ist. Irgendwo gibt es ein Objekt, das die dem Selbst drohende Gefahr mitzuerleben und ernst zu nehmen vermag. Zumindest ist da etwas von Bedeutung. (Hier herrscht natürlich keinerlei Nähe zur depressiven Position im Sinne einer Sorge um andere; aber selbst Entwicklungen innerhalb der paranoiden Position bleiben Entwicklungen und dürfen nicht abgewertet werden, nur weil sie kein für die depressive Position typisches Sich-Sorgen oder Schuldgefühl mit sich bringen.)

Am Ende des Films *No Country for Old Men* ist der psychopathische Killer, als er sich daran macht, eine Verwandte seiner zwei vorherigen Opfer (Frau des einen und Tochter des anderen) umzubringen, interessanterweise überrascht, weil sie nicht zulassen will, dass er eine Münze hochwirft, die ihr Leben retten könnte, wenn sie auf die richtige Seite fällt. Sie ist anders als seine früheren Opfer, die sich kläglich zur Wehr setzten, ihn anflehten oder versuchten, um ihr Leben zu schachern. Sie hingegen schaut ihn unverwandt an und wartet darauf, dass er sie tötet. Ihre Ermordung wird uns erspart, aber in der nächsten Szene fährt er ihre Straße entlang und sieht im Rückspiegel, wie zwei Jungen auf Fahrrädern herumkaspern. Sie bringen ihn aus der Fassung, und im einzigen Moment des Films, in dem er die Kontrolle verliert, fährt er das Auto kaputt und fügt sich eine schwere Verletzung zu. Ich glaube, was ihn aus der Fassung bringt, war der finstere Mut seines Opfers.

Klinische Unterscheidungen zwischen Neurotikern, Borderline-Kranken und Psychopathen

Im Folgenden geht es mir um drei unterschiedliche seelische Zustände: Wut bei einer neurotischen Patientin; Verzweiflung, Empörung und Rachsucht bei zwei Borderline-Patienten; und eiskalte, berechnende Grausamkeit bei einem sehr jungen psychopathischen Patienten (Billy). Im Anschluss werfe ich einen Blick auf vier technische Probleme bei der Behandlung psychopathischer Patienten. Lebendige Menschen verweigern sich natürlich dieser sauberen schematisch-diagnostischen Kategorisierung, und ich bediene mich ihrer nur zu Zwecken der Erörterung. In den letzten Jahren gewann ich auch immer mehr Interesse an dem Problem, dass autistische Kinder ein Moment von Psychopathie oder Persönlichkeitsstörung aufweisen können (Alvarez, 1999, 2004), aber das verdient eine ausführlichere Behandlung.

Neurotische Patienten

In Kapitel 1 habe ich die Arbeit mit einer neurotischen Patientin vorgestellt, bei der weitgehend normale Deutungen, die eine durch Verlust oder Eifersucht ausgelöste Wut thematisieren, möglich waren. Bei ihr spielte sich das psychische Geschehen auf einer relativ gut entwickelten neurotischen Stufe ab, auf der ein Satz wie »Du bist sauer, weil …« wirklich helfen kann. Das gilt für alle Patienten, die etwas Schuldgefühl und etwas Liebe empfinden können, die über ein zur Einsicht in die eigene Aggressivität fähiges Ich, aber auch über einigermaßen gefestigte Selbstachtung verfügen.

Borderline-Patienten

Zu einer ganz anderen Situation kam es bei einem kleinen Jungen namens Peter, deren Therapeutin nur noch einen Monat in der Klinik bleiben sollte. Zur Sitzung kam er in einem verzweifelten, enthemmten, fragmentierten Zustand. Seine Mutter – die, wie er selbst, über das Ende der Behandlung aufgebracht war und außerstande, es anzuerkennen – hatte sich angewöhnt, ihn zu spät zu bringen. Peter litt unter einem schwer deprivierten ersten Lebensjahr, in dem seine (ohnehin schon) recht zurückgezogene Mutter zutiefst depressiv gewesen war. Nach wenigen Minuten nahm er sich einen Kalender mit den Sitzungen und fragte, wann sie aufhören würden und welche Sitzung heute sei. Die Therapeutin schlug vor, die Tage abzuhaken – eine Praxis, die sie kurze Zeit zuvor eingestellt hatten. Er erwiderte »Nein!« und begann, den Kalender zu zerreißen. Darauf sagte die Therapeutin, Peter sei sauer auf sie, weil ihre Begegnungen aufhören würden (also »wütend, weil« – eine erklärende Abwehrdeutung). Als Peter sich immer wilder gebärdete und einen Stuhl umkippte, versuchte die Therapeutin, ihn daran zu hindern, und sagte noch einmal, er sei wütend, weil sie ihre Zusammenkünfte beenden würden. Darauf nahm seine Erregung noch zu, und er stieß mit dem Kopf heftig gegen die Wand (das hatte er regelmäßig als Baby getan).

Hier genügt es wohl nicht, die Wut zu deuten. Es geht um Verzweiflung, und die verzweifelte Ohnmacht und Hilflosigkeit des Kindes kann in solchen Augenblicken ganz unnütz verstärkt und gesteigert werden. Es ist außerstande, die Deutung seiner Wut anzuhören, weil sein Zustand nicht dazu taugt, über Wut nachzudenken und sie zu verarbeiten. Die notwendige Ichfunktion fehlt ebenso wie die notwendige Hoffnung. Ja, wäre die Therapeutin bereit, etwas von dem Bösesein in sich hineinzunehmen, dann könnte das Kind endlich alles etwas erträglicher finden und das Erlebte verarbeiten. Man könnte zum Beispiel sagen (übrigens mit etwas Gefühl): »Es ist richtig *schrecklich* für dich, dass ich aufhöre. Du findest, du müsstest all dies, was du erlebst, ungeschehen machen können. Es *dürfte* nicht passieren. Ich *dürfte* dich nicht verlassen.« Damit würde man die Verzweiflung des Kindes anerkennen und sein noch namenloses, nicht verbalisiertes, aber vielleicht immerhin »präkonzipiertes« (Bion, [1962b] 1990) Gerechtigkeitsgefühl an seiner Stelle verstärken und übernehmen. (Siehe Kapitel 6, wo ich ausführlicher erörtert habe, wie man auf moralische Imperative reagiert.)

Erwähnen sollte ich auch, wie wichtig es ist zu erkennen, dass manche traumatisierten Kinder in Zuständen Posttraumatischer Belastungsstörung impulsiv handeln und wir ihnen zeigen müssen, dass wir sehen, wie sehr es »in ihnen handeln will«, denn damit vermeiden wir die Unterstellung, was sie tun, sei ganz und gar ihr Eigenes. Zu Gewaltausbrüchen kann es kommen, weil das Kind missbraucht wurde oder Gewaltausübung miterlebt hat, und daher hat es zu Recht das Gefühl, es sei gar nicht seine Absicht, das zu tun, vielmehr habe es jemand anderes getan.

Bei eher paranoiden Patienten können Fantasien (nicht Handlungen), in denen andere Menschen eine verdiente Strafe bekommen – also Gerechtigkeits- und Rachefantasien –, dafür sorgen, dass verzweifelte und dringend benötigte Projektionen stattfinden und in einem Container aufbewahrt werden. Betty Joseph geht der Frage nach, welche Gefahren die verfrühte Rückgabe von Projektionen bei Borderline-Patienten mit sich bringt ([1978] 1994). Die entlastende und beruhigende Wirkung erreicht man, wenn man versteht, dass Böses unbedingt *draußen bleiben* muss. Sonst können, wie ich in Kapitel 6 zeigen wollte, Demütigung, Verzweiflung, Scham und Rachegefühl bei Patienten, in die vielleicht allzu viel hineinprojiziert wurde, zu gefährlichen Eruptionen führen. Diesen verzweifelten, erbitterten Hass müssen wir sorgsam unterscheiden von der Aggressivität des eher teilnahmslos brutalen – oder kaltblütig mörderischen – Psychopathen, der die oben geschilderten Deutungen natürlich als geheimes Einverständnis erleben könnte.

Patienten mit psychopathischen Zügen

Nach den Worten von Arthur Hyatt Williams (1960, 1998) kann man bei sorgfältiger Arbeit mit Mördern auf der Basis entsprechender Spaltungs-, Verschiebungs- und Projektionstheorie entdecken, dass sie gar nicht gewissenlos sind: Sie haben durchaus ein Gewissen, aber das gilt nur bestimmten abgespaltenen Objekten. Denkbar ist etwa, dass ein Mann, der eine Frau ermordet hat, kein Schuldgefühl wegen der Frau empfindet; aber vielleicht empfindet er Mitleid und Reue wegen einer verletzten Taube. Auch Neville Symington zufolge (1980) haben diese Menschen, wenn man sich ihre Innenwelt sorgfältig anschaut, sehr wohl ein gutes Objekt, das sie irgendwie sogar lieben, obgleich es oftmals unsichtbar und verborgen ist. Sie sind nicht komplett gewissenlos oder lieblos. Sie empfinden übermäßig viel Schuldgefühl. Der Autor erinnert an Heathcliffs symbiotische Liebe zu Catherine, wie sie Emily Brontë 1847 in ihrem Roman *Wuthering Heights* (dt.: *Sturmhöhe*, [1847] 1990) geschildert hat. Ich würde hinzufügen: Was Heathcliff außerdem am Leben hält, ist sein Glaube an Catherines Liebe zu ihm. Bei manchen kaltblütigeren Psychopathen fiele es jedoch schwer, auch nur dieses bisschen Licht in der Finsternis zu finden.

Bei dem Psychologen J. Reid Meloy, der auf eine lange und intensive Erfahrung mit gewalttätigen Insassen in den Gefängnissen der kalifornischen San-Diego-Region zurückblickt, finden wir eine sehr hilfreiche Unterscheidung zwischen der »durch Affekt provozierten Aggression«, die entsteht, wenn eine Bedrohung wahrgenommen wird, und der »Raubtieraggression«, die bei menschennahen Tiergattungen auf die Vernichtung der Beute – meist zur Nahrungsbeschaffung – zielt (Meloy, 1996). Die letztere ist mit nur minimaler vegetativer Erregung (Arousal) und Lautäußerung verbunden.

> Wird eine Hauskatze in die Enge getrieben und bedroht, so erzeugt das neurochemische System die sichtbaren Anzeichen affektgeleiteter Aggression: Fauchen, gesträubtes Fell, erweiterte Pupillen, Klauenzeigen, Katzenbuckel. Wenn dieselbe Katze im Hinterhof einen Vogel verfolgt, überwiegt die Raubtieraggression: Anschleichen an die Beute, keine rituellen Warnsignale und eine gespannt auf das Zielobjekt gerichtete Aufmerksamkeit. (Meloy, 1996, S. 25)

Nach den Worten des Autors ist die Raubtieraggression das Wesensmerkmal des Psychopathen. (Dabei vergisst er nicht, zwischen den zwei Polen des psychopathischen Kontinuums, der schweren und der leichten Variante, zu unterscheiden; Kranke, die der letzteren angehören, hält er für behandelbar.) Meloy zufolge (1996, S. 74) haben Menschen, die in der forensischen Therapie und im Gefängnis arbeiten, die Augen mancher Patienten oder Insassen als »kalt, starr blickend, streng, leer, geistesabwesend und gefühllos« beschrieben, und das aus diesem Anblick erwachsende Grauen sollte sehr ernst genommen werden. Ein solcher Angstschauder, heißt es weiter, tritt offenbar nicht einmal auf, wenn es um gefährliche, explosive gewaltbereite Patienten geht.

Technische Probleme bei Patienten mit psychopathischen Zügen

Ich möchte mich nun einem Hauptthema bei Symington (1980) zuwenden: seiner exzellenten Unterscheidung zwischen drei durch den Psychopathen provozierten Reaktionen. Eine der häufigsten ist ihm zufolge die Kollusion. Die Menschen lassen dem Tyrannen seinen Willen. Zu tun habe das damit, dass auch wir einigen unserer psychopathischen Anteile Befriedigung gewähren. Die zweite verbreitete Reaktion ist Nichtglauben und Verleugnen. Ich halte es für möglich – aber für nutzlos oder gar gefährlich –, dass wir aufgrund eben solcher Verleugnung dem Patienten und uns selbst eine psychoanalytische Erklärung geben mit dem Ziel, der verstörenden Realität des von uns in der Gegenübertragung Empfundenen aus dem Weg zu gehen. Und diese Patienten wissen genau, wann wir ausweichen und nicht ertragen können, was sie uns servieren. Die Furcht, die solche Menschen in ihrem Analytiker, Therapeuten oder Gefängniswärter wecken, kann Symington nur allzu gut verstehen, und unsere feige Verleugnung findet er normal. Ihm zufolge ist der Wunsch nach Sicherheit und Frieden etwas durchaus Gesundes. Die dritte Reaktion ist die Verdammung. Diese Patienten rufen heftigste Gefühle wie Grauen, Empörung, Verdammungs- und Vergeltungssucht hervor. Aber solche Reaktionen führen leider nur dazu, dem Patienten Erregung zu verschaffen oder Grund zu geben, seine Panzerung zu verstärken und noch entschlossener auf einen Sieg über den Therapeuten hinzuarbeiten.

Das Schwierigste von allem besteht darin, dem Übel ins Auge zu blicken, und zwar unerschrocken, aber ohne Vergeltungs- oder Verdammungswunsch. Als mir bei Sarah endlich klar wurde, wie sehr sie es genoss, das Messer hineinzubohren und zu drehen, war ich zunächst schockiert und entsetzt. Dann fragte ich: »Du willst mir wirklich das Herz brechen, oder?« Ich fürchte, das Wort »wirklich« hatte immer noch etwas vom Nichtglauben und von der vergeblichen Hoffnung, sie würde es bestreiten. Stattdessen beugte sie sich mit gespannter Miene vor und flüsterte hingerissen: »Ja!« Egal wie lange wir mit diesen Patienten arbeiten, wir müssen uns wohl entwickeln und verändern, weil sie uns verändern. Zuerst müssen wir über das Stadium der Verleugnung und dann das Stadium der Empörung hinausgelangen und einen psychischen Zustand erreichen, der Mut und Standhaftigkeit erfordert und in bestimmtem Sinn auch Respekt gegenüber dem Mut, mit dem der Patient in seiner leeren Welt weiterlebt.

Und nun zu einem Buch von Barbara Dockar-Drysdale (1990), Winnicott-Anhängerin und Leiterin eines Wohnheims für extrem gestörte Kinder. Sie stellt »gefrorene« Kinder (S. 1f.) vor, die vielleicht noch schwerer erkrankt sind als Heathcliff und die von Symington erwähnten Menschen. Wir müssen dem Gedanken Raum geben, dass manche Kinder so früh im Leben innerlich gefrieren, dass bei ihnen nicht viel Liebe zu finden ist, nicht einmal im Verborgenen. Die Autorin lässt keinen Zweifel daran, dass sie bei der Aufnahme eines Kindes an ihrer Schule immer nach einem Aufflackern von Gefühl suche. Sehr interessant ist ihr Hinweis darauf, wie schwer sich diese Kinder mit dem Symbolisieren tun, und das zeigt sie am Beispiel eines neuen Schülers, der etwas aus dem Speiseschrank stiehlt, nicht weil die Nahrung symbolische Bedeutung besitzt, sondern einfach weil er Hunger hat. Wenige Jahre später stiehlt derselbe Schüler, wenn er eine starke Bindung an seine Hauptbetreuungsperson entwickelt hat, vielleicht etwas aus dem Speiseschrank, weil ihre Abreise in die Ferien ihn aus der Fassung bringt: Dann hätte der Diebstahl durch und durch symbolische Bedeutung (S. 179). Beides, so Dockar-Drysdale, darf auf keinen Fall verwechselt werden. Einschlägig ist hier auch Segals Unterscheidung zwischen symbolischer Gleichsetzung und echtem Symbol ([1957] 1992) ganz ebenso wie Winnicotts Begriff der Übergangsphase ([1951] 1976). Mit einiger Faszination beobachtet man, wie diese Kinder vom bösartigen Agieren übergehen zu gespielter Bösartigkeit, dann weiter zu einem grausamen Sprachscherz und anschließend zu einem freundlicheren Witz – alles Fortschritte, die Monate oder Jahre dauern können und dennoch eine wichtige Entwicklung darstellen, die mit erheblicher Schonung des Objekts verbunden ist.

Dockar-Drysdale zufolge sind die von ihr geschilderten Kinder »unfähig, wirkliche Objektbeziehungen einzugehen oder das Bedürfnis nach ihnen zu empfinden«. Und vor allem: »Ein derartiges Kind kann nicht symbolisieren, was es nie selbst erlebt oder zur Kenntnis genommen hat« (S. 179). Auch ich finde es wichtig, eine Sprache zu finden, die so unsentimental ist, dass der Psychopath merkt, wie wir uns mühen, ihn dort aufzusuchen, wo er tatsächlich ist, und nicht dort, wo er nach unserer Ansicht sein müsste. Ein großer Teil seines Selbst haust vielleicht auf einem Gefühlsfriedhof. Zur depressiven Position und dazu, sich der übrigen Menschheit anzuschließen, bewegen wir ihn weder durch strenge Ermahnung noch durch schmeichelnde Überredung. Wenn wir mit ihm über Wut oder Verlust oder Schmerz sprechen, die er womöglich jahrelang nicht mehr verspürt hat, wird er uns nur für einen irregeleiteten Schwachkopf halten. Wir sollten uns auch nicht einbilden, er sei zwangsläufig mit der Abwehr gegen eine Abhängigkeit von uns beschäftigt oder wolle nicht einsehen, wie gut wir sind. Vielleicht hält er uns *wirklich* für nutzlos, weil er ein nutzloses inneres Objekt hat. Vielleicht hat seine Gewalttätigkeit zwar als Abwehr gegen Schmerz begonnen, ist aber dann zu einer Lebensform geworden.

Dockar-Drysdale trifft eine interessante Unterscheidung zwischen erleben, zur Kenntnis nehmen und symbolisieren: Nach ihren Worten genügt es nicht, diesen Kindern gute Erfahrungen zu verschaffen; sie müssen zur Kenntnis nehmen, dass sie welche machen. Das entspricht genau dem, was ich aus der Arbeit mit extrem deprivierten oder extrem missbrauchten Kindern gelernt habe. Vielleicht braucht man Deutungen wie: »Du merkst, dass ich dich heute gern habe« oder »Heute hast du mich gern«, aber gleichzeitig muss man ihnen zeigen, dass sie es *gern haben*, wenn man sie gern hat, dass sie *gern* liebevolle Gefühle empfinden: »Du hast es gern, mir zu gefallen, und du hast es gern, wenn ich dich gern habe.« Diese Kinder verfangen sich oft in einem Teufelskreis, weil sie etwas Provokantes tun, worauf das Objekt eine Strafe verhängt und sie dann etwas noch Provokanteres tun und die übrigen (vermutlich sehr flüchtigen) Augenblicke des guten Kontakts kaum wahrnehmen. (Bei Patienten im psychopathischen Zustand müssen solche Deutungen womöglich noch kühler und nüchterner ausfallen.)

Was Dockar-Drysdale zur Kenntnis nehmen nennt, erinnert sowohl an Bions Vorstellung ([1962b] 1990), dass ein Gedanke erst denkbar wird, wenn man ihn mit »Alpha-Funktion« umgeben hat, als auch an Entwicklungstheorien, die beschreiben, wie das Erlebte Bedeutung annimmt. Stern befasst sich, anders als Bion, mit Erfahrungen ([1985] 1992), die eher erfreulich sind; hier dagegen ist das Erleben, das zu teilen oder aufzubewahren wir aufgefordert – oder vielmehr gezwungen – werden, verstörend und häufig grauenerregend, und dabei verpasst man sehr leicht Dinge wie ein winziges Nachlassen der Grausamkeit oder flüchtige Augenblicke der Freundlichkeit. Aber wenn sie erst einmal da sind, können wir lernen, sie nicht allzu eilfertig willkommen zu heißen und keine allzu ausgefallenen erklärenden Symboldeutungen anzubieten. Ratsamer scheint es, einfach nahe beim Patienten zu bleiben und immer nur über einen Moment seines Erlebens auf einmal nachzudenken. Bei Psychopathen müssen James Stracheys »Minimaldosen« in der Übertragung (1934) wahrscheinlich auf »minimalistische Dosen« reduziert werden. Oft hassen diese Menschen jeden bedeutungsschweren Kommentar, denn er gilt als allzu gefühlsgeladen – und eine lebenslange Dissoziation hat sie dazu gebracht, jede Emotion für lästig, verächtlich und irrelevant zu halten.

Das zweite Kind mit psychopathischen Zügen: Billy

Die oben erwähnte Sarah war erst zehn Jahre alt, und zuerst fiel es mir schwer zu glauben, dass ein so kleines Kind so von Grausamkeit besessen sein könnte. Später behandelte ich einen vierjährigen Jungen, den ich Billy nennen will; überwiesen wurde er, weil er so gefühlskalt gegenüber seiner Mutter war. (Die Mutter war überzeugt, Billy habe sie seit seiner Geburt nie angeschaut. Tatsächlich war die Mutter selten zu Hause, und das Kind entwickelte eine tief gehende Bindung an seine erste Kinderfrau, die dann fort ging und durch mehrere andere Kinderfrauen ersetzt wurde.) Irgendwann zog sich Billy stark zurück, aber schon vor diesem Zeitpunkt verhärtete er sich so sehr, dass es einem kalt den Rücken hinunterlief. Er war ein hübsches Kind, das Fremde mit seiner Intelligenz und seinem lebendigen, etwas triebhaften Sinn für Theaterspielen bezauberte, aber er bekam einen eiskalt glitzernden Blick und ein manipulatives Verhalten, das sogar seinem Vater Sorge machte, obgleich er sich nicht von ihm abgewiesen fühlte. Billy war extrem eifersüchtig und grausam gegenüber seiner beliebteren zweijährigen Schwester, und in den Sitzungen gab er sich langwierigen, genau kalkulierten Folteraktionen hin, die ein »Arzt« (er selbst) an einem Teddybaby vollzog. Auf sein Geheiß sprach ich die Rolle des Teddys, und eines Tages, als ich es entschieden nicht mehr aushalten konnte, machte ich den Fehler und fragte mit der Teddystimme, warum ich eine solche Strafe bekäme, warum der Arzt mir das antäte. Billy sah mich an, als wäre ich ein totaler Dummkopf, und erwiderte: »*Warum?* Weil ich es gern mache!« Ein oder zwei Tage zuvor hatte ich gesehen, wie er dem Teddy die

Nadel seines Abzeichens in die Augen stach, unendlich langsam und mit fast liebevollem Genuss, so dass ich es besser hätte wissen müssen. Mit Begriffen wie »Verhaltensstörung« lässt sich gar nicht fassen, was solche Augenblicke ausmacht. Diese Zerstörungslust ist von anderer Art als impulsive Wut oder Raserei: Man spürt das Lebenslange, Beständige, Bleibende an ihr. Selbst bei einem Vierjährigen meint »lebenslang« genau das – Billys Leben mit seinen bitteren Enttäuschungen war bereits ungebührlich lang gewesen.

Normalerweise verzichtete ich darauf, den Teddy als Repräsentanten von Billys Babyanteil oder die ausgesparten infantilen Abhängigkeitsgefühle zu erwähnen. Manchmal steckte im Teddy viel Anderssein, und er stand dann wohl für die verhasste kleine Schwester. Der Wunsch nach korrigierenden Rachefantasien (nicht: -aktionen) – der in gewisser Weise, wie Kundera meint, ein *Muss* ist ([1967] 1987, S. 304) – sollte über einen sehr langen Zeitraum thematisiert werden. Am Kliniker ist es zu entscheiden, wann der Patient die Rückgabe des abgespaltenen oder projizierten Anteils hinzunehmen vermag. Das kann ein paar Sekunden, aber auch ein paar Jahre später sein. Der Kliniker muss auch ein Gespür dafür entwickeln, wann Gewalt eher ziellos und nicht mehr benötigt wird. Billy hatte echte Züge des paranoiden Borderline-Kranken, aber allmählich verfestigten sie sich zu etwas Psychopathischem.

In diesem Stadium wussten Billys Eltern nie so recht, ob sie wirklich eine Psychotherapie für ihn wollten, und es stellte sich heraus, dass seine Behandlung beendet werden sollte, da er ja umgänglicher geworden war. Außerdem zog er sich weniger zurück, und das schien ihnen genug. Am Montag nach dem Wochenende, an dem sie angerufen hatten, um zu bekräftigen, dass er in einem Monat aufhören würde, kam er in einem schikanösen, aber prahlerischen und enthemmten Zustand zur Analysestunde. Zuerst versperrte er mir den Weg auf der Treppe zum unten gelegenen Spielzimmer. Ich sagte, ich sollte nun wohl meinerseits ausgeschlossen werden. Darauf erwiderte er, wie zu sich selbst und ausgesprochen konfus (während er sonst immer glasklar und kohärent sprach): »Die sagen, ich komme nicht – sie haben mich gefragt, was ich … ich will nicht mehr herkommen. Nee … sie wollen nicht … Nee … ich will nicht.« Ich sagte, er sei wohl konfus, weil er nicht genau wüsste, wer eigentlich nicht will, dass er herkommt. Er wiederholte, während er sein Fach aufmachte: »Ich will nicht mehr kommen … Du bist eine … böse Hexe.« Aber obgleich er mir irgendwann genau zugewandt war – und sonst hatte er einen äußerst verwegenen unkindlichen Blick –, sah er mir diesmal nicht ins Gesicht. Vielmehr senkte er den Blick und starrte etwa auf die Mitte meines Körpers. Ich sagte, er täte sich wohl schwer, mich anzusehen, und der Grund dafür sei vielleicht, dass er nicht genau wisse, was er selbst wünsche und ob ich wirklich so ganz böse sei. Er begann, alle Spielsachen aus seinem Kasten auf den Boden zu werfen, aber als er bei der untersten Schicht mit dem Bauernhof und den wilden Tieren anlangte, nahm er zuerst das Lämmchen heraus, steckte es behutsam in eine Handpuppe und stellte davor ein weißes und ein braunes Fohlen, ganz als sollten sie es bewachen. Schon eine Woche zuvor gehörten sie zu den guten Figuren, weil sie das Lämmchen bewachten, und ich war überrascht, dass sie überlebt hatten. Dann aber machte Billy mit schrecklichem, unaufhaltsamem Vorsatz weiter, warf alle übrigen Tiere mit dem Ausdruck totaler Verachtung auf den Boden und zerstampfte das weiche Kaninchenbaby langsam und gründlich mit den Füßen. Er schien so aufgedreht und eiskalt, dass er nicht einmal eines seiner sadistischen »Spiele« mit mir spielte, bei denen die Tiere getötet und verzehrt werden mussten. Aufgrund seiner totalen Verachtung (und wohl auch Verzweiflung) konnte er nicht einmal spielen. Ich erkannte das, aber mein Kommentar galt der Rettung des Lämmchens. Ich äußerte meinen Eindruck, dass er in seinem Innern ein bisschen Raum freiließ für freundliche Gefühle und für gute Erinnerungen an die Zeit, die er hier gewesen war. Ich sagte das eher unsentimental und minimalistisch, und ich glaube, das war das Richtige für ihn. Damit wahrte ich seine Würde und räumte ein, wie mutig er angesichts der riesenhaften Aufgabe war, mit dem ungeheuren eigenen Hass und dem Hass, den die anderen, wie er meinte, ihm entgegenbrachten, fertig zu werden. Deshalb erwähnte ich weder den Babyanteil noch die ausgesparten infantilen Abhängigkeitsgefühle.

Etwas später rief er: »Das wird dir leid tun!«, worauf ich (weil ich mich mittlerweile ganz schrecklich fühlte) erwiderte, er fände wohl, dass eigentlich ich traurig über sein Fortgehen sein müsste. Außerdem wisse er selbst, dass ich traurig *bin* und ihn nicht verlieren will. Nach einer Weile setzte ich hinzu, er müsse meinen, mir sollte es leid tun, dass ich nicht stark genug bin und seine Eltern nicht überreden konnte, ihn bei mir zu lassen. Er sah mich erstmals verstohlen an und befahl mir dann wie ein Tyrann, die Spielsachen aufzuheben. Ich empfand die Situation als ein Mixtum: Er war ein tyrannisches Kind, und alles, was die anderen unter diesen Umständen für ihn taten, war regelmäßig von Zähneknirschen, wenn nicht gar von Hassgefühlen begleitet. Aber zugleich wurde er, wie mir schien, immer verzweifelter und brauchte dringend meinen Entschluss, die Spielsachen aufzuheben – ihm zu zeigen, dass ich *bereit* war, es zu tun, weil ich ihn lieb hatte, und nicht *gezwungen*, weil ich seine Wutanfälle fürchtete. Überdies zog er mich nun endlich zu einem gemeinsamen Tun heran, auch wenn das sehr schikanös ausfiel. So begann ich, die Spielsachen aufzuheben, wobei ich den Blick auf ihn richtete, was nicht leicht war, weil er mich so unfreundlich und ungerührt ansah. Wahrscheinlich war er wie alle Tyrannen sicher, dass seine Sklaven ihn hassten.

Dann hörte man ein Geräusch aus dem oberen Teil des Hauses, und er schreckte auf. Ich sagte, er fürchte wohl, dass jemand da oben es gar nicht gern hat, wenn er mich so schikanös behandelt, und er merke nun auch, dass ich ihn wirklich nicht leiden kann, wenn er mich so herumkommandiert. (Mein jahrelanges Nichtverstehen und Verleugnen bei Sarah hatte mich womöglich etwas gelehrt, denn meine Worte waren sehr ernst gemeint; man beachte aber das »wirklich«.) Gerade wollte er sagen: »Ich will nicht herkommen«, aber daraus wurde: »Du willst nicht herkommen«; und als ich schließlich bewusst den Blick auf ihn richtete, erkannte ich, dass es stimmte, und erwiderte dann: »Ich glaube, du meinst, das ich froh bin, wenn du weg gehst.« Da blickte er mich direkt an.

Man beachte, dass ich nicht sagte: »Du fürchtest, dass ich froh bin, wenn du weg gehst«; denn das Verb, das einen Zweifel enthält – »du fürchtest« –, kann der Verleugnung dessen dienen, was tatsächlich zwischen dem Selbst des Patienten und seinem Objekt geschieht. Es war wichtig, die Realität seines emotionalen Erlebens in mir aufzubewahren, und das Verb »meinen« ist weniger verleugnend. (Siehe Winnicott ([1947] 1976) zum Hass in der Gegenübertragung.) Wer dem Patienten beherzt ins Auge blickt, hat auch den Mut, einen aufrichtigen Blick auf sich selbst zu werfen.

Als es Zeit zum Gehen war, rief er von der Treppe aus: »Wie würdest *du* es finden, wenn du in einer Kiste still sitzen müsstest?«, und ich hatte gerade noch Zeit zu erwidern, er fände wohl wirklich, dies dürfte nicht ihm, sondern müsste mir passieren. Ich ließ ihn wissen, dass ich ihm recht gab, denn allem Anschein nach war es diesmal eine verzweifelte (und keine grausame) projektive Identifizierung. Bei näherem Nachdenken glaube ich, es war nicht einmal eine projektive Identifizierung, sondern eher das Eingeständnis, dass es ihm nicht gelang, zu projizieren beziehungsweise ein Objekt zu finden und festzuhalten, das seine Projektionen entgegennehmen könnte. Damals sah er die geliebte Kinderfrau seiner Vergangenheit nur noch selten, und vermutlich beschrieb er sein Schicksal als Empfänger der machtvollen mütterlichen Projektionen. Aber die andere Seite seiner Frage, die ich in dem Monat, der uns bis zum Ende der Behandlung noch blieb, nicht anzusprechen vermochte, war die folgende: »Liegt dir wirklich daran, restlos zu wissen, was es bedeutet, ich zu sein?«

Ich fürchte, Billy wusste genau, dass einem Teil von mir nicht daran lag.

Erörterung und Schlussbemerkung: vier technische Probleme

Schließen möchte ich mit der Erörterung von vier Problemen, die bei der Arbeit mit solchen Patienten auftreten. Um Symingtons Trio aus Kollusion, Verleugnung und Verdammung zu vermeiden, gilt erstens, dass man die Letztere vermeiden sollte. Das heißt, statt zu verdammen, muss man dem Bösen unbedingt direkt ins Auge blicken. Wir dürfen also weder die Strebungen des Patienten in ihrer ganzen Düsternis und Schrecklichkeit ignorieren noch seine inneren Objekte und uns selbst als Übertragungsobjekt mitsamt all dem Ungenügenden und Törichten, das sie und wir mitbringen, beiseite lassen – wie in dem Moment, als das Kind, das Arzt und Folterer war, mir antwortete: »Weil ich es gern mache!« Nicht beiseite lassen dürfen wir auch, was wir, wie sie wissen, an Ablehnung, Ekel und sogar Hass gegenüber der erbarmungslosen, grausamen und oftmals brutalen Behandlung empfinden, die sie uns, ihren Objekten und sich selbst zuteil werden lassen. Ich weiß nicht, ob ich deutlich gemacht habe, wie wenig Billys Spiel mit dem Teddybaby ein bloß normales, aggressives Fantasiespiel war, oder warum ich meine, er hätte das Zeug dazu gehabt, seine kleine Schwester wirklich in einen Unfall zu verwickeln, den er sorgfältig inszeniert, damit keiner je erfährt, dass es etwas anderes als ein Unfall war.

Daneben gab es allerdings etwas verzweifelt Paranoides, und irgend jemand musste unbedingt Billys Projektionen entgegennehmen, die keiner bis dahin hatte festhalten können, und aufrichtig mit dem – ihm sehr wohl bekannten – Hass und Überdruss seines Objekts umgehen, und zwar hoffentlich ohne Vergeltungsabsichten. Ein weiteres Problem war leider, dass seine Grausamkeit zur Grundierung für eine sadomasochistische Perversion werden könnte. Bei manchen seiner Auftritte »zitterte« er vor Erregung. Das musste natürlich in der späteren Intensivbehandlung, die schließlich mit beachtlichem Erfolg durchgeführt wurde, thematisiert werden.

Zweitens müssen wir ernsthaft versuchen, weder in Kollusion noch Verleugnung zu verfallen, sondern ganz ohne Sentimentalität die freundlichen Gefühle des Patienten und die wie immer zaghaften Anfänge von Vertrauen und Glauben zu entdecken. An ein nicht vorhandenes gutes Selbst oder gutes Objekt dürfen wir nicht appellieren; aber auf das kleinste tatsächlich vorhandene Aufflackern von Glaube und Hoffnung müssen wir achten. Gefährlich ist es, sie zu steigern oder zu verstärken; viel besser hingegen, sie herunterzuspielen. Auch wenn der Patient einräumen kann, dass ihn die mit der letzten Behandlungspause verbundene Unterbrechung seiner Arbeitsroutine etwas irritiert, ist er nicht automatisch so weit, dass er mit den der Lücke geltenden schmerzlichen Verlustgefühlen Kontakt aufnimmt. Und manchmal müssen wir, wenn der Patient es selbst nicht tun kann, ohne jede Sentimentalität etwas einräumen, das in seinen Augen unsere Kränkung, unsere Niederlage und unsere Zuneigung ist.

Drittens sollte man symbolische Deutungen sowohl positiver als auch negativer Gefühle vermeiden. Deutungen à la »Du fühlst dich von mir verlassen, genauso wie von deiner Mutter« transportieren zu viel Bedeutung, und die könnte dem Patienten in diesem Zustand der Verhärtung und Erstarrung schlichtweg nicht zugänglich sein. Wir müssen dann respektieren, dass er eisern behauptet, er tue, was er tut, »einfach gern« oder er sei heute »nur gereizt«, aber nicht böse, und es habe keine Bedeutung. Dann erst kann sich Bedeutung, vielleicht, langsam entwickeln.

Viertens sind zweiteilige Deutungen, die darauf zielen, die Verletzlichkeit des Patienten aufzuspüren und ans Licht zu heben, in aller Regel entweder gefährlich oder nutzlos. Das seelische Geschehen solcher Patienten ist nicht auf der Ebene der depressiven Position zu finden. Sie leben in einer paranoiden Welt, in der es nicht um Liebe, sondern ums Überleben geht. An oberster Stelle stehen Werte wie Intelligenz, Unerschrockenheit, Mut, Können und Triumphieren – die Werte des Schlachtfelds. Vorschnelle Deutungen zu einer verborgenen Verletzlichkeit oder Abhängigkeit, die der Patient noch nicht als eigene anerkannt hat, können gefährliche Eruptionen zur Folge haben oder uns zumindest die entsprechende Verachtung des Patienten eintragen. Wichtig dagegen ist es, seine Würde zu wahren und seinen Mut zu respektieren, wenn er angesichts der toten Welt, die er bewohnt, trotzdem weitermacht.

Kapitel 8

Über Narzissmus, Selbstwert und die Beziehung zum dummen Objekt: entwertet oder wertlos?

Einführung

In diesem Kapitel greife ich auf die Klein'sche Theorie zurück, dass die Innenwelt aus dem Verhältnis eines Ichs zu diversen inneren Objekten besteht, und möchte mit ihrer Hilfe drei Varianten des Narzissmus und drei Varianten des Schein-Narzissmus bei Kindern und Jugendlichen gegeneinander abgrenzen. Einige davon haben speziell mit unterschiedlichen Beziehungen zu einem dummen Objekt zu tun.

Drei Varianten des Narzissmus

1. Narzissmus, bei dem das dumme Objekt durch abwehrbedingte Entwertung entsteht.
2. Narzissmus und dummes Objekt, bei dem Entwertung zur Sucht und zum Bestandteil der Charakterstruktur geworden ist.
3. (a) Destruktiver Narzissmus, bei dem sich suchtförmiger Narzissmus mit Zerstörungssucht verbindet; (b) masochistischer Narzissmus und das Problem des neidischen, zudringlichen und beobachtenden Objekts.

Drei Varianten des Schein-Narzissmus

1. Schein-Narzissmus als Entwicklungsvoraussetzung, bei dem das innere Objekt als unansprechbar für Urheberschaft und Potenz des Selbst empfunden wird. Er führt entweder zu Verzweiflung oder zu einem Versuch, das Schamgefühl durch Stolz zu überwinden (nicht: abzuwehren).
2. Schein-Narzissmus, bei dem das Selbst sich auf ein gleichgültiges, desinteressiertes und uninteressantes Objekt bezieht und sich mit ihm identifiziert: ein Doppel-Defizit, Gleichgültigkeit gegenüber einem gleichgültigen Objekt.

3. Schein-Narzissmus, der kein Narzissmus ist, sondern Selbstwertgefühl: das kostbare Selbst und die kostbare Welt.

Im Folgenden gehe ich der Frage nach, was diese Unterscheidungen für die Technik bedeuten, und vertrete die These, dass alle Varianten außer der ersten fast immer beschreibende und nicht erklärende Reaktionen erfordern.

Definition des Narzissmus

In vielen Schriften (allerdings nicht in allen: siehe Balint, [1968] 1970) geht Freud davon aus, dass der Säugling sich nach der Geburt im Zustand des primären Narzissmus befindet und das eigene Ich zum Objekt libidinöser Liebe macht. Daneben konzipiert er den sekundären Narzissmus, »eine Regression von einer Objektbeziehung, die entweder durch Verlust des Objekts oder aufgrund einer vom Objekt ausgehenden Kränkung enttäuschend war, auf eine narzißtische Liebe des Ichs« (Hinshelwood, [1989] 1993, S. 504). Klein hingegen hielt den Narzissmus nicht für ein primäres Stadium oder eine Anfangsphase der Entwicklung: Nach ihrer Überzeugung haben Babys von Geburt an Objektbeziehungen, aber neben diesen gibt es in allen Phasen oder Stadien der Entwicklung narzisstische Zustände. Im Grunde sagt sie damit, ebenso wie Balint, jeder Narzissmus sei sekundär (Klein, [1952] 2000).

Die spätere Kontroverse über die Frage, worin der Narzissmus eigentlich besteht, drehte sich großenteils um den Gegensatz von Defizit und Konflikt. Gestritten wurde darum, ob Narzissmus eher in einer grundsätzlich gegen Entwicklung gerichteten Art und Weise der Abwehr dient oder ob er versucht, einem Bedürfnis nach Entwicklung zu entsprechen (Stolorow und Lachmann, 1980). Mit meiner Darstellung verschiedener Varianten des Narzissmus bei Kindern und Jugendlichen möchte ich darauf hinweisen, dass manche Seiten des Problems sich leichter klären lassen, wenn man drei Faktoren in den Blick nimmt. Der erste betrifft die Frage, wie beim narzisstischen Patienten die Beziehung des Selbst zum inneren Objekt beschaffen ist: Ist das Objekt entwertet oder wertlos? Beim zweiten geht es darum, in welchem Maße *entweder* der auf Defizit *oder* der auf Abwehrinteresse beruhende Narzissmus zur Sucht geworden ist: Meine These lautet, dass selbst bei Kindern nach Gewohnheit, chronischem Verlauf und Charakter gefragt werden muss. Der dritte betrifft die mit der Egozentrik verbundene Ebene des Symbolisierens und die entsprechende Frage, wo auf dem Kontinuum zwischen paranoid-schizoider und depressiver Position diese Egozentrik angesiedelt ist. Strittig ist, ob wir auf den höheren Ebenen überhaupt noch mit der Sprache der Pathologie arbeiten sollten.

Bei vielen Autoren geht es um die Unterschiede zwischen Varianten des Narzissmus (Bateman, 1998; Britton, [1998] 2001; Kernberg, [1975] 1983; Rosenfeld, [1987] 1990), bei anderen eher um die Differenzen, die bei Motivation – oder Funktion – des Narzissmus zu finden sind (Broucek, 1991; Stolorow und Lachmann, 1980). Stolorow und Lachmann unterscheiden zwischen dem, was der Narzissmus abwehrt, und dem, was er zu erreichen sucht. Manchmal geht es um beides zugleich: Ein Abwehrmanöver gegen Neid (Kernberg, [1975] 1983; Rosenfeld, [1987] 1990; Segal, 1983) oder Scham (Broucek, 1991) kann auch das Ziel haben, zu einem Gefühl der Überlegenheit oder des Stolzes zu gelangen (Broucek, 1991; Lynd, 1958). Diese Frage nach Motivation oder Funktion hat vor allem deshalb Sinn, weil sie über die Grenzen des Selbst hinaustreibt und der Objektbeziehung gilt: Abwehr gegen Neid bezeichnet ja ein Problem in Bezug auf ein Objekt und nicht bloß etwas, das dem Selbst gilt.

Die meisten der hier genannten Autoren äußern sich außerdem zur Beschaffenheit des inneren Objekts: Otto Kernberg spricht von seiner Entwertung, Stolorow und Lachmann schildern die für den Analytiker verstörende Gegenübertragung und Herbert Rosenfeld richtet den Blick auf die Übernahme der zuvor bewunderten Eigenschaften des Objekts. Ich befasse mich im Folgenden mit mehreren voneinander abweichenden Beziehungen zwischen dem Selbst und dem dummen Objekt. Zuerst erörtere ich drei Varianten narzisstischer Zustände, dann drei weitere, die Ähnlichkeit mit dem Narzissmus haben, aber kein Narzissmus sind. In diesem zweiten Teil frage ich auch nach dem Unterschied zwischen narzisstischen Kindern, deren innere Objekte (zumindest anfangs) zu Zwecken der Abwehr entwertet wurden, und denen, deren innere Objekte aus vielerlei Gründen gar nicht erst Wert zugesprochen bekamen oder Bewunderung auslösten – weil sie niemals respektiert oder so »hoch« gehalten wurden, dass man zu ihnen aufblicken konnte.

Gedanken über diesen Unterschied machte ich mir (wenn auch zugegebenermaßen eher wortwörtlich und konkretistisch) zum ersten Mal, als mir aufgefallen war, dass einige deprivierte Kinder ihre Puppen regelmäßig in die horizontale Position brachten, so dass diese auf Sofas oder auf dem Boden des

Puppenhauses herumlagen und meist nicht einmal vor dem Fernseher saßen, was ja selbst schon eine ziemlich passive Betätigung ist. (Die Eltern solcher Kinder waren in aller Regel alkoholkrank, drogenabhängig oder schwer depressiv.) Von den Puppen hieß es fast immer: sie »schlafen«; jedenfalls taten sie nie irgend etwas und, schlimmer noch, sie standen nicht einmal auf. Auch Jugendliche mit diesem Krankheitsbild betrachteten ihr Zusammentreffen mit Erwachsenen – Eltern, Lehrern oder Therapeuten – meist mit Gleichgültigkeit (allerdings nicht mit aktiver Missachtung). Die Gegenübertragung der Therapeuten erinnerte häufig an diejenige bei Patienten mit abwehrbedingtem Narzissmus: Sie hatten das Gefühl, sie würden ignoriert, seien nutzlos und weder höre man ihnen zu, noch betrachte man sie als jemand, der helfen kann. Insbesondere galten sie nicht als *intelligent*. Ja, in einigen Fällen gab es nicht einmal so etwas wie eine Vorstellung von Intelligenz oder von einem interessierten und interessanten menschlichen Geist. Für die Kinder waren Erwachsene dumm, aber nicht unbedingt böse. Missbrauchte Kinder zum Beispiel betrachteten erwachsene Männer zwar als gefährlich, aber immerhin als mächtig und interessant, allerdings nur um den Preis von Verfolgungsgefühl und Hyperwachsamkeit; von weiblichen Erwachsenen, selbst wenn sie als freundliche und durchaus geliebte Menschen galten, hieß es dagegen, sie seien schwach und nutzlos, könnten weder Schutz gewähren noch sich selbst schützen und seien daher total *uninteressant*. Ich habe von vielen Kindern gehört, denen mit einem Mal klar wurde, dass der Therapeut ihre Gefühle verstehen kann, und die dann fragten: »Wieso wusstest du das? Kannst du Gedanken lesen?«

Der Übergang zur inneren Zwei-Personen-Psychologie in Sachen Narzissmus

In einem richtungweisenden Beitrag zur Psychopathologie des Narzissmus schreibt Herbert Rosenfeld, die meisten Analytiker, die narzisstische Patienten behandelten, seien nicht einverstanden mit Freuds These, bei dieser Therapie gebe es keine Übertragung (1964). Ihm zufolge hat die minuziöse Beobachtung des Verhaltens narzisstischer Patienten in der Analyse sehr wohl eine Übertragung aufgespürt, allerdings eine höchst primitive, bei der sie sich schwer taten, zwischen Subjekt und Objekt zu unterscheiden. Für Freud, so Rosenfeld, ist das ozeanische Gefühl als Sehnsucht nach Gott oder Welt eine primäre narzisstische Erfahrung, und Balint zufolge ([1968] 1970) hält Freud zeitlebens an zwei einander widersprechenden Überzeugungen fest: nicht nur an der vom primären Narzissmus, sondern auch an der anderen, dass wir von Beginn an auf Objektsuche sind. Schon in den frühen »Drei Abhandlungen zur Sexualtheorie« (1905d) spreche Freud davon, dass jede Entdeckung des Objekts eigentlich Wiederentdeckung sei. Außerdem heiße es in den *Vorlesungen zur Einführung in die Psychoanalyse* (1916–1917a [1915–1917]), bestimmte Komponenten der Sexualität – wie Sadismus, Skopophilie und Neugierde – hätten immer schon ein Objekt. Warum also, so Balints Frage, konnte der andere Narzissmus, der primäre, zur offiziellen Version werden?

Rosenfeld trifft den Punkt, wenn er schreibt, was – aus Sicht einer Ein-Personen-Psychologie – so aussehe wie Selbstliebe, beruhe in Wahrheit auf der Identifizierung mit einem Objekt, das zuvor bewundert und dessen Identität übernommen wurde. In ihrem Beitrag »Über Identifizierung« ([1955] 2000, S. 261f.) bezeichnet Klein diesen Typus der Übernahme als projektive Identifizierung. (Er ist etwas anderes als die ausscheidende Identifizierung, die Klein in ihrem Aufsatz »Über einige schizoide Mechanismen« ([1946] 2000) darstellt, aber beide können gleichzeitig auftreten. Bei dem 1946 beschriebenen weniger extremen Typus wird nicht das ganze Selbst ausgewechselt, seine guten Anteile werden zurückbehalten.) Rosenfeld fügt hinzu (1964), beim Narzissmus sei das Selbst so identifiziert mit dem inkorporierten Objekt, dass jede eigenständige Identität oder jede Grenze zwischen Selbst und Objekt verleugnet wird. Mangel an Getrenntheit bedeute jedoch keineswegs Mangel an Objektbeziehung.

Bei bestimmten Kindern, die ihre dummen inneren Objekte nicht zu Abwehrzwecken entwertet, sondern ihnen gar nicht erst Wert verliehen haben, gibt es aber sehr wohl einen erheblichen Mangel, den wir ansprechen müssen. Er betrifft nicht die Objektbeziehung selbst, er betrifft ihre Art und Weise. Es fehlt hier nicht einfach ein Objekt oder Paar, es fehlt ein lebendiges, interessantes Objekt oder Elternpaar. In diesen Fällen scheint das Objekt nicht, wie bei Rosenfelds Beispielen, allzu nah, sondern undenkbar weit entfernt. Allein zurechtkommen scheint dann die einzige Option. Hier könnte es einen Zusammenhang mit den vermeidenden Kindern der Bindungsforschung geben.

Victoria Hamilton weist darauf hin (1982), dass schon der Mythos von Narziss mit einer Beziehung zu tun hat. Er erzählt die Geschichte der Beziehung zwischen dem 16-jährigen Narziss und der ihn liebenden und bewundernden Nymphe Echo. Bei Hamilton heißt es dazu (1982, S. 4–5):

> Diese Jugendbeziehung hat ihren Grund in der frühen Beziehung zwischen dem Säugling Narziss »in seiner Wiege« und seiner Mutter Liriope. Mit Ranke-Graves gesprochen: »Jeder war in Narziss verliebt, schon als er in seiner Wiege lag.« Der Begriff Narzissmus würde demnach eine »Liebes-*Beziehung*« beschreiben. Wenn wir so deuten, könnte die spätere Beziehung zwischen Narziss und Echo ein plastisches Beispiel für pathologische Entwicklungen sein, die sich einstellen, wenn eine frühe, rückhaltlos bewundernde Beziehung auf Dauer festgehalten wird. Echo ist eine junge Frau, die »immer antwortet«, und Narziss ein junger Mann, der die ihm ständig folgenden Bewunderer verschmäht.

Das Selbst ist überlegen und das Objekt unterlegen, aber das Letztere existiert.

Zur narzisstischen Psychopathologie bei Kindern

Phyllis Beren zufolge können wir bei Kindern zwar nicht immer eine »voll ausgebildete Persönlichkeitsstörung« entdecken, aber doch – wie sie es nennt – narzisstische »Belange« auf allen Ebenen der Psychosexualität und der Entwicklung (1998, S. xv–xvi). Obgleich, so Beren, die Literatur zum Thema Kinder den Schluss nahe legt, die Probleme entwickelten sich vor allem aus dem Ödipuskonflikt, ist sie selbst überzeugt (und ich folge ihr darin), dass es nicht nur um Konflikt, sondern auch um Defizit geht (1998, S. xvi). Paulina Kernberg et al. ([2000] 2001) sind dann noch weitergegangen: Sie vergleichen das pathologisch egozentrische Verhalten von »Kindern mit narzisstischer Persönlichkeitsstörung« mit dem normalen kindlichen Narzissmus. Ihnen zufolge ist das normale Kind »fähig, auf Fürsorge mit Dankbarkeit zu reagieren und die fürsorgliche Haltung zu erwidern«, während narzisstische Kinder »darauf ein Recht zu haben« meinen (Kernberg et al., [2000] 2001, S. 206). Meine These lautet, dass ein Abwehrmanöver (oder der Versuch, ein Defizit zu korrigieren), wenn es zur Gewohnheit geworden ist, durchaus mehr als narzisstische Belange anzeigen kann: Und daher entdecken wir beim Kind sehr wohl eine ausgebildete Persönlichkeitsstörung. Der abwehrbedingte Narzissmus, der erst später einsetzt, vermittelt jedoch einen ganz anderen Eindruck, weil es noch vor dem Schicksalsschlag Fortschritte in Sachen Entwicklung und Objektbeziehung gegeben hat.

Drei Varianten des Narzissmus

Ich beginne mit klinischen Beispielen für die eher traditionelle Variante. Dabei sollte klar sein, dass ich Kategorien psychischer Zustände und nicht Gruppen von Kindern meine. Ein und dasselbe Kind kann ja jederzeit zwischen dem einen Gemütszustand, dem einen Motiv, dem einen Grad von Verletzlichkeit oder Härte und einem anderen hin- und herwechseln. Aber die Unterschiede sind von Bedeutung für unsere technischen Reaktionsmöglichkeiten

Narzissmus, bei dem das dumme Objekt vor allem durch abwehrbedingte Entwertung entsteht

Beide Patienten, die ich hier vorstelle, hatten einen guten Start – eine enge, wenn auch idealisierte Beziehung zur Mutter und eine anscheinend gute Beziehung zum Vater. Das erste Kind namens Peter wurde extrem schwierig im Alter von drei Jahren, nach der Geburt eines Geschwisterchens. Eine leichte körperliche Einschränkung verstärkte wohl sein Gefühl der Scham und Kränkung. Es kam zu körperlichen Angriffen auf das Geschwisterkind, aber meistens blieb es bei verbaler Aggression, und je älter er wurde, desto besser gelangen ihm bissige und mitleidlose Demütigungen seines Geschwisterchens und seiner Eltern. Die Letzteren waren warmherzig und liebevoll, aber Peters Grobheiten und Arroganz brachten sie schnell aus der Fassung und taten ihnen weh. Auf ihre Versuche, Grenzen zu setzen, reagierte er mit großspuriger Empörung à la: »Für wen halten sie sich eigentlich, wenn sie mich einschränken?« Er hatte wohl wirklich das Gefühl, ihre kritischen Bemerkungen seien dumm und jeder, der ihn einschränke, sei so blöd anzunehmen, er brauche jemanden zum Aufpassen. Anders jedoch als bei den schon erwähnten deprivierten Kindern hatte sein Gefühl, die Eltern seien dumm, etwas Leidenschaftliches und Empörtes. Und dahinter verbargen sich Schmerz und Scham. Ja, was wichtiger war, sogar Erstaunen: Wie können sie nur so dumm sein?! Er hatte eine – sichtlich eigene – Vorstellung davon, wie intelligente Eltern funktionieren müssten: Er, Peter, müsste freie Hand haben! Doch hatte er nie ganz die Hoffnung verloren, Erwachsene könnten interessant sein, und daher gelangen ihm gute Beziehungen zu Lehrern, auf die er ein Stück weit hörte. Allerdings trug sein Hochmut wohl dazu bei, dass seine Schulleistungen unter dem Durchschnitt blieben.

Viel Arroganz zeigte auch eine Patientin namens Linda, die zehn Jahre alt war, als ihr Vater die gemeinsame Wohnung für eine Weile verließ, und diesen entscheidenden Schlag gegen ihren Narzissmus nicht zu ertragen vermochte. Sie wurde gewalttätig, protestierte wütend gegen alle Grenzen, die ihr daheim gesetzt wurden, und übertrug dieses Verhalten auch auf die Schule. Aber sie hatte bereits ein starkes Gespür für die Intelligenz ihrer Objekte, so dass sich ihre vernichtende Geringschätzung auf wenige Lehrer beschränkte. Gnadenlos machte sie diese lächerlich, und manche entwickelten eine heftige Abneigung gegen sie, obgleich sie nach wie vor glänzende Schulleistungen brachte.

Erwähnt sei hier, dass bei beiden Patienten die ödipale Situation etwas unsymmetrisch gewesen war, weil die Beziehung zur Mutter irgendwann zu eng und idealisiert ausfiel und diejenige zum Vater unterbewertet wurde. Beide Väter waren starke, erfolgreiche Geldverdiener, aber zu Hause traten sie eher in den Hintergrund. Gelegentlich diente der Narzissmus dieser Kinder wohl der Abwehr gegen Schmerz, Demütigung, Neid und Eifersucht. In den frühen Behandlungsphasen musste ich daher behutsam vorgehen, wenn ich auf ihr Überlegenheitsgefühl hinwies: Ich wollte ihnen den Zugang zu einer anderen Version ihrer selbst nicht versperren, aber immer wenn ihre Abwehr aufgerichtet war, brauchte ich dazu einiges Feingefühl. Beide Kinder schienen zweispurig denken zu können, aber erklärende Deutungen, in denen es um die hinter der Arroganz verborgenen Schamgefühle oder die Furcht vor Demütigung ging, taten ihnen weh. Möglich waren Kommentare wie etwa: »Es scheint dir ganz wichtig zu spüren, dass du alles über das Thema weißt« oder »… mehr darüber weißt als dein Lehrer/deine Eltern/ich«. Ich lernte, dass es oft am besten war, von einer dritten Position aus nicht Allwissenheit und Allmacht selbst zu thematisieren (was nur den Eindruck vermittelte, als versuchte ich sie vom hohen Ross herunterzuholen, um mich meinerseits darauf setzen zu können), sondern die Idealisierung von Allwissenheit und Allmacht. Statt allein darauf zu achten, dass diese Kinder Probleme hatten, andere gewinnen zu lassen, tat ich also besser daran, mich zu fragen, warum das Gewinnen selbst so wichtig, so idealisiert war. Nach und nach, als ihre Empfindlichkeit nachließ, konnte ich zweispurige Deutungen vorlegen, die erklärten, warum sie eine solche abwehrbedingte Protzerei an den Tag legten und welche Demütigung sie vielleicht gerade von meiner oder der Seite ihrer Schule hinnehmen mussten.

Zu anderen Zeiten hatte ihr Narzissmus indes etwas Selbstgefälliges an sich, als wäre jeder Angriff auf ihn eine große Überraschung und ein Schock:

»Diese Erwachsene glaubt doch wohl nicht, dass ich wirklich wie ein Kind behandelt werden muss! Weiß sie denn nicht, wer ich bin?« Die Selbstgefälligkeit kann anzeigen, dass sich erstmals ein dauerhaftes Überlegenheitsgefühl in der Identität festsetzt. Und das Suchtförmige daran kann, so Hamilton (1982), auf all den charakterologischen Devianzen aufbauen, die vielleicht schon von der Wiege an da waren. (Ich bezweifle, dass es zwischen den zwei Theorien der Größenfantasien – einerseits als Abwehr gegen Neid [Kernberg, [1975] 1983], andererseits als Abwehr gegen Scham [Broucek, 1991; Lynd, 1958] – einen unüberwindbaren Gegensatz gibt, denn beides tritt oft zusammen auf. Gefühle, die das Selbst betreffen, sind zwangsläufig mit komplementären Gefühlen gegenüber dem Objekt verbunden.) Doch wie gesagt: regelmäßiges Abwehrverhalten, das nicht thematisiert wird, kann zu Selbstgefälligkeit und weiter zu suchtförmigem Narzissmus und tief reichenden Charakterproblemen führen. Und so geht es dann weiter …

Das dumme Objekt, bei dem Entwertung zur Sucht geworden ist

Im Folgenden möchte ich darstellen, wie eine Betätigung, die als Abwehrverhalten beginnt, im weiteren Verlauf zu einer in die Charakterstruktur eingebetteten Gewohnheit werden kann. Das heißt, die narzisstische Position ist auch dann da, wenn die betreffende Person nicht unter dem Druck von Angst oder Demütigung steht. Sobald wir solchen Patienten ein wenig Paroli bieten, ist ihre erste Reaktion nicht Wut, sondern ungläubiges Staunen und danach vielleicht so etwas wie Empörung. Ich meine Situationen, in denen der Prozess suchtförmig geworden und aufs engste mit dem Identitätsgefühl des Betreffenden verwoben ist. Damit entstehen neue Probleme für die Technik.

Peter, dessen Narzissmus als Abwehrverhalten begann, dann aber zur richtigen Gewohnheit wurde, galt mittlerweile in den Augen seiner Familie als selbstsüchtiger, aggressiver und anspruchsvoller Tyrann. Es fiel ihm schwer, sich zu ändern, nicht zuletzt weil er – gefangen in einem Teufelskreis – Kampf oder Streit suchte und erwartete und das Gesuchte nur allzu oft bekam. Er hatte eine ganz legalistische Denkweise, und in den ersten Jahren verfing ich mich häufig in Streitgesprächen mit ihm oder in der Rechtfertigung dessen, was ich gerade gesagt hatte. Das Tempo, mit dem er das herbeiführte, war atemberaubend.

Sehr wichtig ist, dass man Festigkeit beweist, ohne auf Vergeltung oder Spott erpicht zu sein, wenn man versucht ist, das arrogante Kind in die Schranken zu weisen. Sich zurückzunehmen fällt immer dort leichter, wo Eltern – wie die von Peter – bemüht sind, gegenüber ihrem Kind nicht so abwiegelnd aufzutreten. (Andere Eltern, die selbst narzisstische Züge aufweisen, beenden vielleicht die Behandlung des Kindes, sobald sich sein äußeres Verhalten bessert.)

Nach dreijähriger Behandlung stand Peter endlich weniger unter dem Druck zu kämpfen, zu Hause war er umgänglicher und bisweilen konnte er sogar widerwillig eingestehen, dass er gern zu mir kam. (Zuvor hatte er jahrelang wiederholt, dass er nur komme, weil seine Eltern ihn zwingen.) Aber noch hatte er oft den Eindruck, er müsse sich hinter seinem alten Standpunkt verstecken, vermutlich weil es um seine gesamte Identität ging. Eines Tages kehrten seine gegen mich gerichteten Sticheleien und Beleidigungen mit voller Wucht zurück, als er ankündigte, er sei in sechs Wochen zur Geburtstagsfeier eines Freundes eingeladen. Verbunden damit sei eine Fahrt mit dem Minibus zu einer Veranstaltung in einem anderen Londoner Stadtteil, und die werde er verpassen, denn er sei fest überzeugt, dass seine Eltern und ich nicht zulassen würden, dass er eine Sitzung verpasst. Wochenlang gab ich immer wieder die Deutung, er behaupte zu wissen, dass ich ihn zwingen werde, habe aber nicht daran gedacht zu fragen, ob ich die Sitzung auf einen anderen Tag verlegen könnte. Ein Kampf sei ihm nämlich sehr lieb, lieber als das Verhandeln. (Ich wusste auch, dass seine Eltern ihn in der Vergangenheit tatsächlich oft gezwungen hatten, zu mir zu kommen, so dass ich diesmal nicht sicher sein konnte, ob dies eine Projektion seinerseits war oder nicht.) Dann, wenige Tage vor der Geburtstagsfeier, sagte er beiläufig, er werde später hingehen und der Bus würde auf ihn warten, womit er sagte, er werde zunächst zu mir kommen. Er würde zwar das beste Essen verpassen, aber … Hierauf fiel mir plötzlich die Frage ein, wer diesen hilfreichen Kompromiss in die Wege geleitet hatte (von seinen Eltern hatte ich nichts darüber gehört), und es stellte sich heraus, dass Peter selbst das mit seinem Freund arrangiert hatte. Ich fragte nun, ob er es befremdlich fände, dass er einerseits so tat, als kämpfe er weiter und mache sich gar nichts aus den Sitzungen, während er andererseits verantwortlich und freundschaftlich im Sinne unserer Beziehung handelte. Darauf wirkte er peinlich berührt, ganz wie ein entsprechend neurotisches Kind, das man beim Betrügen ertappt.

Immer musste ich mich in unserer gemeinsamen Arbeit mit erheblichem Feingefühl an die liebevolleren Gefühle dieses Jungen herantasten. So schreibt Ronald Britton ([1998] 2001, S. 67), »daß sich in jedem dickfelligen Patienten ein dünnhäutiger Patient zu verbergen sucht«, und zitiert Rosenfeld ([1987] 1990, S. 370), der auf die Gefahr hinweist, einen empfindlichen, dünnhäutigen Patienten schwer zu traumatisieren, wenn man ihn wie einen dickfelligen behandelt. Außerdem machte ich in den Sitzungen interessante Erfahrungen mit Peter, wenn er besonders ausfallend gewesen war. Ein paar Jahre später stellte ich fest, dass er manchmal etwas Scham oder sogar echtes Bedauern empfand, aber keine Ahnung hatte, wie er diese Gefühle ausdrücken sollte; ja, er verbarg sie sogar. Ich sagte ihm, ganz unzweifelhaft wolle er sich wieder vertragen, ohne jedoch recht zu wissen, wie er es anstellen sollte. Es war sehr wichtig, dieses in ihm vorhandene Gefühl (der Protowiedergutmachung) festzuhalten und ihm etwas Luft zu verschaffen.

Destruktiver Narzissmus, bei dem sich suchtförmiger Narzissmus mit Zerstörungssucht verbindet

Während Rosenfeld den destruktiven Narzissmus abgrenzt ([1987] 1990, Kap. 6), zeigt Betty Joseph in einem aufschlussreichen Beitrag ([1982] 1994) – in dem es freilich vor allem um selbstzerstörerische, masochistische Prozesse geht – detailliert, wie Sucht- und Perversionsprozesse in Übertragung und Gegenübertragung wirksam werden. Joseph zieht keine scharfe Grenze zwischen Suchtverhalten und perverser Erregung; ich dagegen finde es möglich und sinnvoll. Manche Menschen verfangen sich in wiederholungsträchtigen interaktiven »Teufelskreisen«, ohne unbedingt dadurch erregt zu werden. Denkbar ist zum Beispiel, dass die narzisstische Person zwar selbstgefällig mit Lob und Bewunderung rechnet, aber gar nicht dadurch »angetörnt« wird. Bei anderen, wie etwa Linda, ist der Motor des Ganzen eine Zwanghaftigkeit, die irgendwann auch sexuelle Erregung mit sich bringen kann. Wo Destruktivität nicht mehr einfach rachsüchtigen Verfolgungsgefühlen entspringt, sondern sowohl suchtförmig als auch erregend ist, haben wir in jedem Fall die Anfänge einer ernsthaften Persönlichkeitsstörung vor uns. Etwas davon steckte in der Art und Weise, in der Linda ihre häuslichen Kämpfe schilderte. Ihr Tonfall war nicht nur geprägt von Verfolgungsangst und Verbitterung, sondern von Faszination, und so wies ich darauf hin, dass es ihr mächtig Spaß zu machen schien, von diesen Kämpfen zu reden und sie auszufechten.

Natürlich hat es Sinn, bei Kindern zurückhaltend mit dem Begriff »Persönlichkeitsstörung« zu sein, denn die Persönlichkeit eines Kindes ist noch gar nicht voll ausgebildet. Doch in der heutigen Presse wimmelt es von schockierten Berichten über Straßenkinder, die eine erschreckende »Anomie« entwickeln – eine Fühllosigkeit gegenüber dem Leben sowie dem eigenen Schicksal und dem anderer. Man denke auch an den Film *City of God* (2002), in dem es um die teilnahmslose und brutale Gewalt brasilianischer Straßenkinder geht. Einschlägig ist hier ein Artikel im *Journal of Child Psychology and Psychiatry*, in dem Shiner und Caspi (2003) dringend dafür plädieren, der Frage nachzugehen, wie die Persönlichkeit von Kindern und Jugendlichen mit gleichzeitig und später (im Erwachsenenalter) auftretenden Persönlichkeitsstörungen zusammenhängt. (Siehe auch Kapitel 7 zur psychoanalytischen Arbeit mit psychopathischen Kindern.)

Masochistischer Narzissmus und das Problem des neidischen und aufdringlich beobachtenden Objekts

Zum masochistischen Narzissmus gibt es interessante Forschungsarbeiten (Broucek, 1991; Waska, 2002, S. 105). Neville Symington zufolge ([1993] 1997) ist es gleichgültig, ob Selbstbeobachtung positiv oder negativ ist – sie selber ist das Problem. Etwas Ähnliches hat Janet Anderson am risikofreudigen Verhalten deprivierter Kinder untersucht (2003). Sie provozieren Angriffe und Unfälle, weil diese ihnen wenigstens bestätigen, dass sie interessant sind und existieren. Alles ist besser als Langeweile und Nichtbeachtung. Manche Kinder, die regelmäßig schikaniert werden, haben innere Objekte, die grausam und neidisch, aber extrem aufmerksam sind. Diese neidischen Objekte sind so aufdringlich, dass der Patient sich permanent beobachtet fühlt. Nach und nach versteht man dann, dass sich hinter der Verfolgungsangst nicht nur der Wunsch nach Beachtung, sondern eine perverse Befriedigung verbirgt.

Eine meiner Patientinnen stand unter dem Zwang, sich in jeder Klasse oder Schule, in die sie kam, jemanden auszusuchen, der sie schikanierte. Und über ihn sprach sie beständig. Es fiel schwer zu glauben (und noch schwerer, sie selbst davon zu überzeugen), dass sie wirklich meinte, sie brauche genau so viel und genau so eine zwanghafte Beachtung, wie sie nur ein Tyrann aufbringen kann. Es war echte Sucht und Perversion, aber verbunden mit so tiefer Befriedigung, dass es schwer fiel, zu anderem überzugehen. Normal zu sein oder vorübergehend unbemerkt, das war undenkbar! Die erste Versuchung auf dem Minenfeld der Technik bestand darin, dass ich ihr dabei helfen wollte, den

Tyrannen die Stirn zu bieten; aber ihre masochistische und passive Reaktion und Weigerung, irgendetwas zu tun, führte nur dazu, dass man sie genauso ausschimpfte und auf ihr herumhackte, wie es die Tyrannen taten. Aber auch wenn man alles hinschmiss und sie im Stich ließ, empfand sie das als sadistisch. Die beste (freilich schwierige) Reaktion – die mir gelang, als ich ihr zu zeigen suchte, wie sehr sie an der Beachtung hing, die sie erhielt – bestand darin, dass ich versuchte, mich nicht sonderlich aufzuregen und sogar etwas Langeweile an den Tag zu legen, während ich mich zugleich auf sie einließ.

In einem weiteren Fall von Masochismus lernte ich, dass labile, überbehütende Objekte, die für dumm gehalten werden, auch den Intellekt des Patienten in seiner Arbeit einschränken können. Das entdeckte ich erstmals bei einem Mädchen mit scheinbaren Lernproblemen: Am Ende begriff ich nämlich, dass die Kleine »dumm und hilflos spielte«, weil sie überzeugt war, ihr mütterliches Objekt sei zu ungefestigt und unbedarft, um zu merken, dass sie doch selber intelligent und stark sein kann. Was wie destruktive Verachtung wirkt, hat bisweilen eine fast beschützende und liebevolle Funktion. Henri Rey weist darauf hin (1988), dass bei Borderline-Patienten vielleicht erst einmal die inneren Selbstobjekte besser werden müssen, bevor das dem Selbst gelingt.

Entwicklungsverlauf des Narzissmus und weitere Fragen der Technik

Da es mir hier um den Entwicklungsgang des Narzissmus in der Kindheit geht, sollte ich kurz erwähnen, was vor mir schon andere über Untergruppen gesagt haben. Einige Autoren unterscheiden zwischen dünnhäutigen und dickfelligen Vertretern des Narzissmus (Bateman, 1998; Britton, [1998] 2001, S. 67–77; Rosenfeld, [1987] 1990, S. 370f.). Glen Gabbard bezeichnet eine mit den Dickfelligen vergleichbare Gruppe als die, die »nichts wahrnehmen« (1989), und Kernberg spricht vom schamlosen Egozentriker, der häufig von seinen Eltern vergöttert wird und deshalb auf bestimmte Kritik gar nicht erst hört ([1975] 1983, S. 262f., 270f.). Von den (fragilen und verletzlichen) Dünnhäutigen heißt es, sie hätten wenig Selbstachtung, aber Francis Broucek weist darauf hin (1991, S. 59–62), dass sie gleichwohl noch sehr selbstbezogen sind. Ich würde, da ich von der kindlichen Entwicklung und vom Verlauf infantiler Psychopathologie her blicke, meinerseits hinzufügen, dass es Zeit kosten mag, eine dickfellige narzisstische Persönlichkeit aufzubauen. Nach meinem Eindruck besaß Danny (der in Kapitel 3 vorgestellte ziemlich tyrannische Junge) wohl von Geburt an ein sehr dickes narzisstisches Fell, Peter indes ein nur mitteldickes: Ohne es zu wollen, hatte er ein Herz.

Ich will aber keineswegs unterschätzen, wie schwierig die Arbeit mit einem Kind vom dickfelligen Typus ist. Sie erfordert große Festigkeit und Stärke sowohl gegenüber der Arroganz der Patienten als auch gegenüber dem eigenen Vergeltungswunsch, der uns drängt, sie in ihre Schranken zu weisen. Mit komischer Verzweiflung schafft man es häufig, ihnen ihre Würde zu bewahren; sie sorgt auch dafür, dass der Therapeut nicht in kontraproduktiver Vergeltung steckenbleibt und dennoch die Möglichkeit hat, echten Ärger zum Ausdruck zu bringen. Zu Beginn meiner Arbeit mit Danny hätte freilich auch Humor nichts genützt. Sein Narzissmus verband sich mit einer heftigen paranoiden Überreaktion auf etwas, was er als Herabsetzung wahrnahm, und Humor hätte er nur als Verspottung und Demütigung aufgefasst.

Drei Varianten des Schein-Narzissmus und das Problem der Technik

Schein-Narzissmus und das Bedürfnis nach Selbstachtung: ein überbewertetes Selbst als Entwicklungsvoraussetzung, wenn der Eindruck herrscht, das innere Objekt sei unansprechbar für Urheberschaft und Potenz des Selbst

Den Begriff »Entwicklungsvoraussetzung« habe ich von Stolorow und Lachmann (1980) übernommen. Kohut spricht von »kompensatorischen Strukturen« ([1977] 1979). Stolorow und Lachmann plädieren für eine Unterscheidung zwischen zwei Sorten Narzissmus: nämlich einerseits als Abwehrmaßnahme bei einem Menschen mit etwas Persönlichkeit, etwas Ich und etwas Objektentwicklung und andererseits als »Vorstadium der Abwehr«. In beiden Varianten hat ihnen zufolge der Narzissmus eine vergleichbare Funktion – die Regulierung der Selbstachtung (S. 18–20). Bei Menschen mit extrem beschädigter Selbstachtung sei Narzissmus hingegen eine »Entwicklungsvoraussetzung« – und nicht etwa ein Entwicklungshindernis wie im Fall seines Gebrauchs zu Abwehrzwecken.

Interessant ist, mit welcher Sorglosigkeit wir uns der Sprache der Psychopathologie bedienen, wenn wir die Normalentwicklung beschreiben. Das »Vorstadium der Abwehr« könnte jemand, der die kindliche Entwicklung studiert, durchaus ganz anders beschreiben: Wie wär's etwa mit dem Bedürfnis des Babys und des Kindes, für die Eltern interessant zu sein, ihre Augen aufblitzen zu lassen, sie zum Lachen zu bringen (Trevarthen und Hubley, 1978)? Vasudevi Reddy zufolge (2008, S. 136) kommt angeberisches Verhalten schon zu Beginn des ersten Lebensjahres vor und steht für einen Hang zu »gesteigerter Sichtbarkeit«. Colwyn Trevarthen sieht im Ausbalancieren von Scham und Stolz einen entscheidenden emotionalen Entwicklungsschritt des Kindes (2001). Nach den Worten von Helen Lynd (1958, S. 252) ist Stolz das Gegenteil von Scham. Sie setzt Arroganz gegen Selbstachtung, Hybris gegen Philotimo, jene griechische Tugend, die Ehre und Unantastbarkeit bedeutet (S. 258), und macht geltend, nur ein Mann mit echtem Stolz könne echte Demut beweisen. Auch Wilfred Bion unterscheidet zwischen Stolz und Arroganz ([1957b] 2013), und wir könnten hinzufügen, dass die Fähigkeit des Säuglings, Freude zu bereiten, genauso wichtig ist wie seine Fähigkeit, Freude zu empfinden.

Danny, den ich bereits ausführlicher vorgestellt habe, war ein Junge, der tief im Innern Scham empfand und das Gefühl hatte, niemand könne ihn mögen (Alvarez, [1992] 2001, S. 236–238; siehe oben Kapitel 3). Überwiesen wurde er als Achtjähriger wegen Lernschwierigkeiten, aggressiven Verhaltens und einer beunruhigenden Faszination fürs Zündeln. Nach dem Eindruck seiner Eltern hatte er als Baby und kleines Kind viel entbehren müssen, weil sie mit der Krankheit der Schwester beschäftigt waren. Danny war wichtigtuerisch, großsprecherisch, aber zugleich leblos und depressiv und hatte kaum Ahnung, wie man einen Zuhörer interessiert oder wie man spielt. Er besaß nur wenige Freunde. Nach etwa einjähriger Behandlung hatte er gelernt, seine Aggressionsausbrüche zu zügeln, weniger großsprecherisch zu sein und neue Freundschaften zu schließen. Eines Tages kam er und erzählte, in der Schule spiele er zusammen mit einer Gruppe von Jungen Reiterturnier. Er habe die stärksten Schultern in der Klasse, also sei er das Pferd, und sein Freund und er seien das beste Paar. In meinem Kommentar sprach ich von seiner Freude und seinem Stolz darüber, dass er mir eine freundliche und starke Seite von sich zeigen konnte, und er fuhr aufgeregt fort, manchmal galoppiere er mit seinem Freund den ganzen Weg zur Schule. Ich habe bereits erklärt (Alvarez, [1992] 2001), warum ich damals fand, es würde nur zu dem mir schon bekannten hoffnungslosen Zusammensacken führen, wenn ich diesen Bericht anzweifelte, und warum wir in solchen »lügnerischen« Versuchen, uns Bewunderung abzunötigen, nicht schikanöse projektive Identifizierungen, sondern etwas sehen sollten, das eher den Namen »antizipatorische Identifizierung« verdient und eine als hartnäckiges Drängen verkleidete hoffnungsvolle Frage – à la »Könntest du mich wohl als … sehen?« – sein könnte. Dies kann statt zu Abwehr von Scham und Neid vielmehr zu ihrer Überwindung führen. Also sagte ich nicht: »Du möchtest, dass ich dich als … sehe« (was zugleich heißt: »… aber wir wissen beide, dass …«). Ich sagte lieber, er fände wohl, *dass ich ihn als stark und tapfer und verwegen sehen müsste*. Ein paar Tage später, als sein Zustand sich gefestigt hatte, konnte ich darüber sprechen, dass er oft übertrieb, wenn er gedrückter Stimmung war.

Ein anderer meiner kleinen Patienten namens Toby war mit einem fast blinden Auge zur Welt gekommen. Er wurde gesund und hingebungsvoll umsorgt von seinen Eltern, und das mit Operation und Einschränkungen in den ersten Lebensmonaten verbundene Trauma war nicht so gravierend, wie es hätte sein können. Trotz allem blieb er ein schwieriges Kind, und zuweilen mischte sich in sein Gefühl, für seine Objekte etwas extrem Kostbares zu sein, das arrogante Empfinden, etwas Besonderes darzustellen und besonderen Schutz zu brauchen. Je mehr er aber merkte, dass er psychisch an Stärke gewann (körperlich war er bereits gut wiederhergestellt), desto mehr nahm auch seine männliche Identifizierung zu. Mit sechs Jahren entwickelte er, unmittelbar vor einer Behandlungspause, Geschmack an Popmusik und führte mir – mit gewaltigem Aufstampfen und machohaft schwungvollem Gang – einen betont rhythmischen Song vor. Dann brüllte er einen weiteren und spielte mir dabei äußerst sexy und aggressiv auf einer imaginären Gitarre zu. Es war, als befreie er sich von einem tief sitzenden Gefühl der Schädigung und Hilflosigkeit und zeige mir seine etwas verspätete (und immer noch leicht narzisstische) ödipale Potenz und Sexualität. Bestimmt war es wichtig, dass ich mich darüber freute und davon beeindruckt war und dies auch deutlich zeigte. (Meine Gegenübertragungsreaktion erörtere ich ausführlicher im nächsten Kapitel.) Ich ertappte mich bei dem Gedanken, dass es den Eltern eines mit so großem Risiko geborenen kleinen Jungen äußerst schwerfallen könnte, seine Potenz wahrzunehmen und mit genügend Sicherheit und Vertrauen von seiner Zukunft als gesunder, starker Mann zu träumen – und genau das braucht wohl jedes männliche Kind von seinen Eltern. Allerdings war Toby nicht depriviert; nur ein Teil seiner Identität war gehemmt worden. Ich glaube, er hatte keinerlei

Zweifel daran, dass er liebenswert und interessant war, lediglich Zweifel an seiner Stärke und Potenz.

Schein-Narzissmus, bei dem es eine Beziehung zu, aber auch eine Identifizierung mit einem gleichgültigen Objekt gibt: ein Doppel-Defizit

Hier geht es um die in der Einführung bereits erwähnten kleinen Patienten, für die, wie mir klar wurde, Erwachsene und die Welt überhaupt total uninteressant waren. Lange Zeit hatte ich die atypische Empfindung völliger Gleichgültigkeit, wenn eines der Kinder namens Jacob seine Bilder fortwarf. Erst nach einer ganzen Weile wurde mir klar, dass sie tatsächlich *nicht von Belang waren* – weder für ihn noch für mich – und dass er viele von ihnen ganz ziellos gemalt hatte, nach dem Motto: »Ich bin ein Kind. Kinder malen. Ich male ein Bild, um mir die Therapeutin für eine Weile vom Hals zu schaffen.« Das war seine Einstellung gegenüber den Anforderungen der Schule – beflissenes Wohlverhalten ohne echtes Lernen –, aber weil Kinder eben malen, hatte ich wie ein Einfaltspinsel in den Bildern nach Bedeutung gesucht. Pflichtbewusst malte er sie für mich, aber nie war er mit dem Herzen dabei. Bedeutung gab es nicht. (Ein ähnliches Beispiel findet sich bei Antonino Ferro, 1999.) Wichtig war, diesem Kind zu zeigen, dass keine einzige seiner Mitteilungen Hoffnung und Glaube und folglich Bedeutung enthielt. (Sehr anschaulich hat dies Thomas Ogden, ([1997] 2001, S. 3, formuliert.) Jacob glaubte nicht, dass das von ihm Produzierte von Interesse sein, aber auch nicht, dass die Reaktion seines Objekts ihn selbst interessieren oder womöglich zu mehr Interesse führen könnte. Die Welt schien leer. (In Kapitel 11 wird noch einmal von ihm die Rede sein.)

Bei manchen – noch viel deprivierteren – Kindern zeigen sich im *Schein-*Narzissmus Gleichgültigkeit, Langeweile, Verachtung und oftmals, zu Anfang, Verwunderung darüber, dass das Objekt interessant oder interessiert sein könnte. Ein solches Objekt unterscheidet sich von dem bei Rosenfeld oder Hamilton, das für die Patienten allzu nah war; hier ist es vielmehr undenkbar weit entfernt, und als Lösung bleibt nur, allein zurechtzukommen. Unsere Gegenübertragung mag an den eigentlichen Narzissmus erinnern, aber sobald wir uns die Beschaffenheit des inneren Objekts ansehen, geht uns ein Licht auf. In den schwereren Fällen führen die verheerenden Auswirkungen auf Introjektion und Internalisierung zu einer Situation, in der nicht nur die Welt, sondern auch die eigenen Gedanken uninteressant sind. Lernen und kognitive Funktionen sind oft schwer beeinträchtigt. Gedanken werden dann als so wenig interessant empfunden, dass der Betreffende sie weder prüft noch als eigene anerkennt oder es lohnend findet, sie weiter- oder durchzudenken. Auf dieser Ebene muss die analytische Arbeit beginnen – und wohlgemerkt, der Patient kann sich nicht damit abgeben, denn er findet nicht, dass es lohnt. Sobald das Objekt (und der Inhalt des eigenen Denkens) an Interesse und Bedeutung gewinnt, kann als Hauptzug Neid auftreten, was aber nicht unbedingt beweist, dass die vorherige narzisstische Gleichgültigkeit der Abwehr gegen Neid diente; es spricht eher dafür, dass Neid empfunden werden muss, sobald das Objekt an Format gewinnt, und dass hier der normale Prozess, den jedes Baby, Kleinkind und Kind im Latenzalter durchläuft – der Neid auf alles, was Erwachsene können –, gleichsam in einem Zug bewältigt werden muss.

Schein-Narzissmus, der kein Narzissmus ist, sondern Selbstwertgefühl: das kostbare Selbst und die kostbare Welt

Mein Interesse an diesem Thema erwachte erstmals, als ich regelmäßig von einer Säuglingsbeobachtung hörte, bei der es um eine dem Baby mit besonderer Aufmerksamkeit zugewandte Mutter ging. (Seither habe ich mehrere solcher Mütter gesehen.) Das Baby gedieh prächtig, sowohl in körperlicher als auch in emotionaler und kognitiver Hinsicht, aber in unserem Seminar kam die Frage auf, ob ein so perfektes Bemuttern, auch wenn es die Entwicklung auf der Zwei-Personen-Ebene erleichtert, die ödipalen Tests bestehen würde. Der Vater indes war ein aktiver, ebenfalls großherziger Mensch, die Ehe schien gut zu laufen, und die Mutter fand die Welt, die für sie und ihrem Baby offenstand, ebenso wertvoll und interessant wie es selbst. An diesen Eltern konnte man schwerlich etwas auszusetzen haben. Und doch hatte das Kind einen so auffällig hohen Wert für seine Mutter, dass wir im Seminar viel darüber diskutierten.

Nach fast zwei Jahren (wir verpassten dann ein paar ödipale Probleme und auch die Geburt des nächsten Kindes) erzählte die Mutter, eine gelernte Hebamme, der Beobachtungsperson, ihr Bruder sei als Baby gestorben, als sie acht Jahre alt war. Wir verstanden nun, warum ihr Sohn so kostbar für sie war – aber nichts Besonderes im Sinne narzisstischer Befriedigung oder als Mittel, um über ihre Mutter zu triumphieren. Überwindung von Tod und Verlust durch Trauern ist, wie Klein schreibt ([1940] 1996), etwas ganz anderes als manische

Abwehr dagegen, und eben deshalb hörte die Seminargruppe so häufig mit Rührung und heller Freude zu, wenn die Beobachtungsperson von der Liebe dieser Mutter zu und ihrem Umgang mit dem Baby sowie von dessen »Liebesverhältnis mit der Welt« berichtete (Mahler et al., [1975] 1997, S. 98). Was wir sahen, ging zurück auf eine Entwicklung, welche die Mutter in der depressiven Position durchgemacht hatte. (Hier möchte ich Luciana Tomassini danken: Sie hat die pejorative Nuance in meiner Wendung »nichts Besonderes« kritisiert und darauf hingewiesen, dass auch geliebte Babys etwas »Besonderes«, nämlich für ihre Eltern einzigartig sind [persönliche Mitteilung, 2004].)

Wenn die Eltern Staunen und nicht-narzisstischen Respekt vor der Vielfalt und Produktivität des Lebens an den Tag legen, muss dies beim Kind nicht zum Narzissmus führen. »Besonders« heißt nicht automatisch »überlegen«. Vertrauensvolle Babys und Kinder haben ein hinreichend starkes Selbstgefühl, mit dessen Hilfe sie lernen können, sich *selbstvergessen* auf die Welt einzulassen. Die inneren Elternobjekte – und selbst Geschwister – *haben teil* an ihren Talenten und Leistungen, und diese werden nicht ohne sie oder gegen ihren Willen erworben. Ein wichtiger Augenblick ist erreicht, wenn es verzweifelnden Kindern oder Jugendlichen erstmals gelingt, uns an einem kleinen Erfolg teilhaben zu lassen: An solchen Momenten müssen wir uns unbedingt freuen können, ohne dass wir der Versuchung erliegen, etwas Abfälliges dazu zu sagen, oder einen Angriff starten. Natürlich ist das ganz relativ und soll nicht heißen, das normale Kind empfinde keine schwere Geschwisterrivalität oder keinen Neid gegenüber den Eltern – alles ist eine Frage von Ausmaß und Balance.

Schlussbemerkung: Folgen der Genesung und weitere Fragen der Technik

Otto Kernberg zufolge ([1975] 1983, S. 306f.) kommt es, wenn der Narzissmus nachlässt, häufig zu heftigen Wutausbrüchen. Nach Darstellung von Salomon Resnik (1995, S. 95) führt die Genesung des Psychotikers von seiner Wahnwelt zur narzisstischen Depression. Kernberg sagt ferner, der narzisstische Charakter müsse schwere Depression und Selbstmordfantasien durchmachen, und wenn solche Menschen zu wenig Ich-Stärke haben, um dies zu ertragen, sei ihr Leben in Gefahr. Für Patienten mit schwachem Ich würde er eine »stützende Psychotherapie« empfehlen ([1975] 1983, S. 295, 307).

Auf dieses Problem – Depression und Suizidfantasien – bin ich sowohl beim Abwehr- als auch beim Sucht-Narzissmus gestoßen (viele deprivierte Gruppen ziehen Kraft aus einer Veränderung an ihrem Objekt und ihrem Selbst und gewinnen an Stabilität). Dennoch gibt es für den depressiven Zusammenbruch hier und da eine psychoanalytische Lösung, die ohne äußerliche Stützung auskommt. Angesichts der Tatsache, dass die Psychopathologie des Patienten ihm nur die Wahl zwischen zwei Möglichkeiten lässt, nämlich entweder überlegen oder hoffnungslos unterlegen zu sein, sollte wohl nicht der Eindruck entstehen, man stimme dieser bornierten Dualität zu. Schließlich gibt es eine dritte Option, und der Abstieg kann dem narzisstischen Patienten erleichtert werden, wenn er entdeckt, dass andere Genüsse zur Verfügung stehen; wenn er die Kontrolle ein wenig lockert und merkt, wie sehr er Macht oder Kontrolle oder was immer man braucht, um der Anführer zu sein, idealisiert hat. Sonst kann es zum verheerenden Absturz kommen. Mit der Frage, was so schrecklich daran ist, ein gewöhnliches Mitglied der menschlichen Gattung zu sein (was heißt, dass wir es auch sind), gelingt uns manchmal eine erste Thematisierung der Wahnvorstellung, einer von uns (beiden) müsse der Überlegene sein. Viel hängt davon ab, wie Robert Waska (2002, S. 106) schreibt, ob der Narzissmus der depressiven oder der paranoid-schizoiden Position näher steht; und dort, wo die Erstere in Ansätzen vertreten ist, kann die Wut beim Entdecken der Sexualität des Mutterobjekts durchaus mit großer Erleichterung und etwas Belebung verbunden sein (Alvarez, 2010b).

Hinzugefügt sei, dass es immer dann, wenn der Narzissmus zur Sucht geworden ist, zu interessanten diagnostischen Überschneidungen mit Dissoziationszuständen, Asperger-Syndrom und sogar Autismus kommt, und hier bedarf es weiterer Forschung. Vergleichbar sind einige Probleme der Technik und einige Folgen der Genesung. Interessant finde ich in diesem Zusammenhang neben Betty Josephs Beschreibung einer Art von psychischem Schmerz, der mit Lebendigwerden zu tun hat und etwas anderes ist als Depressionsschmerz ([1981] 1994), auch Laura Tremellonis Buch über die »Eisschmelze« bei autistischen und psychotischen Erwachsenen (2005). Bei Patienten, die von den Syndromen des Schein-Narzissmus genesen, ist der depressive Zusammenbruch unwahrscheinlich. Nach meinen Erfahrungen empfinden sie erstmals mehr Freude am Leben.

Kapitel 9

Arten der sexuellen Übertragung und Gegenübertragung beim Arbeiten mit Kindern und Jugendlichen

Einführung

Mein Interesse am Problem der normalen Sexualität erwachte während der Supervision von Therapeuten, die sexucll schwer missbrauchte oder häufig auch sexuell anstößige Patienten behandelten (Cottis, 2009; Woods, 2003). Damals fragte ich mich, ob ich es auch bei den von mir behandelten traumatisierten oder charakterlich verdorbenen Kindern wiedererkenne. Es ist ein interessanter und heikler Moment im Genesungsprozess, wenn sich eine weniger perverse, normalere Sexualität entwickelt, die mit den gewohnten perversen Fantasien vermischt oder bisweilen sogar hinter ihnen versteckt ist.

Beginnen muss ich mit Schriften zur Sexualität der Erwachsenen. Über die sogenannte postödipale Sexualität bei Kindern gibt es relativ wenig Literatur. Einige Autoren, die sich mit der Psychoanalyse von Erwachsenen befassen, unterscheiden zwischen perverser, erotisierter und normaler erotischer Übertragung (Bonasia, 2001; Wrye und Welles, 1989). Andere unterscheiden auch zwischen erotisierter und normaler erotischer Gegenübertragung des Analytikers (Davies, 1998; Gerrard, 2010, 2011). Ich möchte der Frage nachgehen, ob all dies für unsere kleinen Patienten von Bedeutung ist. Bei Sigmund Freud (1905d) und Melanie Klein ([1945] 2000) haben wir viel über die Sexualität des Kindes gelernt, soweit sie sein Interesse an und seine Hinwendung zu den Eltern als Geschlechtswesen betrifft. Aber lassen sich in den Erfahrungen des Kleinkindes auch die Frühformen seiner späteren Fähigkeit aufspüren, sich selbst als Geschlechtswesen wahrzunehmen, das ein anderer Mensch begehren kann? Wie könnte sich dieses sexuelle Selbstwertgefühl vom Narzissmus unterscheiden?

Kurze Geschichte der psychoanalytischen Vorstellungen von kindlicher Sexualität

Zusammen mit dem Begriff »psychisch«, der die Vorgänge im unbewussten Teil des Seelenlebens mit einschließen sollte, hat Freud auch den Begriff »sexuell« erheblich ausgedehnt. Zunächst erweiterte er ihn über die Grenzen der Genitalität hinaus bis hin zu den verschiedensten perversen Triebregungen, weil diese ihm in den Fantasien und Träumen von Patienten entgegentraten, die solche Ziele im wirklichen Leben gar nicht praktisch verfolgten. Er kam zu dem Schluss, dass Sexualität sich nicht nur in der genitalen Vereinigung des Koitus, sondern in vielen Formen äußert und dass die Anfänge dieser nichtgenitalen Aktivitäten und Fantasien in der frühkindlich-prägenitalen Phase, der Zeit des »polymorph Perversen« (wie er es nannte), liegen. Der Triebreiz, so Freud, hat ein einziges Ziel: die Beseitigung der Spannung.

In der damaligen Frühzeit der Psychoanalyse galten die Objekte des Triebes – das heißt andere Menschen – als vergleichsweise unerheblich (Freud, 1905d). Spannungen, so hieß es, entstehen gleichsam von selbst in den erogenen Zonen mit ihren empfindlichen Schleimhäuten, also im Mund, Anus und Genitalbereich: Beschrieben wurden sie eher wie ein Juckreiz, der zum Kratzen auffordert. Aber die spätere Fallstudie des Kleinen Hans vermittelt, wie alle Freud'schen Fallgeschichten, einen ganz anderen, differenzierteren Eindruck; da lesen wir zum Beispiel von schmerzlichen Konflikten zwischen Eifersucht und zärtlicher Liebe (Freud, 1909b).

Freud entdeckte auch die von ihm so genannten »Partialtriebe« (1905d) – zum Beispiel Voyeurismus, Exhibitionismus, Sadismus und Masochismus –, die zwar pervers sind, aber zur Perversion erst werden, wenn sie sich in der Folge zum ausschließlichen Interesse verfestigen. Sir Arthur Tansley hat Ernest Jones zufolge die Frage gestellt, warum Freud sich nicht für ein Wort wie »Liebe« oder eine Wendung wie »Wunsch nach Vereinigung« entschieden habe (Jones, [1952] 1962, S. 336); damit wäre er nicht in den bösen Ruch geraten, er bezeichne Säuglinge als Wesen mit Sexualität, ja perverser Sexualität. Und einerseits können auch wir uns, von späteren Studien und Theorien her gesehen, eines Gefühls der Irritation nicht erwehren, wenn wir sehen, wie Freud das Liebesleben der Babys allem Anschein nach pathologisiert – oder gar »perversifiziert« (wenn man so sagen kann). Aber andererseits macht Freud genau das Gegenteil und versucht, im Pathologischen die Grundlinien des Normalen zu finden. Das Problem besteht darin, dass das Normale im normalen Kind mit Begriffen der Pathologie gefasst wurde. Auch wir tun das noch manchmal. Tansley folgend, könnten wir Alternativen ausprobieren. Vielleicht hätten wir heute an Stelle des polymorph Perversen gerne ein Wort, das die generelle Leidenschaftlichkeit der Babys wiedergibt – die Tatsache zum Beispiel, dass sie bei der Begrüßung eines Menschen ihre Erregung und ihr Entzücken in jedem Körperteil zum Ausdruck bringen. Sie begrüßen uns wie Erwachsene mit lächelnden Augen und Mündern, aber auch höchst beredt mit kreisenden Händchen und zappelnden Füßchen.

Nach Freuds Auffassung kommt die Integration, wenn sie denn kommt, im Alter von etwa drei Jahren mit dem Ödipuskomplex; wir Heutigen nehmen eher an, dass sie erstmals (schon im Zwei-Personen- oder präödipalen Stadium der frühcsten Kindheit) durch das schlichte Anderssein der Eltern herbeigeführt wird. Das normale Baby fühlt sich hingezogen zu seinen Objekten, und wenn sie ihm Zeit lassen, bei diesem Erleben zu verweilen und darüber nachzudenken, trägt allein dies entscheidend zur Integration bei. Außerdem fühlen sich auch die Eltern zu ihrem Baby hingezogen.

Aber zurück zu dem, was dem Freud'schen Begriff der »Partialtriebe« Grenzen setzt. Und dazu eine Äußerung, mit der William James vor mehr als einem Jahrhundert der Komplexität seine Reverenz erwies:

> Die herkömmliche Psychologie spricht wie einer, der sagen würde, ein Fluss sei nichts anderes als Eimer, Löffel, Quartkrüge, Fässer und andere Hohlformen Wasser. Selbst wenn diese Eimer und Krüge alle tatsächlich im Strom stünden, so würde doch zwischen ihnen weiterhin ungehindert Wasser fließen. Genau von diesem frei fließenden Wasser des Bewusstseins [und des Unbewussten, so könnten wir hinzufügen, A. A.] wollen die Psychologen partout nichts wissen. Jedes klar umrissene Bild im Kopf ist durchtränkt und eingefärbt von dem es frei umfließenden Wasser. Dieses transportiert das Gefühl der – nahen oder fernen – Beziehungen des Bildes, das ersterbende Echo von dort, woher es zu uns kam, oder die dämmernde Ahnung, wohin es führen soll. Seine ganze Bedeutung, sein ganzer Wert, ist enthalten in diesem Licht- und Schattenhof, der es umgibt und begleitet – oder vielmehr: der mit ihm eins und Bein von seinem Bein, Fleisch von seinem Fleisch geworden ist. (James, 1992, S. 164f.)

Die schöne, fast biblische Prosa von Williams James kann fast so gut sein wie die seines Bruders Henry! Selbst Hirnforscher und Genetiker warnen vor der Gefahr, zu sehr im Bild der Eimer zu denken. Die heutigen Modelle des Gehirns und der Genetik sind extrem detailliert und keinesfalls einfach. Sie beschreiben etwas ungeheuer Komplexes (Alhanati, 2002, S. 16; Solms und Turnbull, [2002] 2004). Natürlich können wir nicht gänzlich auf die Eimer verzichten, aber Worte wie »Elemente« oder »Aspekte« des Sexualgefühls sind vermutlich besser. Oder die Vorstellung, dass manche Gefühle und Gedanken im Vordergrund unseres Seelenlebens ablaufen, während andere im Hintergrund bleiben, wobei sie nicht immer unbewusst, sondern vielleicht nur vorbewusst sind, wie Sandler und Sandler (1994b) geltend gemacht haben. Ein anderer Begriff könnte »parabewusst« sein – für etwas, das sich daneben, aber gleichsam ein wenig im Schatten befindet.

Natürlich hatte auch Freud etwas über normale erwachsene Sexualität zu sagen. In seinen »Drei Abhandlungen« (1905d, S. 101) ließ er zwar Raum für zwei »Strömung(en) des Sexuallebens«, die »sinnliche« und die »zärtliche«; aber wie Meira Likierman anmerkt (2001, S. 90), hält er das Zärtliche nicht für eine primäre, irreduzible Kraft. Erst Melanie Klein tat dies. Fornari zufolge (zitiert in: Lupinacci, 1998, S. 411) war Freud von der Entdeckung der infantilen Sexualität so sehr geblendet, dass seine Sicht auf die erwachsene Sexualität – insbesondere auf den Übergang, der im Augenblick der sexuellen und emotionalen Reife vom kindlichen Typus der Sexualität zur realen Existenz zweier wechselseitig symmetrischer Geschlechtsorgane führt – ganz in den Schatten rückte. Maria Lupinacci schließt sich Fornaris Urteil an und schreibt (S. 411): »Hier sehen wir die Vorstellung von einer kreativen und zivilisierten komplementären Anordnung der Strukturen und Funktionen in Mann und Frau, bei der jeder der beiden das Paar bildenden Partner für sich genommen beschränkt und abhängig ist, den zweiten Partner braucht und andererseits etwas hat, was er ihm zum beiderseitigen Vorteil geben kann.«

Etwas Ähnliches sagt Adam Phillips über die Natur des Küssens, besonders bei Jugendlichen ([1993] 1997, S. 141f.). Ihm zufolge sind am Küssen nicht nur Facetten wie Saugen oder Essen beteiligt. Es bedeute, so Phillips, auch die Wiederkehr der primären sinnlichen Erfahrung vom *Geschmack* einer anderen Person; der Kuss biete ein Bild der Reziprozität und nicht der Dominanz: »Wenn wir küssen, verschlingen wir das Objekt, indem wir es liebkosen; wir essen es sozusagen, aber bewahren es in seiner Gegenwart. Küsse auf den Mund können von einer Wechselseitigkeit sein, die den Unterschied zwischen Geben und Nehmen verwischt.« (S. 142; Übers. M. N.)

Melanie Klein hielt zwar an Freuds Theorie fest, ersetzte jedoch de facto den Begriff Partialtriebe durch den Begriff Partial*objekte* (oder Teilobjekte).

Nach Auffassung von Klein und ihren Anhängern ist es das Anderssein der Menschen, das uns anzieht und unsere Entwicklung beeinflusst. Als primäres Objekt des Bedürfnisses und des Begehrens rückte die Brust in den Mittelpunkt der Klein'schen Theorie, aber Klein schrieb auch, zusammen mit der Muttermilch nehme das Baby »Verständnis« auf ([1957] 2000, S. 188). Bei Bion ist später die Rede davon ([1962b] 1990, [1962a] 2013), dass es im Neugeborenen die Präkonzeption eines menschlichen Geistes gibt, und Edna O'Shaughnessy nennt dies ein Objekt, das psychisches Containment bietet, ein psychisches Objekt (2006). Klein verwies außerdem auf das Interesse des Babys an Gesicht und Händen der Mutter, doch erst heute wissen wir, dass das Interesse am menschlichen Gesicht genauso früh auf den Plan tritt wie das Interesse an Brust und Flasche: das heißt unmittelbar nach der Geburt, am Tag Eins (Hobson, [2002] 2014). Ich liebe die entwicklungspsychologische Forschung und Bions Denken, aber jede Aufwärtsbewegung am Körper, vom Genitale zum Gesicht und dann noch zum Psychischen, ist, wie wir sehen können, ein Schritt weg von der Sexualität. Klein zufolge ([1945] 2000, S. 418) sind es die frühen Liebes- und Hassempfindungen gegenüber dem primären Objekt, die alle späteren Entwicklungen in der ödipalen Phase prägen und beeinflussen.

André Green, der bezweifelt, dass Säuglingsbeobachtung und Erforschung der kindlichen Entwicklung irgendetwas zur Psychoanalyse beitragen können, übt eine doppelte Kritik an Melanie Klein: Sie habe die frühe Kindheit überbetont und die Sexualität konsequent vernachlässigt (2000). Höchst eloquent macht er sich über das Thema Säuglingsforschung her. »Was ist mit dem Forscher«, so fragt er zum Beispiel, »der Mutter oder Vater des Säuglings nicht mehr als Liebesobjekt, sondern als ›Betreuungsperson‹ bezeichnet? Haben Betreuungspersonen sexuelle Wünsche, lieben sie, hassen sie, haben sie Fantasien, träumen sie – wen kümmert das noch?« (S. 58) Und in einem Artikel, der die Frage stellt, ob Sexualität etwas mit Psychoanalyse zu tun hat, schreibt Green (1995, S. 871): »Das heute modische Interesse an Objektbeziehungen, prägenitalen Fixierungen, Borderline-Pathologie hat ebenso wie die Theorien und Techniken, die auf die Beobachtung der kindlichen Entwicklung zurückgehen, den Blick auf Bedeutung und Stellenwert der Sexualität in psychoanalytischer Theorie und Praxis verstellt.« Weiter heißt es, sogar der Penis gelte mittlerweile als gebendes und nährendes Organ – mithin als Brust (S. 876). Green zufolge hat eine sexuelle Beziehung nicht die Funktion, zu nähren und zu umsorgen, sondern dient dazu, im gegenseitigen Genuss zur Ekstase zu gelangen. Wenn das Anale und Orale oder (anders formuliert) die depressive und die paranoid-schizoide Position als älter oder tieferreichend gelten, so heißt das nach Greens Überzeugung, dass sie auch für wichtiger gehalten werden. Darin spiegele sich »eine sexualfeindliche Haltung, die unterstellt, Sexualität sei etwas Oberflächliches« (S. 879). Sieht man einmal ab von den Schmähungen, so trifft er etwas theoretisch sehr Interessantes, wenn er schreibt: In Anlehnung an die große Freud'sche Abhandlung *Jenseits des Lustprinzips* (1920g) hätten wir »die Todestriebe ins Zentrum des Interesses gerückt, aber Freud spricht statt von Sexualtrieben hier vom Lebenstrieb. Von Lebenstrieben oder dem Eros« (S. 877), und das haben wir, so Green, beiseite gelassen. Nach meinem Eindruck trifft er etwas Richtiges, aber Judith Edwards (persönliche Mitteilung, 2010) hat dazu angemerkt, das gelte nicht für Kleins Beitrag »Zur Entwicklung psychischen Funktionierens« ([1958] 2000).

Ich möchte Greens Kritikpunkte aufgreifen, aber zugleich geltend machen, dass er einen wichtigen Bestandteil der Klein'schen Theorie weggelassen hat. Bekanntlich hat Hanna Segal dafür plädiert, in der psychoanalytischen Theorie zwischen symbolischer Gleichsetzung und Symbol zu unterscheiden. Mit Hilfe des Symbols wird ein Verlust nicht verleugnet, sondern überwunden. Man beachte aber, dass Symbolisierung etwas anderes meint als die Freud'sche Sublimierung, denn die Erstere bezeichnet nicht nur eine Transformation – das heißt einen Wechsel in der Ausdrucksform eines Triebs. Bei ihr geht es vielmehr um eine grundsätzliche Veränderung, die sich dem Trauern und dem Wachsen via Internalisierung verdankt. Mit ihrer Hilfe wird der Verlustschmerz ins Auge gefasst, die Tatsache, dass das kleine Mädchen niemals Papa heiraten und Mama sein und der kleine Junge niemals Mama heiraten und Papa sein kann. Wir alle haben Patienten gehabt, deren Leben ins Verderben getrieben wurde, weil sie sich schwer taten, eine solche Degradierung zu akzeptieren. Symbolbildung ist teuer erkauft: Sie setzt einen doppelten Verzicht voraus, sowohl auf den Besitz des Primärobjekts – oder die narzisstische Identifizierung mit ihm – als auch auf die eigene Rolle als vollgültiges, von außen hineindrängendes »Mitglied der Ehe«, denn nur so kann eine eigenständige postödipale Sexualität (wie sie die im Folgenden von mir erwähnten amerikanischen Autoren nennen) in Erscheinung treten. Selbst wenn es stimmt, dass viele Beiträge sich mit Patienten befassen, deren Krankheitsniveau mit präödipalen Problemen zu tun hat, lässt die Klein'sche *The-*

orie – mit ihrem Begriff der depressiven Position und ihrer Unterscheidung zwischen gesunder und pathologischer Identifizierung mit der Sexualität der Eltern – doch viel Raum für die Sexualität.

Auf eines möchte ich aber hinweisen: dass nämlich die Kleinianische Psychoanalyse den Akzent tendenziell auf die Gefühle des Selbst gegenüber dem Objekt legt. Was aber ist mit den Fantasien, die das Selbst von den Gefühlen, auch den sexuellen, des Objekts ihm gegenüber entwickelt? Wie sollen wir bei unseren kleinen Patienten über die zwei Seiten ihrer Sexualität nachdenken? Können wir unterscheiden zwischen narzisstischer Selbstbewertung und so etwas wie einem sexuellen Selbstwertgefühl (Gerrard, 2011), das stabil genug ist, um statt narzisstischer Selbstumkreisung vielmehr Selbstvergessenheit zuzulassen?

Zur normalen erotischen Übertragung und Gegenübertragung

In einem Beitrag mit dem Titel »Sexual excitement and countertransference love in the analyst« schreibt Glen Gabbard (1994, S. 1083), die psychoanalytische Literatur habe sich (seit Searles, 1959) zum Thema erotische Gegenübertragungsgefühle in auffälliges Schweigen gehüllt. Er vertritt die interessante These, Sexualisierung diene vielleicht der Abwehr von Liebesgefühlen (S. 1091), die anzuerkennen vielen Analytikern schwerer falle als das Eingeständnis begehrlicher Gefühle. Zwar seien Konsultationen mit Kollegen gar nicht hoch genug zu bewerten, aber nur wenn wir uns vorsichtig an den Rand dieses Abgrunds heranwagen, könnten wir voll und ganz einschätzen, welchen Einfluss die Innenwelt des Patienten tatsächlich auf uns hat.

In den Abgrund hinab steigt die an der Objektbeziehungstheorie orientierte Analytikerin Jody Davies (1998). Sie befasst sich mit dem Begriff der »postödipalen erwachsenen Sexualität« und weist darauf hin, dass er dem Axiom entgegentritt, der Analytiker übernehme, sobald sich erotische Gefühle im psychoanalytischen Raum Geltung verschaffen, stets die Rolle des ödipalen Elternteils. Dieses Axiom, so Davies, kann dazu führen, dass entscheidende Veränderungen in der Entwicklung außer Acht gelassen werden. Die britische Erwachsenenanalytikerin Jackie Gerrard (2010, 2011) schließt sich der Argumentation von Davies an, der zufolge das ödipale Begehren romantisch ist und idealisiert, während das postödipale Unvollkommenes duldet und Enttäuschung erträgt, ohne dabei abzusterben.

Davies spricht nicht von erotisierten und daher pathologischen infantilen Übertragungen, sondern von »jener Form sexueller Lebendigkeit, die meistens [...] ein Indiz für die Endphase einer Analyse ist [...], in der wir zu tieferer Vertrautheit und zum potenziell zwischenmenschlichen Raum der erfolgreichen analytischen Arbeit gelangen« (1998, S. 752). Harold Searles (1959) folgend schreibt sie, dies erfordere so etwas wie Trauerarbeit und Verzicht auf Seiten des Analytikers, der den Patienten loslassen müsse, damit dieser sein eigenes erwachsenes Sexualleben entwickeln kann. Aber es geht ihr um mehr als das Loslassen, nämlich um die Ansprechbarkeit des Analytikers für eine neue Lebendigkeit des Patienten, zumal wenn sie erstmals bei einer Person auftritt, die bis dahin sexuell wie tot war. Etwas Vergleichbares gibt es auch bei verzweifelnden Kindern und Jugendlichen, wenn sie neue Vitalität erleben. Der von Davies behandelte Patient war ein missbrauchter und bis dahin zutiefst depressiver Mann, der sie eines Tages, als er endlich Zeichen der Besserung zeigte, darauf hinwies, dass sie gerade mit ihm flirtete. In diesem Moment wurde ihr bewusst, dass das stimmte.

Anschließend erörtert Davies den Unterschied zwischen dem ödipalen und dem postödipalen Kind (S. 753), das versucht, sein Selbst als Objekt des sexuellen Interesses eines anderen Menschen zu erleben, *der nicht die ödipal idealisierte Elterngestalt ist* (S. 759). Sie weist darauf hin, dass der postödipale Elternteil die neu entstehende Sexualität des eigenen Kindes unablässig erlebt, verarbeitet und anerkennt und dass das Kind dieses ständige Bemühen genauestens registriert. Die Autorin führt dazu ein aufschlussreiches Beispiel aus ihrer Familie an.

Aber zurück zu dem vorher depressiven Patienten, der entdeckt, dass Davies mit ihm flirtet. Sie gestand offen ein, dass er Recht hatte. Daraufhin fragte er, was wohl die Verfasser der hinter ihr im Regal stehenden Bücher davon halten würden. Sie schlug vor, der Frage nachzugehen, aber da wurde er unruhig und wollte das Thema ad acta legen. In späteren Sitzungen kamen sie allerdings darauf zurück.

Was die Aufgabe des postödipalen Elternteils (im Leben oder in der Gegenübertragung) angeht, so stimme ich Davies zu, glaube aber, dass der Therapeut auch vorankommen kann, ohne sich wirklich zu offenbaren. Vielleicht hätte Davies etwas sagen können wie: »Sie haben erstmals das Gefühl, eine

Person zu sein, mit der andere gern flirten würden.« Genau wie sie denke ich, dass uns ein Rückfall in »muss« und »muss nicht« bei deprivierten Patienten nicht viel weiterhilft, und würde meinerseits hinzufügen, dass das auch gilt, wenn wir die Situation als unreife ödipale Fantasie wegerklären, und dass Aufnahmebereitschaft ganz wichtig ist. Allerdings finde ich es wenig hilfreich, wenn wir die Situation für den Patienten allzu sehr überhitzen. Sich zu offenbaren, könnte diesen oder jenen Patienten übermäßig belasten. Eine weitgehend deskriptive, respektvolle Würdigung der neuen Entwicklung scheint mir ausreichend.

Trotz allem halte ich die Gedanken, die Davies und Gerrard zur Rolle des postödipalen Elternteils für die Entwicklung vorgetragen haben, für hochinteressant.

Zum Flirten ein letztes Wort. Man braucht darin keinen reinen Verführungsakt zu sehen. Findet es auf der Symbolebene statt, so kann es etwas wie ein Spiel sein – das Eingeständnis der Anziehung, aber unter sicheren Bedingungen, bei denen das innere ödipale Dreieck, von dem Ronald Britton spricht ([2003] 2006, S. 81), nicht beschädigt, sondern respektiert und anerkannt wird.

Die Frage ist nun: Sind die genannten Beiträge von Bedeutung für die psychoanalytische Arbeit mit Kindern? Sie behandeln heikle Themen, zumal wir mittlerweile genauer wissen, wie allgegenwärtig der sexuelle Missbrauch von Kindern ist. Ich möchte ein paar Fragen stellen und begleite sie mit Mutmaßungen über mögliche präödipale Ursprünge der Sexualität, in denen ich entwicklungspsychologische Forschung mit Problemen der Sexualität zusammenschließe. Die Erstere kann wunderbar erhellend sein, aber sie hat – zumindest großenteils – dem Körper des Babys und allemal der infantilen Sexualität zu wenig Beachtung geschenkt. Ein paar neuere Arbeiten sind freilich für meine Fragen von Bedeutung.

Zunächst will ich versuchen, mit Hilfe klinischer Beispiele aus der Kinderanalyse zwischen einerseits perverser, andererseits gestörter Sexualität sowie zwischen beiden und der normalen, aber verzögerten ödipalen Sexualität zu unterscheiden. Später stelle ich einen Fall vor, bei dem die aufkeimende Sexualität einer Jugendlichen (Nicola) die Möglichkeit bot, eine wichtige präödipale Geschichte *via postödipale Sexualität* umzuschreiben. Erörtern will ich, welche entwicklungsrelevanten Folgen die all diesen Ebenen geltenden Reaktionen der Eltern für die Frage haben, wie wir in der Gegenübertragung Gefühle auf der jeweiligen Ebene umwandeln und einsetzen. Was mich interessiert, ist die psychoanalytische Technik im postödipalen Stadium, wenn es um die wirklichen sexuellen Gefühle eines Kindes geht und nicht so sehr darum, dass es ein anderes Gefühl zu Zwecken der Abwehr sexualisiert.

Ein Beispiel für perverse Sexualität beim Kind

Der siebenjährige David erhielt die Diagnose »allgemeine Entwicklungsstörung mit autistischen Zügen« und war in punkto Sprache, Denken und Symbolisieren zurückgeblieben. Erst allmählich merkte die Therapeutin, dass er auch Fußfetischist war. Ich hatte festgestellt, dass einige Therapeuten in der ersten warmen Sommerwoche anfingen, Sandalen zu tragen, und dass es zu erheblichen Reaktionen bei fast allen Patienten kam, von denen ich in der Supervision hörte. (Hier geht es um die interessante Frage, wie wir es mit unserer Kleidung halten sollten, zumal bei schnell überstimulierten Patienten.) Ein paar Reaktionen fielen jedenfalls radikaler aus als andere. David warf unglaublich lüsterne Blicke auf die Sandalen seiner Therapeutin. Er hielt ihr vor, sie habe Stinkfüße, aber im Grunde starrte er sie mit grauenhafter Faszination an. Obwohl es schien, als machten seine lüsternen Blicke ihr den Vorwurf der Kollusion – weil sie selber gern dreckig und abstoßend sei –, war es doch zugleich (und dies schien uns außerordentlich wichtig), als sollten sie Tadel und Abscheu provozieren. Sie hatten also etwas ebenso Grausames und Sadistisches wie ziemlich Masochistisches an sich.

Ein fast fetischistisches Interesse an Füßen hatte ich bereits bei deprivierten Kindern festgestellt. Zwar sprach ich mit Davids Therapeutin darüber, dass der *Ursprung* des frühesten Interesses womöglich in der Geschichte von Babys zu suchen ist, die zu häufig auf den Teppich gelegt werden und dort beobachten, dass Füße kommen und gehen, die nie lang genug still stehen und doch nicht in Vergessenheit geraten können, weil das Baby nie genug Zeit auf dem Schoß verbringt und in ein Gesicht sieht – aber klar war, dass das nicht alles sein kann. Es ging eindeutig um *weit mehr als eine Reaktion auf oder eine Abwehr gegen Schmerz*. Wir sprachen oft über Davids Gefühl, dass seine Mutter ihn tadelte und Abscheu gegen ihn empfand (was wirklich passiert war), aber auch darüber, dass sein Interesse mittlerweile eine gefährliche Suchtqualität bekommen hatte. Die lüsternen Blicke dieses Jungen weckten Abscheu. Sie erinnerten ein wenig an diejenigen, die mein autistischer Patient Robbie mir zuwarf

– nicht begehrliche, sondern laszive Blicke, die mir zwar keine Angst machten, aber den heftigen Wunsch weckten, ihm eine Abfuhr zu erteilen.

Dickens' Uriah Heep und Shakespeares Caliban wissen, dass sie verachtet werden. Besser man macht sich selber hässlich und abscheulich, als dass man dies in den Augen eines anderen Menschen sehen muss – Valerie Sinason hat es bei körperlich behinderten Kindern festgestellt ([1992] 2000). In den schlimmsten Fällen kann die Lust des Kindes daran, den erwarteten und begehrten Abscheu zu bekommen, sogar zu sexueller Erregung werden.

Immer wieder brachte uns David in Verwirrung. Wir waren sicher, dass er nicht sexuell missbraucht wurde, und fragten uns weder, wie er darauf gekommen war, sich abscheulich zu fühlen, noch, warum er versuchen könnte, dieses Gefühl in andere hineinzuprojizieren, sondern wir wollten wissen, wie er die letzte Aufwärtsdrehung in die Erregung entdeckt haben mochte. (Mag sein, dass man, wenn es in der Liebesbeziehung nicht genug Erregung und Spaß gibt, zumal wenn die Liebe begrenzt ist, schließlich danach greift, wo man nur kann.)

Das folgende Material gibt keine Antworten, aber es verschafft eine Ahnung davon, über welche Stufen sich eine Quasi-Perversion herausbildet.

David war in den letzten Monaten erheblich vorangekommen und viel weniger an Füßen interessiert, dafür weit mehr am normalen – allerdings für sein damaliges Alter (sechseinhalb) eher unentwickelten – Spielen. Letzteres hatte ihm echte Lust und Freude ohne perverse Erregung verschafft. Manchmal war es sogar zum richtigen symbolischen Spiel gekommen. An dem Tag, um den es hier geht, begrüßte er seine Therapeutin, die ich Cathy nennen will, ganz normal im Wartezimmer, mit einem extrem flüchtigen Blick auf ihre Füße (während sein Blick bei der Begrüßung länger auf ihrem Gesicht verweilte). Die Sitzung begann mit einem der neuen, unentwickelten, aber weitgehend normalen Spiele. Zuerst drehte er sich auf dem Schreibtischstuhl in ihrem Sprechzimmer. Zu dem Spiel gehörte, dass Cathy von Zeit zu Zeit den Stuhl anhielt und sagte: »Da bist du ja«, worauf David kicherte und den Stuhl von neuem in Drehung versetzte. Es war eine Art Guck-Guck-Spiel, und Cathy Urwin zufolge (2002) zeigt das Auftreten solcher Spiele häufig an, dass das Kind aus einem autistischen Zustand heraustritt. Dazu schreibt die Therapeutin: »*Manchmal* wirkt dieses Grinsen etwas festgefroren und leicht ›grimassen‹haft, aber sein Kichern scheint realer zu sein.« (Für sie war es wichtig, den Unterschied zu beobachten, um die Kollusion mit den Phasen der Perversion oder deren Zuspitzung zu verhindern. Aber zugleich müssen wir für normale Erregungen, wenn sie denn endlich auftreten, empfänglich sein, also ansprechbar für Kinder, die in einen Zustand geraten, von dem sie zuvor nur die perverse Variante kannten. Andernfalls kommt es zur Kollusion mit der Überzeugung des verzweifelnden Patienten, es gebe für ihn nur zwei Möglichkeiten: entweder den Kitzel der Perversion oder die Leere einer schrecklich nüchternen Normalität.) Dieses Drehspiel setzten sie eine Weile fort, und irgendwann drehte David den Stuhl besonders schnell und stieß dabei mit dem Knie heftig gegen Cathys Stuhl. Er schrie auf und lachte erregt. Die Therapeutin, die Davids sprachlichen Rückstand kannte, hielt sich in der Regel an eine einfache, aber gefühlsbetonte Sprache; also sagte sie ganz einfach und mitfühlend: »Au, autsch.« Aber sofort befahl David: »Heulen, Cathy!« Darauf erwiderte sie, er habe sich das Knie am Stuhl gestoßen und wolle nun, dass sie heult, und sie frage sich, warum. »Dumm!«, sagte er und lachte. Cathy meinte nun: »Ich glaube, David findet Heulen dumm, aber Heulen ist nicht dumm, wenn es wehtut.« Sie hatte zuvor oftmals miterlebt, wie er sich erbarmungslos über ein verletztes Puppenkind lustig machte; aber vielleicht fand er auch nur, sie sei dumm, wenn sie nicht *kapiert*, dass niemand anders als sie die projektive Identifizierung in sich bewahren, dass sie den Schmerz erdulden und für ihn das Heulen übernehmen muss. (Im Allgemeinen tat sie das, genau wie die in Kapitel 1 genannte Therapeutin des Kindes im Rollstuhl.) Jedenfalls reagierte er auf ihren Hinweis, dass Heulen nicht dumm sei, mit der von lüsternen Blicken begleiteten Verkündung, er habe »die Meerschweinchenfüße gerochen«.

Hier sehen wir deutlich, über welche Stufen sich der Fetischismus entwickelt. Zuerst verletzt sich David; dann versucht er, die Verletzung in seine Therapeutin hineinzuprojizieren; anschließend, als sie diesen nicht restlos in sich aufbewahrt, empfindet er, wie mir scheint, überwältigenden Abscheu gegen sich selbst; und am Ende müssen die Stinkfüße zu einer anderen Person oder Sache gehören – zum Meerschweinchen. Ein verletztes Baby-Selbst ist nicht nur verachtenswert, sondern offenbar auch verabscheuenswert. Und was macht man mit einem tiefsitzenden Abscheu gegen sich selbst? Eine mögliche Lösung besteht wohl darin, den Abscheu zu projizieren und zu kontrollieren. Wir haben nie ganz begriffen, wie die Entwicklung dieses Kindes zum Endstadium der perversen Erotisierung führen konnte. Aber natürlich muss die technische Reaktion auf eine Phase der Perversion gänzlich anders ausfallen, als wenn es um einen Abwehr- oder Schutzmechanismus und mehr noch um weitgehend normale Erregungen geht (Alvarez, 1995; siehe oben Kapitel 7). Eine – dann vermutlich gelassene – Reaktion auf der Beschreibungsebene ist erheblich besser als ein Versuch, etwas als Abwehrmaßnahme gleichsam wegzuerklären.

Gestörte Sexualität

Ich komme nun zu zwei Beispielen für gestörte, aber nicht eigentlich perverse Sexualität. Einer meiner autistischen Patienten namens Joseph versank oft in einer repetitiven Beschäftigung, bei der er zwei Puppen zusammen tanzen oder hüpfen ließ, wobei sie sich anscheinend in einer Pseudosprache unterhielten. Das Spiel war viel zu privat und exklusiv, um wirklich den Namen Als-ob-Spiel zu verdienen – die Hüpfer blieben immer auf demselben Fleck, und selbst der Tanz bestand nur in kleinsten Kreisen um die Tänzer herum. Nie führte ein Sprung etwas weiter weg, da wohl der Eindruck herrschte, es sei nicht interessant, sich irgendwo hinzubewegen. Das Problem war nicht Angst vor dem Unbekannten, sondern abgrundtiefe Langeweile. Keine Sache, kein Ort war so interessant, dass man sich um ihn hätte bemühen müssen. (Hier könnte es um den Unterschied zwischen entwerteten und wertlosen oder dummen Objekten gehen, siehe Kapitel 8.)

Einmal brachte Joseph offenbar richtig liebevolle Gefühle mir gegenüber mit, und die Tiere küssten sich sanft, indem sie die Wangen aneinanderlegten und etwas Zärtliches murmelten. Mir schien das gar nicht pervers, nicht einmal besonders sinnlich. Aber es hörte nicht auf. Es ging weiter und weiter, und dann kam mir der Gedanke, es habe anscheinend mit richtiger Liebe begonnen – aber selbst Antonius und Cleopatra müssen hin und wieder aufgestanden und ins Freie gegangen sein, um frische Luft zu schnappen und einen schönen langen Spaziergang zu machen! Das Verhalten war suchtförmig, ohne eigentlich pervers zu sein; es wirft die technische Frage auf, wie man den Patienten von seinem habituellen Tun abbringen und ihm helfen kann, zu anderem überzugehen. Meine Reaktion lag irgendwo zwischen Beschreibungs- und Intensivierungsebene, denn ich sagte, ich sei sicher, sie hätten jetzt genug vom Küssen und würden vielleicht gern den Berg (der Couch) hochklettern und nachsehen, was auf der anderen Seite ist. Am Ende machten sie das, und Joseph zeigte es mir mit Vergnügen.

Das nächste Beispiel stammt von einem anderen meiner Patienten, dessen Sexualität ich auch für gestört, aber (noch) nicht pervers halte. Genau wie David reagierte dieser kleine Junge namens Michael sehr heftig auf meinen ersten Sandalentag: Quer durch den Raum vollführte er einen großen Satz mit jenem zusammengepressten, geschlossenen, grimmigen Mund, der, wie ich mittlerweile wusste, einen Beißwunsch zurückhielt. (Begonnen hatte das wohl, als er im Alter von zwei Monaten die Nahrungsaufnahme verweigerte, weil seine Mutter, bald nachdem er sich – körperlich, aber nicht seelisch – von mehreren traumatisierenden Operationen erholt hatte, wieder zur Arbeit ging.) Oft hatte er mit diesem Gesichtsausdruck versucht, meine Knie zu fassen und seinen Penis an mich zu pressen. Jetzt wollte er, nach einem raschen Blick auf meine Füße, dasselbe noch einmal machen. Dabei empfand er, wie mir schien, ein wirres Durcheinander von übermächtigen, halb unterdrückten und enorm *komprimierten* Impulsen – orale und genitale auf einmal, aber insgesamt in gewaltiger Verdichtung. Ich versuchte, das ein wenig zu verdeutlichen, doch nur mit großen Schwierigkeiten konnte ich ihn zu einem bedächtigeren Tempo bewegen und ihm helfen, gleichsam jedes Gefühl einzeln zu empfinden.

Jedenfalls warf er, als er einige Tage später etwas ruhiger war, wieder einen intensiven Blick auf meine Füße und *fragte*, ob er mich in die Zehen beißen dürfe! Diesmal schien die genitale Erregung zu fehlen, so dass ich es für ein Stück Entwicklung hielt: Geblieben war ein einziger Triebwunsch – das Beißen –, und ihn konnte er nun wenigstens erleben, statt ihn zu unterdrücken.

Später, nach der Rückkehr aus einem Sommerurlaub, hörte er im Obergeschoss etwas, das er für männliche Schritte hielt. Immer wenn er sie zuvor gehört hatte, war er auf die andere Seite des Zimmers gehastet. Michael war ein ödipales Kind mit starken Allmachtsgefühlen, aber seine Furcht vor dem Vater war vermutlich durch die frühen einschneidenden chirurgischen Eingriffe mit geprägt worden. Ich sagte, diese Furcht empfände er vor allem dann, wenn er mir gegenüber besitzergreifend und herrisch war. Gegen Ende der Sitzung bemerkte er, die Couch sei kein richtiges Bett und ich ginge mit ihm ja weder nach Hause noch auf Urlaubsfahrten. Dann fragte er, was im Obergeschoss sein könnte, und ich spürte, dass sich in diesem Moment ein anderer Raum/Ort öffnete. Melanie Klein zufolge hat das mit dem Mysterium zu tun, welches das Innere des mütterlichen Körpers darstellt ([1945] 2000), während der Anthropologe Vincent Crapanzano davon spricht (2004), wie wichtig alles ist, was hinter dem Horizont liegt – die Fantasiehorizonte. (Siehe auch Britton ([1989] 1998, S. 98–101) und Edwards (1994) über das Gefühl, dass sich ein Raum auftut.)

Nach meinem Eindruck war die starke Komprimierung, der Michaels Leidenschaften unterworfen wurden, zwar eine Störung, aber keine echte Perversion. Als es ihm gelang, bedächtiger zu werden und sozusagen immer eine Leidenschaft auf einmal zu erleben, lernte er auch, Neugierde zu empfinden und zu denken.

Das normale sexuelle Selbst und Technikprobleme: unsere Gegenübertragungsreaktionen als Antwort darauf

Maria Lupinacci entwickelt ein paar interessante Gedanken zur Rolle der beiden Elternpaare im Ödipusmythos (1998, S. 418). Sie weist darauf hin, dass die narzisstischen, egozentrischen Eltern in Theben versuchen, ihr Kind zu töten, während die Adoptiveltern in Korinth zwar freundlich und liebevoll, aber etwas idealisiert und geschlechtslos sind. Beide Paare, so die Autorin, müssen im Patienten (oder im Kind), aber auch im arbeitenden Analytiker integriert werden. Und wenn dieser die Integration des Patienten fördern will, muss er sich mit den eigenen ödipalen Strebungen auseinandersetzen und seine weicheren korinthischen Seiten mit den härteren thebanischen zusammenführen (S. 418). Wie Melanie Klein ([1945] 2000) führt auch Lupinacci die beim Patienten auftretenden ödipalen Fantasien auf früheste, präödipale Erfahrungen mit Mutter und Brust zurück. Ihre technischen Empfehlungen erinnern sehr an Brittons Bemerkungen ([1989] 1998) zur Reaktion der Eltern auf die im Entwicklungsverlauf entstehenden ödipalen oder präödipalen Gefühle des Kindes. Aber Jody Davies (1998), die Analytikerin mit dem flirtenden Patienten, geht weiter und achtet nicht nur auf eine weiche, warmherzige, mütterliche Gegenübertragungsreaktion. Unmissverständlich spricht sie von einer normalen *erotischen* Gegenübertragung, mit der sie auf die im Patienten auftretende postödipale erwachsene Sexualität reagiert.

Bisher war die Rede von der Entwicklung jener sexuellen Gefühle, die das Selbst gegenüber einem sexuellen Objekt hegt. Jetzt möchte ich mich mit der Frage befassen, wie sich das Selbst als Geschlechtswesen entwickelt, soweit es Objekt der Sexualität eines anderen ist. Dies hängt wohl nicht zuletzt mit der allmählichen Identifizierung des Babys mit den Eltern zusammen, aber wahrscheinlich auch damit, wie sich in früher Kindheit das Gefühl des Babys entwickelt, über so viel Potenz zu verfügen, dass es Reaktionen, Interesse und

Freude in der Betreuungsperson hervorrufen kann. (Das heißt, Eltern befriedigen nicht nur die körperlichen Grundbedürfnisse nach Ernährt- und Gehaltenwerden. Und sie sorgen nicht nur für psychisches Containment.) Marie-Christine Laznik gibt interessante Hinweise darauf, dass bei Eltern normale kannibalistische Regungen in punkto Essbarkeit ihres Babys auftreten (2009). André Green (1995) würde mir sicher die Überbetonung der frühen Kindheit vorhalten, aber ich versuche nur, die möglichen infantilen Ursprünge eines sexuellen Selbstwertgefühls des Erwachsenen aufzuspüren. Eine große Rolle spielt, wie gerade angedeutet, die Symbolbildung samt einer daraus entspringenden Fähigkeit der Identifizierung (nicht der pathologischen Überidentifizierung) mit der elterlichen Sexualität, aber die Frage ist: Gibt es noch etwas darüber hinaus? Müssen wir zusätzlich zu dem, was uns vertraut ist, auch anderes untersuchen, wenn es um den Stellenwert der auf die Brust gerichteten Gefühle und um die mimische und lautliche Reziprozität geht, von der die Entwicklungspsychologen so viel zu berichten haben? Gibt es Raum für wirkliche infantile Sexualität, wenn man Sexualität nicht auf Abhängigkeit oder infantile Bedürfnisse reduziert?

Als erstes nenne ich das Gefühl der Urheberschaft und Potenz – nicht Omnipotenz (Alvarez, [1992] 2001). Wie Studien gezeigt haben, entdecken Babys mit Freude, dass sie Ursache von Ereignissen sein können, und ziehen sich spürbar zurück, wenn ihnen das misslingt und sie das Gefühl haben, nichts zu bewirken (Papoušek und Papoušek, 1975). In den Versuchsreihen bringen die Babys Glocken zum Klingen und Lampen zum Leuchten, aber für das Baby finden, wie wir wissen, die wesentlichen Kausaleffekte in seinen Interaktionen mit anderen Menschen statt. Es macht Spaß, Rasseln zu schütteln und das eine oder andere Geschehen zu verursachen, aber zu den wichtigsten Dingen der ersten Lebensmonate gehört die Fähigkeit, die Augen eines anderen Menschen aufleuchten zu lassen. Sowohl Trevarthen (2001) als auch Reddy (2008) untersuchen die Fähigkeit, jemandem Spaß und Freude zu bereiten, und ich möchte bekräftigen, dass diese Beziehung etwas anderes ist als das Bedürfnis nach einem nährenden Objekt – oder auch nach einem bewahrenden im Sinne von Bion ([1962b] 1990) und Bick ([1968] 1990, S. 236): Hier geht es um das Bedürfnis nach einem ansprechbaren, interessierten Objekt, das imstande ist, sich erfreuen zu lassen.

Im Folgenden schildere ich die Beobachtung eines Babys mit einer hinreichend guten Mutter, das, wie es schien, in den ersten sieben Lebensmonaten ein wenig zu passiv hinnahm, dass die Letztere sich mit anderen Dingen beschäftigte. Als der Kleine etwa acht Monate alt war und sie Anstalten traf, wieder zu arbeiten, hatten beide ein festeres und vitaleres Band geknüpft. Er war mittlerweile entschlossener geworden und konnte mit Lächeln, Gurren und Lautäußerungen ihre Aufmerksamkeit auf sich ziehen und festhalten, während sie mehr danach verlangte, auf diese Weise bezaubert zu werden. Dann, als das Baby neun Monate alt war, erhielten sie nach einer gemeinsamen Grippeerkrankung einen neuen Dämpfer. Auf zwei verschiedenen Wegen versuchte der Junge nun zu erreichen, dass seine Mutter ihn anschaute und auf ihn reagierte. Beide waren erfolglos, aber mich interessiert hier der Unterschied zwischen den Methoden. Zunächst schrie er mehrmals, gab jedoch auf, als seine Mutter mit ihrem langweiligen Saubermachen fortfuhr, ohne zu reagieren. (Er hatte nie lang oder laut geschrien.) Irgendwann aber, als er sah, wie sie vor ihm stand und vage in seine Richtung blickte, setzte er ein breites Lächeln auf und ließ ein verächtliches Prusten vernehmen. Einen Monat zuvor hätte sie gelacht und/oder ihn nachgemacht, aber jetzt blickte sie einfach weiter über ihn hinweg auf irgendetwas im Zimmer. Darauf wandte er sich seinem Schnuller zu und schlief ein.

Das schreiende Baby bittet um Tröstung; das lächelnde Baby, das eine kleine Vorstellung gibt, bittet um etwas wie Freude, die das Auge eines anderen aufleuchten lässt. Dies geht nicht zwangsläufig mit manischer Abwehr einher. Das Baby braucht Tröstung, aber auch ein zugängliches, erreichbares Objekt – das es beeindrucken, interessieren und mit etwas Unterhaltung erfreuen kann (Reddy, 2005; Trevarthen, 2001). (In meinem früheren Buch habe ich gesagt (Alvarez, [1992] 2001), dass wir ein Wort für einen Vorgang brauchen, der vielleicht die Grundlage für – und ein Vorspiel zu – Wiedergutmachung ist: für den Wunsch, jemandem etwas zu geben, nicht um ein beschädigtes Objekt zu reparieren, sondern um einem bereits intakten Objekt mehr Freude zu verschaffen.)

Trevarthen zufolge spielen in der Kindheit geäußerte Gefühlsregungen wie Scham und Stolz eine zentrale Rolle für die Entwicklung (2001). Wilfred Bion unterscheidet zwischen Arroganz und Stolz ([1957b] 2013) ganz wie die Griechen zwischen Hybris und Philotomo (Lynd, 1958). Ein schwer depressiver Junge hatte, ähnlich wie David, ein großes Geschick entwickelt, die Aufmerksamkeit auf sich zu ziehen, indem er sich so verhielt oder sprach, dass er Abscheu hervorrief, aber normalere Methoden, sich Aufmerksamkeit zu verschaffen, kannte er nicht. Nach mehrjähriger Behandlung, in deren Verlauf er seine alten Verhaltensweisen aufgab, sagte er eines Tages zu seiner Therapeutin: »Ich mag es, wenn du große Augen machst«, offenbar weil er dann sicher sein konnte, dass sie interessiert war. Das setzt eine frühe Integration von Selbst und Objekt, aber auch innerhalb des Selbst voraus – »Ich bin so mächtig, dass ich (positiven) Einfluss auf Dich ausüben kann«. Sie tritt als wichtige Entwicklung bei Kindern auf, die von lebenslanger Depression genesen, und für uns muss ganz klar sein, wann wir nur manipulative narzisstische Verführungskunst und wann wir einen Wunsch vor uns haben, Freude zu zeigen und zu bereiten, statt bloß aufzuschneiden, damit ein anderer sich unterlegen oder hilflos umgarnt fühlt. Anziehung muss nicht unbedingt Verführung heißen.

Sexualität in der Kindheit: über die Rolle des Elternobjekts

Wo liegt die Grenze zwischen einem allzu leicht verführbaren Elternteil und einem, der Sexualität zulässt, ohne sich verführen zu lassen oder selbst zu verführen? Ein Kind (oder natürlich ein Baby) kann merken, dass es in der Lage ist, einem anderen Menschen Freude zu bereiten. Wie können wir auf eine Vorführung reagieren, ohne zu Aufschneiderei und Narzissmus zu ermutigen? Wie können wir die selbstvergessene Vorführung fördern, bei der die vorgeführte Sache oder Aktivität wichtiger ist als derjenige, der sie vorführt, und dieser dennoch gewürdigt wird?

Ein klinisches Beispiel für verzögerte ödipale Entwicklung

In Kapitel 8 habe ich meinen kleinen Patienten Toby vorgestellt, der bei der Geburt auf einem Auge fast blind war und deshalb mehrmals operiert werden musste. Er erholte sich körperlich, empfand sich allerdings als ein über alle Maßen kostbares Kind. Sobald er sich jedoch psychisch stärker fühlte, nahm seine maskuline Identifizierung zu. Im Alter von sechs Jahren bekam er Geschmack an Popmusik und führte mir – mit kräftigem Aufstampfen und betont männlichem Gang – den Songvers »Don't Stop Movin' to the S Club Beat«

vor. Außerdem röhrte er »Super star, with your big guitar!«, was nicht eigentlich sexy war, sondern eine neue, kräftig auftretende Vitalität zum Ausdruck brachte. Dabei behielt er meinen Gesichtsausdruck unter permanenter Beobachtung, und ich bin sicher, dass darin einiges Vergnügen zu sehen war. Sein Verhalten war viel spontaner als sein übliches, stark kontrollierendes Auftreten im Zimmer. Er erlebte wohl etwas wie die Befreiung von einem tiefsitzenden Gefühl, beschädigt und hilflos zu sein, und führte mir seine leicht verzögerte ödipale (und noch immer sehr narzisstische) Potenz und Sexualität vor.

Im selben Kapitel schrieb ich, dass ich mir vorstellen konnte, wie schwer es für die Eltern eines mit dieser körperlichen Schädigung geborenen Jungen sein muss, ihn als potent wahrzunehmen und mit genügend Sicherheit und Vertrauen von seiner Zukunft als gesunder, starker Mann zu träumen. Und ich möchte hinzusetzen: von seiner Zukunft als *ausgewachsener, sexuell anziehender* Mann. In dieser Situation sollte unser Interesse nicht der Eichel in der Eiche (dem Baby-Selbst im Erwachsenen), sondern der Eiche in der Eichel gelten. Heute frage ich mich, ob die Fähigkeit der hingebungsvollen Eltern, Toby als Baby attraktiv zu finden, nicht vielleicht durch seinen Gesichtsdefekt eingeschränkt wurde. Bei Tobys Anblick empfand man automatisch Sorge, was etwas anderes ist als die Freude und der Stolz von Eltern, wenn sie den gesunden Körper und das gesunde Gesicht ihres Babys sehen.

Hier kommt die positive Gegenübertragung ins Spiel. Ich genoss Tobys Tanzen, auch wenn meine – positive – Reaktion nicht besonders erotisch war. Nicola, ein anderes Kind, das ich vor einigen Jahren in der Klinik behandelte, war als Säugling extrem depriviert, sie wurde abgelehnt und war dann chronisch depressiv, aber zugleich dissoziiert und verhärtet, obgleich sie mit achtzehn Monaten von sehr liebevollen Eltern adoptiert wurde. Die meisten Sitzungen verbrachte sie damit, mir Schrecken einzujagen – entweder meinet- oder ihretwegen: indem sie etwa dicht vor meiner Nase so tat, als werfe sie mit Gegenständen nach mir, oder indem sie sich mit dem Körper auf gefährliche Weise in Möbeln verhedderte.

Nach etwa einjähriger Behandlung, als sie elf Jahre alt war, führte sie mir einen Tanz vor, den sie in der Schule übte, sowie mehrere Schritte eines anderen, den ältere Mädchen tanzten. Dieses Tanzen bereitete mir eine ganz neue Freude – sie wirkte viel weicher, schüchterner und weniger abwehrbereit als sonst. Der Tanz war anspruchslos, aber leicht, anmutig und zugleich sexy und daher sehr anziehend, und ich bin sicher, meine Augen und mein Gesicht –

sowie meine Worte – machten deutlich, wie sehr ich diese neue Nicola genoss und würdigte. (Ich sagte etwas wie: »Was für ein hübscher Tanz!«) Ich glaube nicht, dass Nicola verführen wollte. Und eigentlich provozierte sie auch nicht. Sie wollte in unserer Beziehung wohl etwas Neues ausprobieren und versuchen, die Freude zu bereiten, die sie als Säugling ihrem extrem ablehnenden Gegenüber nicht hatte bereiten können. Die Pubertät erlebte sie vielleicht als eine Art Wiedergeburt, in deren Verlauf sich ihre schmerzvolle Geschichte – dank feinfühliger Würdigung ihrer neu erworbenen Attraktivität und Anmut – teilweise umschreiben lassen konnte. Natürlich bedurfte es weiterer Arbeit, um über eine Situation hinauszukommen, in der Sexualität zum Hauptvehikel für positive Erfahrungen wurde. Sie musste andere Wege finden, um sich zu öffnen und ihren Objekten zu gefallen.

Schlussbemerkung

Abschließend sei gesagt, dass noch eine Menge zu tun ist, wenn wir herausbekommen wollen, mit welchen Gegenübertragungen wir eigentlich auf Körper und Sexualität unserer Patienten – im präödipalen, ödipalen und postödipalen Stadium – reagieren. Nachgedacht habe ich über mögliche Anfänge der postödipalen Objektbeziehung in der Fähigkeit des Babys, Freude zu bereiten, Einfluss auszuüben und mit seinem Körper, seiner Mimik und seinen Lautäußerungen zu unterhalten. Leider bin ich nicht dazu gekommen, etwas über seinem Witz und seine Intelligenz zu sagen. Wenn jemand uns zum Lachen bringt oder etwas Kluges von sich gibt, was weder pedantisch noch exhibitionistisch ist, freuen wir uns und finden es anziehend, mitunter sogar sexy. Wie wir mit dieser Gegenübertragung so arbeiten können, dass wir den Augenblick nicht als bloß ödipales oder verführerisches Tun wegerklären, sondern aufgeschlossen bleiben für eine vielleicht gesunde neue Entwicklung – ist eine heikle Frage. Manchmal lässt sich die positive Übertragung schwerer annehmen und festhalten als die negative, und wenn sie überdies sexueller Natur ist, verlangt sie von uns in unseren Gegenübertragungsreaktionen viel Mut, Redlichkeit und Respekt.

Kapitel 10

Unterintegration und Integration auf paranoid-schizoidem Niveau

Einführung: Esther Bicks umstrittene Ansichten zur Nichtintegration

Am Ende ihres großartigen Gedichts *The Pangolin* (Das Schuppentier) beschreibt Marianne Moore, wie jede Morgendämmerung die Seele dcs Menschen mit neuer Hoffnung ins Gleichgewicht bringt (Moore, 1968). Das folgende Kapitel enthält ein paar Überlegungen zur Therapie von Kindern, denen das seelische Gleichgewicht fehlt, und solchen, die aus dem Gleichgewicht gebracht wurden. Ende der 1960er Jahre machte Esther Bick eine hoch interessante, aber umstrittene Unterscheidung zwischen hilfloser Nichtintegration und abwehrorientierter Desintegration durch Spaltungsprozesse (Bick, [1968] 1990, S. 237). Zur Verwirrung trägt bei, dass sie die hilflose Nichtintegration hier und da einfach als *Zustand* bezeichnet (sie spricht sogar von »Schwankungen dieses [...] Zustands«, ebd.). An anderen Stellen hingegen heißt es, sie sei *kennzeichnend für* die Früh*phase* der Entwicklung. Auf einer 2004 veranstalteten Tagung zum Thema Säuglingsbeobachtung hat Joan Symington sich der letzteren Auffassung als Früh*phase (oder -stadium)* der Entwicklung angeschlossen (Symington, 2004; siehe auch Symington, 2002). Es folgte eine lebhafte Debatte (O'Shaughnessy, 2006).

Bicks ursprünglicher Beitrag, mit dem ich beginnen will, trägt den Titel »Das Hauterleben in frühen Objektbeziehungen« und ist ein sehr kurzer, dicht geschriebener, aber ziemlich kategorisch klingender Artikel. Darin schreibt sie (Bick, [1968] 1990, S. 236):

> Meine These ist, daß Persönlichkeitsanteile in ihrer primitiven Form empfunden werden, als gebe es keine Kraft, die einen Zusammenhalt unter ihnen schafft, und als müßten sie deshalb auf eine von ihnen passiv erlebte Weisc zusammengehalten werden – durch die Haut, die als Begrenzung fungiert. Diese innere Funktion, die Teile des Selbst aufzubewahren, ist aber anfänglich von der Introjektion eines äuße-

ren Objekts abhängig, das als fähig erlebt wird, diese Funktion zu erfüllen. Später löst die Identifizierung mit dieser Funktion des Objekts den unintegrierten Zustand ab und läßt die Phantasie von inneren und äußeren Räumen entstehen. *Dann erst ist die Situation reif* (Hervorh. A. A.) für das Inkrafttreten primärer Spaltung und Idealisierung des Selbst sowie des Objekts, das Melanie Klein beschrieben hat. Bevor die bewahrenden Funktionen nicht introjiziert worden sind, kann keine Vorstellung von einem Raum innerhalb des Selbst entstehen.

Und weiter (S. 237): »Ich werde die Schwankungen dieses ursprünglichen Zustands anhand von Fallmaterial, das aus Kleinkinderbeobachtung gewonnen wurde, veranschaulichen, um den Unterschied zwischen der Unintegriertheit als einem passiven Erleben vollkommener Hilflosigkeit und der Disintegriertheit aufgrund von Spaltungsprozessen als einer aktiven Abwehrfunktion, die im Dienst der Entwicklung steht, aufzuzeigen.« Die Ersteren führen, so Bick, zu Katastrophenängsten, die Letztere zu umgrenzten und spezifizierten Verfolgungs- und Depressionsängsten. Dann fährt sie fort (S. 237):

Im frühkindlichen, unintegrierten Zustand scheint das Bedürfnis nach einem bewahrenden Objekt eine verzweifelte Suche nach einem Objekt – einer Lampe, einer Stimme, einem Geruch oder einem anderen sensuellen Objekt – zu erzeugen, das die Aufmerksamkeit fesseln und dadurch, zumindest augenblicksweise, erfahren werden kann, als hielte es die Teile der Persönlichkeit zusammen. Das optimale Objekt ist, zusammen mit der haltenden, sprechenden und vertraut riechenden Mutter, die Brustwarze im Mund.

Als Beispiel führt Bick zitternde Babys an, die »desorganisierte Bewegungen« (ebd., S. 238) machen, sowie den Eindruck ihrer Patienten, ihre Haut könne sie nicht zusammenhalten und sie könnten auslaufen (vgl. ebd., S. 239). Obgleich die Autorin mehrere unterschiedliche Arten des »bewahrenden Objekts« nennt, verengt sie das Ganze beim klinischen Material – und im Titel des Beitrags – auf den Gedanken, ein solches Objekt werde ganz konkret als Haut erlebt. Nach meiner Erfahrung müssten andersartige Integrationsfaktoren gleich großes Gewicht erhalten.

In der Diskussion über Bicks Artikel tauchten mehrere Fragen auf. Ich möchte sie nacheinander darstellen und eigene Überlegungen hinzufügen.

Ist jede scheinbare Nichtintegration vielleicht Resultat von Prozessen, die desintegrierend auf eine schon bestehende Integration einwirken?

Aus guten Gründen hat der Begriff des Defizits (in den USA) ebenso zu Kontroversen geführt wie der genannte, einigermaßen vergleichbare Begriff der hilflosen Nichtintegration. Beide haben Freuds großartige Einsicht in die Dynamik der Denkprozesse, die ihnen innewohnende Sinnhaftigkeit und Zielstrebigkeit, in Frage gestellt. Es ist ein altes Thema. William Fairbairn zufolge ([1940] 2000, S. 206) ist Freuds Verdrängungsbegriff zwar der »Grundstein, auf dem das gesamte Erklärungssystem der psychoanalytischen Theorie errichtet wurde«, aber gleichwohl kein »reiner Segen«, weil in ihm kein Raum für die Ich-Schwäche bleibt. (Pierre Janet hatte sie, so Fairbairn, bei den von ihm und später von Freud behandelten Hysterikerinnen entdeckt.) In der Kinderanalyse, so könnten wir hinzufügen, lässt das dynamische Modell, dem zufolge jeder – noch so pathologische – psychische Zustand auf sinnvolle Beweggründe zurückgeht, keinerlei Raum für Ich-*Unreife* und damit für etwas wie Hilflosigkeit.

Was die Frage angeht, ob Zustände der Nichtintegration durch aktive Motivation (Intentionalität) beeinflusst sein können, ob diese Patienten und Säuglinge also gar nicht so hilflos sind, empfiehlt sich eine Lektüre von Isca Wittenberg, die sich ein offenes Denken in dieser Sache bewahrt hat und deren Ansatz mehr in die Nähe von Bick als von Klein und Bion gehört. Bei der Darstellung der primären Depression ihres kleinen autistischen Patienten John erwähnt sie Bicks Begriff der adhäsiven Identifizierung und schreibt, ihre (Wittenbergs) Arme, ihr Schoß, ihre Aufmerksamkeit – »all dies schien das Band zu sein, das Johns Seelenleben zusammenhielt«. Und sie fährt fort: »Kaum zog ich mich zurück, fiel Johns Psyche auseinander, oder vielleicht ließ er sie lieber passiv zerfallen, als sich dem Gefühl totaler Hoffnungslosigkeit auszuliefern. Während ein anderes Kind wohl vor Wut und Angst schreien würde, erlebte John sein Objekt als unerreichbar und warf deshalb verzweifelt das Handtuch.« (Wittenberg, [1975] 2011, S. 113f.) Man beachte, wie differenziert Wittenberg sich mit dem Thema Intentionalität im Zustand der Verzweiflung befasst.

Nach meiner Überzeugung haben Psychoanalyse, psychoanalytische Therapie und Hirnforschung noch viel über Verzweiflungszustände zu lernen, die zwar etwas anderes als die Depression der depressiven Position, aber auch etwas anderes als Melancholie und Verfolgungsängste sind. Aufgeben, »das Handtuch werfen«, scheint mir nicht dasselbe wie Dissoziation oder Spaltung zu sein. Das Erstere ist vielleicht eine Reaktion auf Verzweiflung, die Letzteren könnten auf Grauen oder Hass reagieren. Natürlich gibt es verschiedene Arten des Aufgebens, von denen nur einige mit Hilflosigkeit einhergehen. In Kapitel 1 habe ich, als es um Robbies Zusammenbrüche ging, erwähnt, wie er im Laufe der Jahre seine Passivität durchaus aktiv ge- und missbrauchen konnte. Damit wird die mit seinen Anfangszuständen verbundene Hilflosigkeit keineswegs in Zweifel gezogen, sondern es lehrt uns, mit größter Wachsamkeit ein Motiv vom anderen zu scheiden – vor allem wenn sie gleichzeitig auftreten! (Siehe weiter unten Samuels komplizierte und gemischte Motivation.)

In dem dieser Diskussion gewidmeten Heft des *Journal of Child Psychotherapy* habe ich darauf hingewiesen (Alvarez, 2006b), dass ein Teil der Verwirrung, ja sogar der Kontroverse sich vermeiden ließe, wenn wir lediglich von einem (vielleicht vorübergehenden) »Zustand« der Nicht- oder – wie ich lieber sagen würde – *Unter*integration sprechen würden, statt von einer dauerhafteren, durch Nichtintegration gekennzeichneten »Phase« der Entwicklung, von der gelegentlich bei Esther Bick ([1968] 1990) und später bei Joan Symington (2002) die Rede ist. Im Folgenden versuche ich (zum Teil), dieser Frage nachzugehen.

Gibt es überhaupt Zustände der Nichtintegration? Wie stark ist die Kohäsion des frühen Ichs?

Zwar teile ich die Annahme, dass es abwehrbedingte oder destruktive Desintegrationsprozesse gibt, aber meine klinische Erfahrung bestärkt mich zugleich in der These, dass das auch für den von Bick beschriebenen Typus des hilflosen Auseinanderfallens gilt. Stützen lässt sich dies durch die Hirnforschung. Traumaforscher haben die Dissoziation als Schutzmechanismus beschrieben, der neuronale Verbindungen im Gehirn durchtrennt oder blockiert – zum Beispiel nach Missbrauch oder Trauma die Verbindungen zwischen Denken und Fühlen (Schore, [2003] 2007). Bruce Perry hingegen beschreibt noch eine ganz andere Erkrankung (2002), die auf einen durch Vernachlässigung hervorgerufenen Mangel an Dendriten- und Synapsenwachstum im Gehirn zurückgeht. Es ist durchaus vorstellbar, dass ein Baby oder Kind mit schwachem Hirnwachstum sich schwerer tut, die notwendigen Abwehrmaßnahmen gegen Stress zu mobilisieren. Welcher Art und wie ausgeklügelt die »Abwehrmechanismen« sind, die dem Säugling zur Verfügung stehen, hängt offenbar von dessen Alter und vom Stadium seiner emotionalen und kognitiven Entwicklung ab. (Siehe Kapitel 2 zur Forschungsarbeit von Papoušek und Papoušek [1975].) Solche Kinder oder Babys sind nicht mit Angriffen auf Integrationsprozesse beschäftigt, sondern verfügen gar nicht über solche Prozesse. Man beachte auch, dass die Hirnforscher in der Dissoziation einen automatischen Schutzmechanismus sehen, der zu unproduktiver Gewohnheit werden kann, nicht jedoch etwas, das der Abwehr dient und irgendwie Absichten verfolgt. Ferner sollten wir die Möglichkeit bedenken, dass chronische Dissoziation in den Säuglings- und Kinderjahren einen so gewaltigen kognitiven Rückstand erzeugt, dass, anders gesagt, chronische Desintegration zu Nichtintegration führt. Chronischer Verlauf und Schweregrad sind Hauptfaktoren bei jeder Pathologie, nicht nur bei der Psychopathologie. Wie in Kapitel 1 erwähnt, habe ich bei manchen Patienten eine solche Leere miterlebt, dass mir Zweifel kamen, ob sie diesen Zustand wirklich zu Abwehrzwecken anstrebten. Ich schloss daraus, dass das in manchen Fällen und zu manchen Zeiten nicht so ist: Der Patient ist wirklich *ohne* Abwehr. Verbleibt man – zu früh – zu lange in einem solchen Zustand, so kann das zur Atrophie einer Funktion, ja einer Struktur führen.

Joanna Hawthorne hat 2004 einen Artikel über die Frage verfasst, wie Gesundheitsfachleute lernen, die Neonatal Behavioral Assessment Scale (NBAS) zur Intervention zu nutzen. Es geht hier um Terminbabys und die gewaltigen Unterschiede zwischen ihnen. Die Skala misst Dinge wie das Funktionsniveau etwa des vegetativen Nervensystems. »Babys, bei denen wir Zittern, Erschrecken, Veränderungen der Hautfarbe und Stresssignale beobachten, sind immer noch damit beschäftigt, ihr vegetatives Nervensystem unter Kontrolle zu bekommen, und brauchen vielleicht Containment und ruhigen Umgang« (S. 3). Die Skala misst auch das Zustandssystem, das die Gewöhnungsfähigkeit des Babys bewertet. »Babys, die bei bestimmten Reizen leicht aufwachen und dann nicht wieder einschlafen können, tun sich wahrscheinlich schwerer damit, ihren Schlaf selbst zu schützen, und brauchen Hilfe etwa dadurch, dass sie in einem ruhigen abgedunkelten Zimmer schlafen« (S. 3).

Bei Frühgeborenen ist es Romana Negri zufolge (1994) so, dass in prognostischer Sicht, sobald die Homöostase erreicht ist, die kurz vor der 42. Schwangerschaftswoche stattfindende *Organisation der Einzelzustände* den Punkt markiert, der über die psychische Gesundheit des Frühgeborenen entscheidet. Die Kinderärzte suchen nach richtiger Wachheit und richtig ruhigem Schlaf, nicht nach einem durchgängigen undifferenzierten Zustand. »Als organisiert gelten die Zustände des Kindes, sobald es über signifikante Zeiträume hinweg in einem klar definierten Zustand bleiben und vom einen zum anderen *schrittweise übergehen* kann. Ebenso wie Motorik und Körperhaltung zeigen auch plötzliche Zustandswechsel an, dass das Kind gefährdet ist« (S. 109).

Entscheidend finde ich den allmählichen Übergang: Ich habe mehrere Patienten behandelt – und keiner davon war ein Frühchen –, bei denen ich irgendwann lernen musste, dass der Sprung vom einen psychischen Zustand (oder vom einen Gedanken) zum anderen weder Flucht noch Ausweichmanöver bedeutete; dem Patienten fehlten einfach lebenswichtige Verbindungen, die Übergänge erleichtern. Sein Erleben kannte keine konturierenden Übergänge, und es ist eine schwierige Aufgabe für die Technik, bei deren Aufbau behilflich zu sein. (Genaueres zur Herstellung von Verbindungen siehe Kapitel 4.) Sobald wir versuchen, das vom Abwehrbedürfnis getriebene oder das manisch ausweichende Kind zu bedächtigerem Tempo zu bewegen, sehen wir die Angst, Depression oder Wut, der die Abwehr via Geschwindigkeit gegolten hat; beim Kind mit defekten Verbindungen sehen wir zuerst Bestürzung, dann Neugier, aber später sogar helle Freude beim Gedanken, dass etwas die Lücke ausfüllen oder man längere Zeit bei ihm verweilen kann.

Solche Übergänge haben nicht immer etwas mit einer Veränderung vom Positiven zum Negativen oder umgekehrt zu tun: Manchmal geht es darum, von Übererregung zu kontrollierbarer Lust zu gelangen. Oft habe ich beobachtet, wie im Material statt gefährlicher Klippen vielmehr Spielplatzrutschen auftauchen, sobald sich die Vorstellung von erträglichen Übergängen herausbildet. (Siehe Pamela Sorenson [2000], die betont, wie wichtig ein mütterliches Verhalten ist, das Übergänge erleichtert.)

Ist Nichtintegration die erste und früheste Phase der Entwicklung? Sind Bicks Gedanken ein Einspruch gegen die Ansichten Kleins und der Entwicklungspsychologen?

Wie Esther Bick glaube ich, dass wir um der technisch-therapeutischen Präzision willen zwischen *Zuständen* der Nichtintegration und Zuständen abwehrbedingter oder aggressiver Desintegration unterscheiden müssen; aber ich glaube nicht, dass dies zwangsläufig zu der Annahme führt, die Ersteren müssten als Kennzeichen der frühesten Entwicklungsphase, das heißt als etwas Ursprüngliches festgeschrieben werden. Die Kleinianer, so schien mir immer, haben mittels Säuglingsbeobachtung (die gerade auf Bick zurückgeht – siehe Magagna et al., 2005; Miller et al., 1989; Reid, 1997; Sternberg, 2005) und Säuglingsforschung zum Thema Kompetenz und Bereitschaft, sich auf etwas einzulassen (Stern, [1985] 1992; Trevarthen, 2001), zweifelsfrei nachgewiesen, dass es ein frühes rudimentäres Ich ebenso gibt wie ein Stück angeborener Objektbezogenheit. Man entdeckte, dass Babys erheblich integrierter und kompetenter sind, als man gedacht hatte, und dass sie mit einem Objekt rechnen, nach ihm suchen und es benutzen (Stern, 1983). Nach Auffassung vieler Forscher gibt es im Gehirn wahrscheinlich einen »virtuellen Anderen«, dessen Umrisse mit Erfahrung ausgefüllt werden (siehe z. B. Braten, 1987, 2007). Heute untersucht man Spiegelneuronen und glaubt, dass sie womöglich an einer solchen angeborenen Interpersonalität beteiligt sind und für sie in Frage kommen (Rizzolatti et al., 2002).

Ist Integration notwendige Voraussetzung für Objektbezogenheit?

Eine weitere Frage lautet, ob ein Säugling im nichtintegrierten Zustand objektbezogen sein kann. In Zuständen der Unterintegration – das heißt in Augenblicken von Verlorenheit oder Verzweiflung – ist das Objekt, welches das Baby sucht (sofern es das überhaupt kann), nicht unbedingt dasjenige, das ihm Nahrung und Liebe verschafft, sondern eines, das vor allem imstande ist, es zusammenzuhalten. Margaret Cohen vollzieht eine schöne Integration von Klein, Bick und Bion, wenn sie in ihrer Studie über Frühgeborene schreibt (2003, S. 70): »Ich hoffe zeigen zu können, dass das Baby nach Integration sucht, und diese Suche verlangt eine Antwort […] Das Baby bedarf des Gehaltenwerdens, und dann wird es gehalten – und so erlebt es das Halten selbst und das Bild von jemandem, der darüber nachdenkt, wessen es gerade bedarf.« Wie das Baby nach Integration »sucht«, ist nicht leicht zu beantworten, denn Suchen klingt nicht sonderlich hilflos. Hier kann Bions Präkonzeption weiterhelfen: Wir haben vielleicht so etwas wie Prä- oder Protosuchen vor uns. Ich habe beobachtet, dass selbst autistische Kinder nach etwas suchen, ohne zu wissen, was sie suchen; aber sobald sie es bekommen, erkennen sie es sofort. Ich bin also nicht einverstanden, wenn Bick schreibt, »dass Persönlichkeitsanteile in ihrer primitivsten Form empfunden werden, als gebe es keine Kraft, die einen Zusammenhalt unter ihnen schafft« ([1968] 1990, S. 236). Ich bin auch nicht der Meinung, die Containment-Funktion komme allein vom äußeren Objekt. Manche Babys (oder vermutlich fast alle) besitzen von Geburt an allerhand innere Kohäsion und Festigkeit. Aber *alle* haben ihre Grenzen, und selbst beim besonders gefestigten Baby wechselt im Tagesverlauf der Integrationsgrad.

Als einer der ersten hat Louis Sander (1975) die These vertreten, notwendige Voraussetzung dafür, dass das Baby eine Beziehung zur Betreuungsperson herstellt, sei eine gewisse Fähigkeit zu, wie er es nennt, »organisierten Zuständen«: Die Seinszustände (etwa Schlaf *oder* Wachsein) einigermaßen organisierter Babys weisen mehr Fülle, festere Umrisse und längere Dauer auf. Zur Organisation, so Sander, gehört die Antizipation eines Ereignisses, die Erwartung von Wiederkehr und Nacheinander. Und dies hat, wie er zeigen konnte, Einfluss auf die Entwicklung des Gehirns und die Fähigkeit, Beziehungen einzugehen, und wird nachhaltig gefördert, wenn statt häufig wechselnder Betreuungspersonen eine beständige Person da ist.

Was bleibt sonst noch an Wertvollem in Bicks Überlegungen? Erhalten einige Bedürfnisse Vorrang vor anderen?

Helfen kann hier die Vorstellung von einer Hierarchie der Voraussetzungen: Sie passt zu Bicks Annahme, für eine Beziehung bedürfe es bestimmter Vorgaben, ohne dass es dabei um eine ganze Entwicklungsphase gehen muss. Man vergleiche auch die Befunde von Thomas Brazelton et al. (1974), denen zufolge Mütter ihr Baby erst einmal in eine bequeme Lage bringen, *bevor* sie die Beziehung zu ihm herstellen. (Siehe ferner Brazelton und Nugent [1995].) Auch wenn manche Babys von Geburt an mehr (oder weniger) integriert sind als andere und bei jedem Baby im Tagesverlauf der Integrationsgrad wechselt, ist doch plausibel, dass es Bedürfnisprioritäten gibt – dass es also ganz bestimmter Voraussetzungen für das Gelingen guter Introjektionen und Internalisierungen bedarf. (Heutige Analytiker verhandeln das im Rahmen der Technik. Siehe Betty Joseph [schon 1978, dt. 1994] über das Bedürfnis nach Containment bei unzugänglichen Patienten; außerdem John Steiner [2004], dem zufolge das Containment da sein muss, bevor der Patient Verantwortung für sich selbst übernimmt.) Es hat, wie viele von uns wissen, keinen Sinn, einem hoffnungslos fragmentierten Patienten zu sagen, er sei deshalb so aufgebracht, weil er gerade eine Unterbrechung der Analyse hinter sich hat; zunächst einmal muss er ruhig genug sein, um erstens zu merken, dass wir wieder da sind, und zweitens zuzuhören. Das Beruhigen kommt zuerst. Da das Bedürfnis nach Sauerstoff physiologisch Vorrang vor dem Bedürfnis nach Nahrung hat, kann ein Baby, das zu eng an die Brust gedrückt wird, erst dann saugen, *wenn es zu atmen vermag*. Sobald jemand eine starke Blutung erleidet, nimmt der Blutzufluss an die Oberfläche ab, aber das Blut fließt nach wie vor zu den lebenswichtigen Organen – Herz, Nieren, Gehirn. Ein Baby, das in den Armen der Mutter zu weit weg von der Brustwarze und mit unsicherem Griff gehalten wird, klammert sich mit aller Macht an die Brustwarze, nimmt aber wahrscheinlich gar nicht viel Milch auf, reduziert seine Erkundungen von Brustwarze und Brust und kann auf jeden Fall nicht genießen. Ein sicherer Griff bietet nicht nur die Chance, sondern vielleicht auch die notwendige Voraussetzung für entspannte, lustvolle Introjektionen. Soll mit Bedacht introjiziert werden, so muss alles übrige gesichert, ja frei von jeder Hast sein. Peter Wolff hat gezeigt (1965), dass Babys als erstes gut genährt sein und sich wohlfühlen müssen, damit sie entspannt und munter genug sind, um Interesse an der Welt zu zeigen. Die Neugierde eines Not leidenden Babys ist etwas ganz anderes als die eines zufriedenen Babys: Sie ist eingeengt und umgrenzt durch ihre Dringlichkeit.

In Übereinstimmung mit Bick und Symington denke ich also, dass ein *gewisser* Integrationsgrad *notwendig* ist, wenn die Beziehung zu einem guten Objekt, das klare Empfinden für ein böses Objekt und die Projektion nach draußen in ein böses hinein möglich sein sollen. Wir alle haben Patienten gehabt, die für die Bewältigung solcher Prozesse zu krank waren, und es ist ein wichtiger Augenblick, wenn sie sich schließlich so konzentrieren können, dass ihnen diese Bewältigung gelingt. Der von Margot Waddell behandelte Patient nahm Kontakt zu einem guten Objekt auf, und es brachte ihn zur Ruhe (2006). Dasselbe gilt manchmal für das Integrationsvermögen böser Objekte. Hier und da habe ich auch beobachtet, wie autistische und psychotische Patienten vom Zustand der Fragmentierung zur Halluzination eines Grauen erregenden Objekts übergingen – aber ein solcher Schritt kann eine Entwicklung darstellen, weil nunmehr ein Teil der Welt *nicht* vom bösen Objekt eingenommen wird. (Siehe Emilie Rodrigue [1955] zu einem ähnlichen Fall.) Das Bösesein wird fokussiert, konturiert und am Ende in einem umgrenzten Raum lokalisierbar.

Beim Nachdenken über die Frage, wie man emotionales Erkennen entwickelt, schildert Britta Blomberg (2005, S. 35f.) ihren kleinen Patienten Armando, für den alles in ihm und um ihn herum vollgefüllt war mit riesigen Katastrophengefahren. Wenn etwas ihm Schrecken einjagte,

> brach er zusammen und schrie vor Angst. Wut oder Schrecken galten nicht etwas anderem. Deshalb konnte ihm nichts, kein äußerer Feind, wirklich Furcht einjagen. Das »namenlose Grauen« (Bion, [1962a] 2013) […] war so allumfassend, dass es keinerlei Repräsentanz hatte. Es ließ sich nicht aus der Ferne betrachten. Es war einfach da.

Zur Frage der Integration auf paranoid-schizoidem Niveau

Jeder kennt die Klein'schen Überlegungen zur Integration von Liebe und Hass in der depressiven Position. Hier interessiert mich die Integration auf paranoid-schizoidem Niveau. Zunächst einmal dürfen wir nicht vergessen, dass dieser Prozess nichts gemein hat mit dem, was passiert, wenn wir aus Fleisch, Gemüse und Brühe eine pürierte Suppe machen. Er ähnelt eher einem *pot au feu* oder Eintopf. Die Identität der einzelnen Bestandteile wird, wenigstens zeitweise, respektiert. »Koordination« wäre das passende Wort. Ganz ähnlich argumentiert Daniel Siegel ([1999] 2010, S. 352) in seinem Buch, das Hirnforschung und Psychotherapie zusammenschließt: »*Integration* bezieht mittels eines fundamentalen *Reentry*-Prozesses differenzierte Subkomponenten-Schaltkreise in ein größeres funktionales System ein. Der durch Co-Regulation und wechselseitige Beeinflussung gekennzeichnete Zustand reentranter Verbindungen wird *Resonanz* genannt.« Wichtig ist ihm, dass Differenzierung und Spezialisierung bereits vorhanden sind (S. 147) – das heißt vor allem die »Differenzierung der primären emotionalen Zustände zu spezifischen Arten von Emotionen […], die einem Klassifizierungsschema entsprechen«. Durch Integration lassen sich distinkte Bestandteile funktional verknüpfen. Interessant finde ich hier Bions Begriff der Alpha-Funktion ([1962b] 1990, S. 49f.): Ich selbst verbinde damit die Vorstellung, dass wir einzelnen Gedanken Bedeutung verleihen können, indem wir sie gleichsam in immer weitere Bedeutungskreise hineinwachsen lassen, so dass zwei zunächst von einander entfernte Gedanken Verbindung aufnehmen, ein wenig wie die Wellenkreise, wenn wir zwei Steinchen in einen Bach werfen. Doch weder können noch sollten wir sie vorschnell zusammenzwingen.

Melanie Klein selbst ([1963] 2000, S. 475f.) spricht interessanterweise wiederholt davon, dass in der Beziehung zu Partialobjekten schon früh integriert wird. Wie Meira Likierman in Erinnerung ruft (2001, S. 17), hat Klein durchaus gemerkt, wie paradox es ist, wenn sie einerseits sagt, der Integrationsprozess basiere auf Introjektionen des guten Objekts, anfangs eines Partialobjekts, nämlich der Mutterbrust, und andererseits feststellt, grundlegend für die relative Sicherheit beim Säugling und Kleinkind sei die Abspaltung schlimmer Erfahrungen. Neuere Studien zur Hirnanatomie missbrauchter Kinder belegen, dass bei ihnen die Gesamtgehirngröße zurückgeht und in der Entwicklung des Corpus callosum – das heißt der Nervenfasern, die den Informationstransfer zwischen beiden Gehirnhälften sicherstellen – bestimmte Beeinträchtigungen auftreten. De Bellis et al. (1999) vertreten die These, Desintegration und Dissoziation anatomisch distinkter Teile des Gehirns seien nichts anderes als tief greifende Folgen eines Traumas (siehe Schore, [2003] 2007, S. 182).

Uns bleibt wohl noch viel zu lernen, wenn wir gute und gesicherte Introjektionen befördern und heilsame Spaltungen respektieren oder erleichtern wollen. Im Folgenden stelle ich ein paar bereits bekannte Integrationsfaktoren vor, die von technischer Bedeutung für unsere Arbeit sind.

Frühe prädepressive und präödipale Integrationsarten und -faktoren: Konsequenzen für die Technik

Containment à la Bick

In ihrem Beitrag von 1968 spricht Esther Bick zunächst von Zuständen hilflos-passiver Nichtintegration und nennt dann Objekte, die *Integration fördern*: »Das optimale Objekt ist, zusammen mit der haltenden, sprechenden Mutter und vertraut riechenden Mutter, die Brustwarze im Mund« ([1968] 1990, S. 237). Sie fragt sich, wie eine Lampe oder eine Stimme die Aufmerksamkeit zu fesseln vermag (und heute wissen wir noch genauer, welche Bedeutung Gesicht und Augen der Betreuungsperson haben, weil sie wie ein starker Magnet die Aufmerksamkeit auf sich ziehen *und wach halten* [was ein Unterschied ist]; ich komme weiter unten darauf zurück). Bicks Hauptgedanke war jedoch, dass die Haut als Container für die nicht integrierten Persönlichkeitsanteile fungiert. Wir könnten ergänzen, wie wichtig das Gefühl ist, dass die eigene Haut – natürlich auch Muskulatur, Hände und Füße – zugleich überstarke Reize oder alles, was einzudringen sucht, *abhalten* kann. Hinzu kommt das Bedürfnis zu spüren, dass man hoch, aber auch fest auf dem Boden und im Innern von etwas gehalten wird. (Robertson zufolge [2005] ist es wichtig, einem von Hirnlähmung bedrohten Baby ein »Nest« zu schaffen, statt es auf dem Rücken liegen und mit den Armen fuchteln zu lassen.) Schlagen diese unterschiedlichen Containments fehl, kann es zu Adhäsionsprozessen kommen (siehe unten, wie anders der Blick der kleinen Harriet ausfällt, je nachdem ob sie sich gut gehalten fühlt oder nicht).

In einer der Diskussionsgruppen, die sich im Februar 2005 auf einer Tagung diesem Thema widmeten, kam die Frage auf, ob Esther Bick einen Begriff von guter Nichtintegration hat (Winnicott ([1945] 1976, S. 63–65) hat ihn), aber genauso könnten wir nach notwendiger Adhäsion fragen. Das Setting der Psychoanalyse, bei dem der Begegnungsraum prognostizierbar und der Sitzungszeitplan regelmäßig bleibt, sorgt für ein Halt gebendes und mehr noch strukturierendes und beruhigendes Erleben. Es ist der wesentliche Rahmen für die analytische Arbeit.

In einer Säuglingsbeobachtung begann die 15 Monate alte Harriet, die normalerweise recht gut integriert war, etwas auseinanderzufallen. In einer häuslichen Atmosphäre, die fast immer Containment sicherte, war ihr Blick auf die beobachtende Person in aller Regel interessiert, neugierig und zuweilen leicht schelmisch. Aber dann hatte man sie, in einer Zeit mit deutlich weniger häuslicher Belastung, Hals über Kopf in die neu gebildete Spielgruppe des älteren Geschwisterkindes gebracht, wo ihr nichts anderes übrig blieb, als ziellos herumzulaufen, während die Mutter sich darauf konzentrierte, dem anderen Kind in die neue Situation hineinzuhelfen. Harriet protestierte nicht, obwohl sie zu Hause meist durchaus protestieren konnte. Hier wirkte sie verloren und geistesabwesend. Dann bemerkte sie die beobachtende Person, hielt mehrmals ihren Blick fest, und es schien, als stünde sie jedes Mal sicherer auf ihren Füßen und würde körperlich ruhiger. Der Beobachtung zufolge war dieser »haltende« Blick ganz anders als der übliche, lebhaftere. Nach meinem Eindruck hatten die Überstürzung und der zeitweilige Verlust des mütterlichen Containments »ihre Seele aus dem Gleichgewicht gebracht« und sie in einen

Zustand versetzt, der verglichen mit ihrer sonstigen Verfassung unterintegriert war. Wie in Kapitel 3 erwähnt, wird in Antonionis Film *Jenseits der Wolken* erzählt, wie Mexikaner ein paar Reisende davon abhalten wollen, zu schnell auf einen Berg zu steigen, weil sie fürchten, dabei würde ihre Seele zurückbleiben. In einem solchen Augenblick nimmt eine Mutter vielleicht ihr Kleines in den Arm, und das Kind findet zu sich selbst zurück. Ganz ebenso macht der Therapeut manchmal ein verloren wirkendes Kind darauf aufmerksam, dass es Probleme hat, sich an diesen Raum zu erinnern – statt in der Deutung darauf abzuheben, dass es aufgebracht oder wütend wegen der Behandlungspause sei. Solche Gefühle sind an der Reihe, wenn das Kind zum Therapeuten und zu sich selbst gefunden hat.

Containment und Transformation à la Bion

In den 1960er Jahren entwickelte sich jedoch parallel zum Bick'schen Denken die Erkenntnis, dass es ein weiteres, *manchmal ganz andersartiges* Containment gibt: nämlich jenes, das sich damals, mitsamt seinen Folgen für den denkenden Geist und die geistige Gesundheit, bei Bion beschrieben fand ([1962b] 1990; [1962a] 2013). Bicks Vorstellung von der geeigneten Reaktion auf hilflose Nichtintegration hat viel vom Halten und manchmal vom Besänftigen (Miller, 1984). Bion dagegen denkt an einen Container, der mächtige und aktive Projektionen aufnimmt und bearbeitet. Sein Bild des Containments reicht weit über die Besänftigung eines in Nöten befindlichen Babys (oder eines Patienten) hinaus. Ihm zufolge wird man vollgefüllt mit womöglich höchst verstörenden Gefühlen, und der Versuch, diese zu transformieren und dem Patienten in erträglicher Form zurückzugeben, kostet die Mutter (oder den Analytiker) allerhand Kraft – weil zuerst ausgiebig an ihren (oder seinen) Gefühlen gearbeitet werden muss. Das technische Problem besteht darin, wie und wann die Projektion an den Patienten zurückgegeben werden soll. (Siehe in Kapitel 1 das Beispiel vom Mädchen im Rollstuhl.)

Alpha-Funktion, Halten über die Zeit hinweg und Regulierung mit Blick auf Vollständigkeit und Dauerhaftigkeit des Erlebens

Bick und Bion arbeiten, ungeachtet ihrer unterschiedlichen Vorstellungen, beide mit Raummetaphern, etwa wenn sie Schoß und Arme verfügbar und die Psyche aufnahmebereit sehen möchten. Aber nicht minder wichtig ist, wie

Winnicott anmerkt ([1954] 1976), zeitliche Integration. Ihm zufolge fördert Halten über die Zeit hinweg das Gefühl fortdauernder Existenz (S. 277f.). Vielleicht fördert es auch die fortdauernde Existenz des Objekts. Mein Interesse an dieser Frage, wie viel Zeit man den Introjektionsmechanismen gewährt, erwachte während der Arbeit mit meinem autistischen Patienten Samuel. Wie erwerben wir eigentlich das innere Gefühl der Dauerhaftigkeit und Haltbarkeit beziehungsweise der möglichen Wiederkehr unserer Objekte sowie den Sinn für reihende Zeit, für Reihung und Nacheinander?

In einem Beitrag von Mariangela Mendes de Almeida (2002) lesen wir Interessantes über Fragen der Technik bei schwer gestörten Kindern. Die Autorin erwähnt, wie wichtig es ist, verschiedene Ebenen und Kategorien des Erlebens zu integrieren. Aber sie beschreibt auch ein früheres Stadium der Identifizierung von Erleben, bei dem, wie sie sagt, »die Beziehung zu einem potenziellen menschlichen Geist aufgenommen wird«. Dazu erklärt sie (S. 3):

> Bei diesen Kindern ertappen wir uns häufig beim »laut denken«, ganz als wollten wir, an uns und sie gerichtet, »ausposaunen«, was wir beobachten oder bemerken, was uns überrascht oder neugierig macht, aber auch was, wie wir als Beobachter zu sehen meinen, sie selbst überrascht und neugierig macht. Im innersten Zentrum unserer Beziehung nehmen wir, gemeinsam mit ihnen, an der Entstehung und Herausbildung von Gedanken teil: Das reicht von spontanen Entladungen eines Unbehagens bis hin zu womöglich differenzierten Erfahrungen mit Containment und Transformation von Bedürfnissen und Absichten, die mitgeteilt werden sollen [...]
>
> Im Quasi-Gespräch mit einem Zuhörer in unserem Innern demonstrieren wir dem Kind, dass es einen Raum/Geist gibt, in dem psychische Inhalte – Gefühle, Sensationen, Wahrnehmungen – auch im Zustand der Fragmentierung registriert, verarbeitet und womöglich zu integriertem Erleben als einem gemeinsamen Wert werden. Unser forschendes »laut denken« zeigt – ganz wie das Gespräch der Mutter mit sich und ihrem Baby, in dem sie dessen Bedürfnissen nachgeht –, wie flexibel und flüssig das Denken ist: Im geistigen Raum kann ein und dieselbe Situation in ihren unterschiedlichen Facetten und Möglichkeiten betrachtet und erkundet werden.

Dies verbindet den Affekt mit Erfahrung und beide mit Denken. Besonders wichtig finde ich den Hinweis der Autorin auf die Technik, »spontane Entladungen eines Unbehagens« wie ein Echo zurückzugeben oder zu verstärken, zumal bei Kindern mit extrem schwachen oder gehemmten Projektionsmechanismen. Sie führt auch anschaulich vor, wie man es schafft, neue Introjektionen und neue Verbindungen in Gehirn und Geist zu fördern.

Außerdem denke man an die in Kapitel 1 zitierte Bemerkung von Allan Schore ([2003] 2001, S. 318), wichtig sei das Erkennen und die »Identifikation unbewusster dissoziierter Affekte, die in der Entwicklung nie interaktiv reguliert wurden« und keine innere Repräsentanz gefunden haben. Bei Ellen Dissanayake geht es um die bemerkenswerte Beschaffenheit der Signale, die der Säugling von Seiten der Mutter empfängt (2009, S. 23):

> Die von Müttern multimodal im »Paket« eingesetzten Mittel – Sehen, Stimme und Gestik beziehungsweise Mimik – sind nichts anderes als die *vereinfachte, wiederholte, übertriebene und umgearbeitete Version von Kommunikationssignalen der Erwachsenen,* die interessanterweise alle vergleichbar sind mit und vermutlich abgeleitet von Nebenformen des Ausdrucks, mit deren Hilfe Erwachsene sich im normalen, konkreten Sozialverkehr verständigen: offener Mund, Verziehen der Augenbrauen, Lächeln, Anschauen, Zurückwerfen des Kopfes, Vorbeugen des Körpers, Nicken, aber auch sanfte, auf- und abschwingende Lautäußerungen in hoher Tonlage, Berührungen, Klapse, Küsse.

Allerdings setzt Dissanayake warnend hinzu, die Rolle, die das Baby spielt, wenn es eben diese Signale hervorruft, sei nicht zu unterschätzen. Einschlägig ist hier auch der Artikel von Fonagy und Target über »Mentalisierung« (1998); allerdings arbeiten sie, wie mir scheint, auf höheren Ebenen als die oben erwähnten Autoren. Während Fonagy und Target nämlich bei ihren Patienten eine »Theorie des Geistes« entwickeln möchten, arbeitet Dissanayake (2009, S. 23) auf einer Primärebene – mit dem Ziel, »ein Gefühl für die Beziehung der einen zur anderen emotionalen Person« zu entwickeln.

In Kapitel 1 habe ich dargestellt, wie die Alpha-Funktion eine Art Selbstresonanz verschafft, weil sie dem fünfjährigen David hilft, früheste gefährliche Atemstörungen zu verarbeiten. Er erreichte, dass sein Therapeut unisono mit ihm und ihn genau wiedergebend nach Luft rang, bis nach und nach die Würgegeräusche zum Bestandteil ihres gemeinsamen Spielrepertoires wurden. Oben habe ich dargelegt, dass Patienten, die tief in der paranoid-schizoiden Position festsitzen, viel Hilfe brauchen, wenn sie auf jeder Seite der Spaltung, der guten oder der bösen, einzelne Elemente mit Alpha-Funktion umgeben sollen, lange bevor sie in der Lage sind, beide Seiten zu integrieren. Im Fall des kleinen David war das eine noch undenkbare, angsterregende Erfahrung.

Vor einigen Jahren versuchte ich, einen schwer autistischen, extrem fragmentierten und zuweilen hektisch-getriebenen Vierjährigen namens Samuel zu behandeln. Offenbar litt er sowohl an Nicht- als auch an Desintegration. (Vgl. in Kapitel 4 seine Probleme mit dem Bindewort »und«.) Obgleich er hier und da aktiven Widerstand gegen Erfahrungen leistete, die ihm eine gewisse Integration verschafft hätten, hatte ich in anderen Fällen den starken Eindruck, er sei einfach nicht imstande zu integrieren. Samuels Integrationsmangel hatte zwar weniger von der Schlaffheit, die bei meinem Patienten Robbie zu beobachten war, aber beide Kinder verband eine gewisse Hilflosigkeit: Ihnen fehlte es sozusagen an einer inneren »Sonne«, die ihre Seele hätte ins Gleichgewicht bringen können. (Später beobachtete ich viele ähnliche Patienten, und nicht alle waren autistisch: Die einen waren schwer vernachlässigt und emotional depriviert, was mit erheblichem kognitivem Rückstand einherging; die anderen kamen mit der Diagnose »allgemeine Entwicklungsstörung«.)

Im Behandlungszimmer war Samuel ständig in Bewegung. Auch sein Blick ruhte nie länger als eine oder zwei Sekunden auf etwas. Weder Menschen noch Spielsachen konnten seine Aufmerksamkeit auf sich ziehen und wachhalten – ausgenommen seine ritualistisch zur Faust geballte Hand oder fließendes Wasser oder sich drehende Räder. Körper und Augen bewegte er ständig, als suche er nach etwas, das er nicht finden konnte. Diese Art der Fragmentierung hatte etwas Getriebenes an sich, und allein die Geschwindigkeit führte, so ließ sich wohl sagen, eher zu Des- als zu Nichtintegration. Nach monatelanger Arbeit konnte Samuel kurzzeitiges Interesse an einfachen Gegenständen in seinem Kasten, etwa einem kleinen Baustein, aufbringen und sie näher untersuchen, aber immer nur einen auf einmal.

Schließlich, nach weiteren Monaten, nahm er zwei dieser blauen Bauklötzchen in die Hand. Zuerst sah er sie kurz an, als prüfe und genieße er für einen flüchtigen Augenblick ihre Gleichheit, ihre Symmetrie und die Art, wie er sie zusammensetzen konnte. Ich kann nicht genug betonen, wie flüchtig der Augenblick des Schauens war, denn schon im zweiten schien es, als überwältige ihn etwas eindeutig Unerträgliches, das wie Unruhe, Verwirrung *und* Erregung wirkte. Dann, im dritten Moment, presste er sie plötzlich zusammen und schleuderte sie in die Luft. Der zweite Augenblick brachte, wie mir schien, etwas wie verzweifelte Nichtintegration mit sich, denn er schien partout nicht zu wissen, wie man zwei Gegenstände gleichzeitig anschaut. Der dritte Augenblick, die Explosion, wirkte eher wie aktive Desintegration. Wenn es tatsächlich ein wütender Angriff auf Zweiheit war (siehe Bions »Angriffe auf Verbindungen«, [1959] 2013), dann zum Teil auch ein Angriff auf die *Unbegreiflichkeit der Zweiheit.*

Nach weiteren sechs Monaten wurde Samuel etwas bedächtiger. (Ich glaube, eine solche Bedächtigkeit ist entscheidend für die Ausübung der Bion'schen Alpha-Funktion (Bion, [1962b] 1990), jener Funktion des Geistes, die Gedanken denkbar macht und dem Erlebten Bedeutung verleiht.) Er lernte, die Gestalt der Bauklötze zu untersuchen, sie zu Türmen zusammenzubauen und andere hinzuzufügen sowie sie in die richtigen Löcher eines Spielzeugs zu setzen, das Dinge nach Formen sortiert. In der Anfangszeit dagegen hatte ich den klaren Eindruck, dass Samuel sich wirklich schwer tat, zwei Dinge auf einmal zu betrachten. Damals kam mir der Gedanke, er habe vielleicht Probleme mit der Bewältigung von tiefgehender Erregung und Nichtbegreifen. Wie kann es von einer Sache zwei geben? Wie kann er sich zwei gleichzeitig anschauen? Es fiel ihm wohl schwer zu begreifen, dass ihm Zweiheit *in der Zeit* zur Verfügung stehen könnte, dass diese Zeit ihm ermöglichen würde, beides anzuschauen, aber nicht unbedingt auf einmal. Aus der Art, wie er mir erstmals ins Gesicht und in die Augen blickte, schloss ich denn auch, dass er nie gelernt hatte, etwas mit Blicken abzutasten – aber genau so sieht man Augen und Gesichter an. Vielleicht war ihm nicht klar, dass etwas, was er als erstes ansah, immer noch da sein würde, wenn er das zweite anschaute. Sein Blick schien wie festgenagelt, und er würde seine Augen losreißen müssen, so wie Babys es in den ersten Lebenstagen tun, bis sie lernen, mit Blicken abzutasten. Sie beginnen damit, wenn sie etwa sechs Wochen alt sind, und mit drei oder vier Monaten hat es sich fest herausgebildet (Stern, 1983). Was Samuel brauchte, war ein »Container« (ein weniger räumlicher, aber ebenso begrenzter Begriff ist »Regulator«, von dem die Entwicklungspsychologen sprechen), der ihm helfen konnte herauszufinden, wie man nicht nur mit einem einzigen Objekt oder Gedanken zurecht kommt, sondern auch mit zweien *nacheinander*, immer mit einem auf einmal. Je mehr er seine Augen benutzte und aus größerer Entfernung den Blick anderer Menschen suchte, desto mehr nahm seine Kurzsichtigkeit ab, und seine Brillengläser näherten sich den Normalwerten an. Ich vermutete, dass er nun endlich seine Augenmuskeln einsetzte.

Befördert wurde das vielleicht durch meine Versuche, ihn, als er zum ersten Mal die Bausteine in Augenschein nahm, zu besänftigen und zu beruhigen, aber zugleich sein Interesse an ihnen wachzuhalten. Ich musste schnell machen, bevor der Augenblick vorbei war, und ihm die Sicherheit geben, dass sie etwas Dauerhaftes und gleich bleibend Interessantes sind. Außerdem versuchte ich, nicht nur beruhigende, sondern auch bekräftigende Worte und Wendungen zu finden, die sein offenkundig fasziniertes Interesse an ihnen begleiten konnten: »Ja, sieh mal, wie blau die sind. Und sie passen genau zusammen, stimmt's? Und was für eine hübsche Form. Und sie sind gleich, oder?« So wie man es vielleicht bei einem sechs Monate alten Baby macht, das anfängt, die Welt des Stofflichen zu erkunden. Aber selbst ein solches Baby hätte eine längere Aufmerksamkeitsspanne, es könnte mehr Spaß am Schauen haben, jedenfalls würde es nicht unbedingt so enttäuscht und wütend auf das Problem reagieren, dass Dinge leider etwas anderes sind.

Die Bedeutung von Ausruhen und Pausieren, wenn Erlebtes verdaut werden und Erholung von ihr möglich sein soll

Brazelton et al. (1974) gehen interessanterweise über Bion ([1962b] 1990) hinaus: Während dieser davon spricht, wie wichtig das Verdauen des Erlebten ist (S. 136f.), schreiben jene, dass man zwischenmenschliches Erleben sowohl verdauen, als auch *sich davon erholen* muss. Worin könnte eine solche Erholung bestehen? Sie muss etwas damit zu tun haben, dass Zeit zur Verarbeitung, zum Nachdenken und Reflektieren ebenso da ist wie Zeit, in der man vergessen und die Psyche leer räumen kann. Entwicklungspsychologen wie Daniel Stern (1974) und Beebe et al. (2000), die Stimmdialoge zwischen Mutter und Säugling studieren, achten ebenso sehr auf die Pausen und die Art der Pause wie auf die Lautäußerungen selbst. (Jeder, der Asthmatiker behandelt hat, wird bemerkt haben, wie schwer es ihnen fällt, Atem zu holen oder gar Atempausen zu machen.) In ihrer Magisterarbeit verbindet Dreyer Montessoris Ansätze mit der Psychoanalyse (2002) und weist darauf hin, wie wichtig Distanzierung, Nichtintegration und präsymbolische Bewegung sind – also Ausruhen und Pausieren in der Zeit sowie Leere im Raum, damit Gehirn, Geist und Körper Kohärenz entwickeln können. Hier eröffnet sich eine wichtige neue Dimension für die Objektbeziehungstheorie und die Theorien über infantile Entwicklung. Beide stellen das »Objekt« und die Notwendigkeit, sich auf es einzulassen, ins Zentrum; nun aber sollen wir darüber nachdenken, wie wichtig es ist, dass das Objekt sich in entscheidenden Augenblicken aus den Integrationsbemühungen des Selbst *heraushält*.

In der Säuglingsbeobachtung kennen wir den deutlichen Unterschied zwischen einem Baby, das meint, sich um jeden Preis auf das Objekt einlassen zu *müssen* (sei es aus Angst oder aus Sorge), und einem Baby, das sich darauf einlässt, wenn es dazu bereit ist und den Wunsch hat. Übertriebene Stimulierung hat ihren Preis und kann zu Formen von Hyperaktivität führen. Die Neonatal Behavioral Assessment Scale misst dergleichen als vegetativen Stress, Erschöpfung und Überlastung nach einer Phase des Sich-Einlassens: Das entsprechende Messdatum heißt »Der Preis der Aufmerksamkeit« (Brazelton und Nugent, 1995). Bei manchen unnahbaren und vermeidenden Kindern mit Autismus sollte der Therapeut mit ruhiger Stimme sprechen und den Zeitpunkt seiner jeweiligen Intervention sorgfältig bestimmen, um das Kind nicht zu bombardieren (Alvarez und Reid, 1999). Einer meiner jugendlichen Patienten empfand sogar meine Frage »Was denkst du gerade?« als so fordernd, dass er seine Gedanken im Voraus für mich präparieren musste. Es war ein hartes Stück Arbeit, bis ich aus seinem Kopf entfernt war, so dass er die eigenen Gedanken im eigenen Tempo denken – und sie dann vielleicht, in der eigenen Zeit, mit mir in Verbindung bringen konnte.

Lebendige Begleitung: wie es ihr gelingt,
die Aufmerksamkeit des Kindes auf sich zu ziehen und festzuhalten

Zur Frage, welches Objekt die Aufmerksamkeit des Babys wachhalten kann, schreibt Esther Bick ([1968] 1990, S. 237): »Das optimale Objekt ist, zusammen mit der haltenden, sprechenden und vertraut riechenden Mutter, die Brustwarze im Mund.« Doch mitunter muss Aufmerksamkeit, bevor sie wachgehalten werden kann, erst einmal geweckt werden. Wenn das Baby nicht sucht oder aufgrund von Dissoziation oder Depression das Suchen aufgegeben hat, bedarf es vielleicht einer lebhafteren Reaktion. Soll die Alpha-Funktion ihre Arbeit aufnehmen, muss zuvor klar sein, dass das Objekt die Beschäftigung mit ihm verdient. Oft behandeln wir vernachlässigte Kinder, die geistig träge sind, weil sie an etwas wie einer lebenslangen, wenn auch nicht sonderlich aktiven Depression leiden. In ihrem Innern wimmelt es offenbar von wertlosen – nicht entwerteten – Objekten. Eine der Arbeitsgruppen bei der bereits erwähnten Tagung vom Februar 2005 wies darauf hin, dass Nichtintegration sich als Abwehrmechanismus gegen ein Trauma einsetzen lässt. Aber hier denke ich eher an die Folgen der Vernachlässigung (nicht des

Traumas) und der Depression (nicht des Schreckens). Wir kennen ja Kinder, bei denen Apathie darauf zurückgeht, dass sie sich nie richtig zusammengehalten fühlten. Edna O'Shaughnessy (2006) hält Nichtintegration für einen Mangelzustand, etwas Pathologisches, und ich würde ihr zustimmen, sofern wir es so verstehen, dass manche Babys genau damit *beginnen* und einen stärkeren Zug an der Rettungsleine gebraucht hätten, als sie bekamen. Wie Daniel Stern (1974) und andere Autoren gezeigt haben, haben in früher Kindheit der mütterliche Blick und die begleitende Konstellation von Stimme und Mimik spürbare Auswirkungen darauf, wie der Blick des Kindes ausgelöst und festgehalten wird. Aufmerksamkeit, so Meltzer et al. ([1975] 2011), muss »gezollt« werden, und Gesicht, Stimme und Brust der Mutter bilden, wie es bei Klaus und Kennell heißt (1982, S. 77), den Magneten, der die Eisenspäne ausrichtet.

Der große Pionier auf dem Gebiet der Forschung über die Anfänge der Reziprozität war Thomas Berry Brazelton. Aber bei der von ihm entdeckten Reziprozität zwischen Mutter und Baby geht es weder um das von Bick noch um das von Bion vorgestellte Containment. Sobald das Baby über Ruhe und Containment verfügt, beginnen auf Seiten der Mutter, so lesen wir, Improvisieren, Anregen, Verstärken, planmäßiges Abwechseln, Bewegung, Veränderung, Variationen über ein Thema – also Aktivitäten, die per definitionem nur einem lebendigen Objekt mit eigener Psyche und viel Anderssein möglich sind. Wie Brazelton et al. zeigen (1974), *tauscht* die Mutter häufig die eine Aktivität gegen eine andere aus: Mal besänftigt sie, wenn das Baby durch das Anregen zu sehr aufdreht, mal regt sie an, wenn sein Interesse nachlässt. Später, wenn solche Erfahrungen internalisiert sind, findet die Anziehungskraft des Magneten eine Repräsentanz im Innern, so dass das normale Kind sich zum Kontakt mit einem lebendigen Objekt, das Neues hervorbringen kann und mit dem es von nun an rechnet, hingezogen fühlt. Unsere Aufgabe bei entleerten oder unterintegrierten Kindern besteht darin, etwas wie diesen Magneten bereitzustellen. Im dritten Teil dieses Buches, in dem es um die Arbeit auf der Intensivierungsebene geht, stelle ich Beispiele dafür vor.

Schlussbemerkung

In diesem Kapitel ging es darum, dass ein Begriff von unterintegrierten Zuständen ein Stück weit zur Auflösung jenes Dissenses beitragen könnte, der zwischen Anhängern von Esther Bick einerseits und Melanie Klein andererseits herrscht, wenn es um die Frage geht, ob Babys bei der Geburt nichtintegriert oder integriert sind und ob Nichtintegrationssymptome tatsächlich auf desintegrierende Abwehr- oder Destruktionsprozesse zurückgehen. Ich habe mich durch diese Kontroversen hindurchgearbeitet und bin zu folgendem Schluss gelangt: Ein Zustand der Nicht- (oder, wie ich lieber sage, Unter-) Integration impliziert nicht zwangsläufig die Rückkehr zu einer anfänglichen Nichtintegration, vielmehr kann Bicks Unterscheidung zwischen nicht- und desintegrierten Zuständen uns die Augen dafür öffnen, dass es einer *gewissen* Integration bedarf, wenn Objektbezogenheit überhaupt funktionieren soll. Ein hungriges oder nicht gehaltenes Baby könnte zu fragmentiert und verzweifelt sein, um eine Beziehung aufzunehmen.

Überdies habe ich einige Integrationsarten und -faktoren vorgestellt, die es schon gibt, bevor die Integration konfligierender Gefühle in der depressiven Position stattfindet. Bei manchen dieser prädepressiven und präödipalen Integrationsprozesse geht es darum, negative Gedanken denkbar zu machen, andere hingegen integrieren positive Momente mit positiven Gedanken, machen also die Letzteren sowohl denkbar als auch dauerhaft. Der letzte integrierende Faktor, den ich aufführe, ist die »lebendige Begleitung«: das anregende, verstärkende oder wachrufende Objekt, um das es im letzten Teil meines Buches geht.

Dritter Teil

Intensivierungs- und Belebungsebene

Kapitel 11

Spiel und Fantasie

Wann braucht pathologisches Spielen eine intensivere Reaktion des Therapeuten?

Einführung

Im zweiten Teil habe ich mit Fallbeispielen und Argumenten dafür plädiert, dass der Therapeut den Versuch machen sollte, die Bedeutung zu erweitern, ohne unbedingt alternative – oder »tiefere« – Bedeutungen anbieten zu müssen. Im folgenden Teil vertrete ich die These, dass es Augenblicke gibt, in denen dem Therapeuten etwas Belebenderes und Intensiveres abverlangt wird: ein Dringen auf Bedeutung. In Kapitel 1 ging es um Prozesse wie Reklamieren (Alvarez, [1992] 2001), Generieren und Demonstrieren (Reid, 1988) sowie darum, dass auf Sucht- oder Perversionsverhalten mit Festigkeit reagiert werden muss. Im Folgenden möchte ich erörtern, wie weit der Therapeut sich auf das Spiel des Kindes einlassen sollte.

Psychoanalytisch arbeitende Therapeuten sind durch ihre Ausbildung gehalten, das Spiel der Kinder zu erklären oder zu reflektieren und zu beschreiben; dennoch gehen viele hin und wieder darüber hinaus und spielen *mit* dem Kind. Manchmal bedeutet das, eine Rolle zu übernehmen und das heißt *an Stelle* des Kindes (womöglich nur an Stelle eines Teils von ihm) zu spielen. Gelegentlich lädt das Kind selbst dazu ein oder verlangt danach, aber in manchen Fällen, bei stark vernachlässigten Kindern, kann die *Initiative* zu einer solchen szenischen Darstellung vom Therapeuten ausgehen; und an diesem Punkt sind die Kollegen uneins über die Frage, wie aktiv derlei Beiträge von Seiten des Therapeuten sein sollten (Joseph, 1998).

Ich denke, die entsprechenden Kontroversen könnten beendet werden, wenn wir in jedem Augenblick den psychischen Zustand – und damit die Bedürfnisse – des Kindes (und seiner inneren Objekte) in Rechnung stellen. Das setzt ein

Augenmerk sowohl für die Ebene seines Symbolisierens als auch für Probleme wie Defizit, Abwehr und Sucht voraus. Die in Kapitel 1 und 12 aufgeführten Beispiele für Reklamieren betreffen Situationen, in denen wir das Kind zum Kontakt mit einem Objekt auf- oder es zu sich selbst zurückrufen, wenn ein schweres Defizit von Selbst und innerem Objekt vorliegt. Ich rief Robbies Namen, bewegte mein Gesicht in seine Blickrichtung und erlebte, als er schließlich an die Oberfläche kam, eine sehr anrührende Reaktion. Bei manchen dissoziierten Kindern ist diese direkte zwischenmenschliche Annäherung unwirksam – oder schlimmer: sie weckt Verfolgungsvorstellungen. Ein Ruf hingegen, der sich einer Figur aus dem Spiel des Kindes bedient, erreicht dieses gewissermaßen aus sicherer Entfernung. Wenn eine Deutung dem missbrauchten Kind mitteilt, dass die Babypuppe protestieren könnte, es aber nicht tut, so wird sie womöglich gar nicht zur Kenntnis genommen; vielleicht müssen wir dann weitergehen und zu einer wirklichen Realisierung von etwas kommen, das bislang nur eine Präkonzeption ist (Bion, [1962b] 1990). Vielleicht müssen wir, auf dem Wege über die Spielsituation, emotional in Szene setzen, dass die verlassene Babypuppe mit Rufen oder Weinen Hilfe herbeiholen und sich sogar beschweren kann. Bei den meisten dieser Kinder darf das nicht vorschnell stattfinden, noch ehe die vorangehende Situation der Hilflosigkeit vollständig erkundet wurde. Auch dann nicht, wenn der Patient gerade dem Gedanken nachgeht, er sei vorübergehend mit der Person, die ihn verlassen hat, identifiziert, und daher imstande ist, sein Opfer-Selbst in einen anderen Menschen hineinzuprojizieren. Zu einem bestimmten Zeitpunkt jedoch kann es bei einem verlorenen und geistesabwesenden Kind extrem zu Konzentration und Belebung beitragen. In anderen Momenten (vielleicht wenn dasselbe Kind sich in eher verhärteter Stimmung befindet) hieße ein solches Verhalten Kollusion mit dem Sadismus, und dann bedürfte es einer gelasseneren Reaktion. Manchmal kann es bei verzweifelnden und hoffnungslosen Patienten nötig sein, die Vorstellung von einer gutartigen Gestalt einzubringen, die sie vor dem Missbrauch bewahrt haben könnte – oder gar *müsste*. Dann wieder ist das verfrüht, denn vielleicht braucht das Kind viel mehr Zeit, um die zahlreichen trostlosen Erfahrungen mit seinen Betreuungspersonen, die es seinem Schicksal überlassen haben, zu verarbeiten. In ein und derselben Sitzung kann sich die Situation von einem Augenblick zum anderen verändern.

Im Folgenden werfe ich einen erneuten Blick auf die drei Punkte des Symbolikkontinuums – einen, den Winnicott ([1951] 1976, S. 299f.), und zwei, die Segal ([1957] 1992) benannt hat – und schlage zwei weitere auf pathologischer

Ebene vor: nämlich zielloses, entleertes, bedeutungsloses Spiel und suchtförmiges, perverses Spiel. Außerdem sage ich etwas zu technischen Konsequenzen der Arbeit mit derartigen pathologischen Spielformen.

Die wichtige Rolle von Spiel und Fantasie

Vor einiger Zeit hörte ich im Radio, wie der kanadische Romancier Ted Chamberlain die These vertrat, Träume und Fantasie seien entscheidend für unser Leben. Zum Beweis erzählte er von einem Stamm kanadischer Ureinwohner im Norden von British Columbia. Während eines besonders harten Winters starben ihnen sämtliche 170 Pferde. Beobachter meinten, sie brauchten sie doch im Reservat, wo sie mittlerweile Lkws und Autos hatten, überhaupt nicht mehr. Klar war jedenfalls, dass sie gar nicht die Mittel besaßen, sie zu ersetzen. Im nächsten Winter hatten sie bereits wieder 120 Pferde! Warum brauchten sie die? Eine mögliche Antwort gibt John Grady, der Held des Romans *All die schönen Pferde* von Cormac McCarthy ([1992] 2011, S. 10): »An Pferden gefiel ihm, was ihm auch an Menschen gefiel: Rasse und das feurige Blut, das sie trieb. Seine Verehrung, seine Liebe, seine ganze Neigung galt den Heißherzigen, und so würde es immer bleiben und sich niemals ändern.«

Bei den kanadischen Ureinwohnern und bei John Grady sind Pferde etwas, das ihre Fantasie beflügelt. Für manche Ureinwohner ist die Letztere mehr als nur die Fantasie des Einzelnen; sie hat auch mit ihrem heiß geliebten Kulturerbe und Wertesystem zu tun (Brody, 1982). Ein solches Weltbild mag romantisch oder gar sentimental anmuten, und natürlich gibt es zwischen romantischer und klassischer Auffassung von der Bedeutung des Fantasielebens erhebliche Unterschiede. So hat selbst Charlotte Brontë, die Verfasserin des hoch romantischen Romans *Jane Eyre*, sich über die scheinbare Unmoral des von ihrer Schwester Emily geschriebenen Romans *Sturmhöhe* ereifert (und ist vielleicht gar so weit gegangen, Emilys Kindheitsprosa ebenso zu vernichten wie die eigene). Charlotte misstraute den Verlockungen der Fantasie und der in ihr beschlossenen Sucht und »Idolatrie«. Nach ihrem Gefühl hatte sie sogar selbst schon begonnen, die Geschöpfe ihrer Fantasie anzubeten und zuzulassen, dass sie mit Gott konkurrierten (Miller, 2001).

Etwas von diesem Thema kehrt, wie mir scheint, in den diversen psychoanalytischen Einstellungen gegenüber Träumen, Fantasie und Spiel wieder

(Bion, [1962b] 1990; Freud, 1920g; Klein, [1952] 2000; Meltzer, [1983] 1988; Winnicott, [1951] 1976). Wann *müssen* wir unsere Freunde und Kinder auffordern, »mit dem Träumen oder Herumspielen aufzuhören«, und wann müssen wir den wildesten Traum eines Menschen respektieren? Wann sind unsere Träume zutiefst schöpferisch, ja visionär? Wann sind sie zumindest heilsam? Wann blockieren sie die Entwicklung? Und wann pervertieren sie die Entwicklung tatsächlich? Wann müssen wir als Kliniker das Spiel eines Kindes (oder das Gespräch eines Erwachsenen) unterbrechen und »eine Deutung geben«? Und wann ist das vielleicht dasselbe, als wenn wir jemanden mitten im Traum aufwecken? Wann dienen ideale oder gar idealisierte Objekte nur der Abwehr, und wann bringen sie emotionale, ja sogar kognitive Entwicklungsleistungen mit sich? Halten wir Idealzustände manchmal für Abwehrmechanismen, obgleich sie doch eine Art Realität zum Ausdruck bringen? James Grotstein fordert uns in seinem Buch *Who is the Dreamer who Dreams the Dream?* (2000) dringend auf, an einem Sinn für das mit der schieren Tatsache des Träumens verbundene Ehrfurcht Gebietende und Geheimnisvolle festzuhalten. In Sachen Fantasie könnte man für dasselbe plädieren. Man vergleiche dazu auch Elias Da Rocha Barros (2002), der in bestimmten Träumen einen Schritt in Richtung Denkbarkeit und echtes Symbolisieren entdeckt hat.

Im frühen psychoanalytischen Denken stand Fantasie als Wunscherfüllung im Gegensatz zum Realitätsprinzip. Diesen Gegensatz haben Susan Isaacs und andere Kleinianer (Klein et al., 1952) in Frage gestellt. Isaacs dehnt den Bereich, in dem die unbewusste Fantasie nach allgemeiner Überzeugung aktiv ist, gewaltig aus. In die Breite geht fortan die Letztere als Begleitung für sehr viel mehr Tätigkeiten und in die Tiefe reicht sie bis zu den Frühstadien der Kindheit; aber die radikalste Ausdehnung ist nach vorn gerichtet, aus den Tiefen des egozentrischen Selbst bis zur Begegnung mit der »Realität«. So heißt es bei Isaacs ([1943b] 2000, S. 613): »*Ich glaube in der Tat, daß realitätsgerechtes Denken ohne gleichzeitige und unterstützende ubw Phantasien nicht ablaufen kann.*« Wie schon in Kapitel 3 erwähnt, hat Joan Riviere (1952) die Kopplung zwischen Realität und Unbewusstem noch verstärkt und dem Letzteren sogar fast gleichen Rang eingeräumt.

Später wurde Hanna Segals Theorie der Symbolbildung ([1957] 1992) für viele zum Maßstab für die Stärke der Kopplung zwischen unbewusster psychischer Tätigkeit und realitätsgerechtem Denken – je höher entwickelt die symbolische Verarbeitung, desto stärker die Kopplung. Danach entsteht echte

Symbolbildung aus der Trauer um die verlorenen Primärobjekte und hängt zusammen mit der depressiven Position, mit der Anerkennung von Verlust und Getrenntsein.

Interessanterweise hat Riviere, anders als Segal, wohl weniger Gewicht auf das Getrenntsein als vielmehr auf die Harmonie des Paares gelegt. Wichtig war ihr die Zweikammerstruktur des Geistes: Parallelverarbeitung durch bewusstes realitätsgerechtes Denken einerseits und unbewusste psychische Tätigkeit andererseits, also zwei parallel laufende Gedankenzüge. Dieses Zusammenspiel muss, wie in Kapitel 3 gezeigt, nicht unbedingt disharmonisch sein, es kann durchaus Harmonie walten. In Kapitel 5 habe ich mich ferner mit der Frage befasst, ob Getrenntsein und Verlust wirklich die wichtigsten Faktoren auf dem Weg zur Symbolbildung sind – oder ob auch etwas Hoffnung und Glaube an (und womöglich »Vorbereitung« auf) Alternativformen von Gutsein eine Rolle spielen. Sowohl Klein ([1952] 2000, S. 130) als auch Segal ([1964] 2003) betonen, die Entwicklung der depressiven Position verdanke sich der Stärke des guten Objekts und des guten Selbst, aber wie wichtig das Gefühl für Gutsein ist, bleibt vielleicht unterschätzt oder unbeachtet, wenn wir unsere Patienten zu sehr drängen, sich ihrem Hass und ihren Verfolgungs- und Verlustgefühlen zu stellen. Babys werden von der Brust entwöhnt, um zu einer alternativen Ernährungsform, die Schälchen und feste Nahrung heißt, *über*zugehen. Nach der Entwöhnung hungern sie ja nicht. Ich teile Grotsteins Ansicht (2000), dass man nicht ernsthaft genug versucht hat, zwischen depressiver Position und infantiler Melancholie – oder, wie ich es nenne, zwischen depressiver Position und Verzweiflung (Alvarez, 2010b) – zu unterscheiden. Egal wie negativ Spielinhalt und Fantasie ausfallen, schon die Fähigkeit, zu spielen und mit den Mitteln der Imagination Formen zu schaffen, setzt ein Stückchen Hoffnung voraus.

Psychoanalytische Theorien zu Fantasie und Spiel

In den frühen Jahren der Kinderpsychoanalyse galt das Spiel zumeist als Informationsquelle für Dinge, die das Kind früher beschäftigt haben und heute beschäftigen – als so etwas wie ein in Theater umgesetzter Projektionstest. Freud zufolge entschädigte sich sein Enkel mit seinem Holzspulenspiel für die Abwesenheit der Mutter, indem er »Verschwinden und Wiederkommen mit den ihm erreichbaren Gegenständen selbst in Szene setzte« (Freud, 1920g, S. 13). Susan Isaacs ergänzt (1952, S. 73), das Spiel des Jungen verschaffte ihm »Trost« für die Abwesenheit seiner Mutter. Was freilich in ihrer Darstellung fehlt, ist die (damals noch ganz neue) Klein'sche Unterscheidung zwischen Vorgängen, die der Abwehr gegen Schmerz und Depression dienen, und jenen, die beides überwinden und Wachstum fördern sollen (Klein, [1940] 1996, S. 175f.). Dank der späteren Theorien – von Segal zur Symbolbildung und Winnicott zum Übergangsbereich – erkennen wir heute, dass beim Holzspulenspiel vieles vom Zustand der Objektbeziehungen im Innern des Jungen abhängt. Spielt er vor allem, um die Abwesenheit seiner Mutter und, was noch wichtiger ist, deren Bedeutsamkeit zu verleugnen (Spielen auf der Ebene einer symbolischen Gleichsetzung)? Oder spielt er, um mehr Verfügungsmacht zu erhalten und ihre Abwesenheit erträglicher zu machen (Spielen auf der Ebene des Übergangsobjekts)? Oder zweifelt er weder an ihrer Bedeutsamkeit noch an ihrer Abwesenheit, sondern forscht und fragt ganz unabhängig von anderem nach den Eigenschaften von Objekten, die abwesend sein können (Spielen auf der Ebene wirklicher Symbolbildung)? Weiter unten ergänze ich dies durch eine vierte (bedeutungsloses und zielloses Spiel) und eine fünfte Möglichkeit (suchtförmiges und perverses Spiel).

Später haben viele psychoanalytische Theoretiker – und natürlich Entwicklungspsychologen – sich beim Studium von Variationen des Guck-Guck-Spiels angeschaut, was das Ganze für den Lernprozess in punkto Realität von Verlust, Schmerz und Versagung bedeutet (Bower, 1974; Bruner et al., 1976; Murray, 1991). Melanie Klein hingegen hat (um kurz zur frühen, allgemeineren Theorie über die Bedeutung des Spiels zurückzukehren) während der 1920er Jahre in mehreren Beiträgen geschildert, wie man mit einer Methode, die an die von Freud bei erwachsenen Patienten angewandte freie Assoziation erinnert, zum Unbewussten bei Kindern vorstoßen kann. Sie analysierte Rede und Gespräche des Kindes genauso wie Freud Rede und Träume seiner Patienten, aber zusätzlich beobachtete sie das Spiel des Kindes und versuchte, seinen Sinn zu verstehen. Unzweifelhaft betrachtete Klein das Spielen als zutiefst bedeutungsvollen Akt, aber was sie interessierte, war die dahinter verborgene unbewusste Fantasie: Hätte sie erst einmal bewusst gemacht, was der Inhalt des Spiels bedeutete, so würden die Ängste des Kindes gelindert werden. Eine moderne Richtung eröffnete die Arbeit, in der Betty Joseph zeigt, mit welchen Mitteln der Patient den Analytiker fast unmerklich beeinflusst und ihn in eine

Art szenische Verhaltensdarstellung hineinstupst. Joseph zufolge (1998) ist das bei der Arbeit mit Kindern sogar noch wahrscheinlicher. Das Entscheidende am Setting sieht die Autorin, sowohl bei Kinderanalytikern als auch bei denen, die mit Erwachsenen arbeiten, im psychischen Zustand des Therapeuten. Dieser würde sich, so Joseph weiter, wahrscheinlich nicht mehr am Spiel beteiligen, sobald es verstanden und gedeutet ist. Im Fall der Kinder, die sich auf der Ebene der Neurose befinden und meist zum kommunikativen Spielen in der Lage sind, würde ich das unterschreiben. Aber was ist mit denen, die nicht spielen können, das heißt Kindern mit schweren Defiziten an Ich, Selbst und inneren Objekten? Oder mit jenen, deren Spiel pathologisch ist, weil es mit konkretistischen symbolischen Gleichsetzungen oder mit Sucht oder Perversion einhergeht? Kinder, die selten oder nie verstanden worden sind, wissen gar nicht, was Verständnis ist. Diejenigen, die schon weiter sind, stellen, wenn sie zum ersten Mal merken, dass der Therapeut sie »versteht«, häufig die Frage: »Wieso weißt du das? Kannst du Gedanken lesen?«

Aus der Behandlung Borderline-kranker und psychotischer Kinder und aus Säuglingsstudien über die Entwicklungsstadien der Fähigkeit zu spielen ergibt sich, dass der Inhalt nicht alles ist. Formeigenschaften und -ebenen sind von großer Bedeutung. Beim Spielen zählt mehr als nur seine verborgene symbolische Bedeutung, obgleich sie wichtig ist. Arietta Slade zufolge (1987) sehen wir unsere Arbeit zwar darin, Bedeutung aufzudecken, aber wenn wir Kindern beim Spielen-Lernen behilflich sind, helfen wir ihnen, Bedeutung zu schaffen.

Die Bedeutung von Spiel und Fantasie für Introjektion und Denken

Bei Ruth, von der ich noch sprechen werde, hatte das Spiel etwas Überwältigendes und erinnerte sehr an die Lügen, wie sie jene deprivierten und traumatisierten Kinder vorbrachten, die ich in *Zum Leben wiederfinden* ([1992] 2001) im Kapitel über »Wildeste Träume« erwähnt habe. Bei ihnen allerdings stand an erster Stelle das entwicklungsorientierte Bedürfnis, ihr Objekt zum Glauben an eine Zukunft zu bewegen, die strahlender ist als diejenige, die sich das Selbst vorzustellen vermag. Wie Robert Caper (1996) meine ich, dass Spielen einhergeht mit einem Sondieren des Objekts (sowie einem Experiment an und mit ihm), aber anders als er bezweifle ich, dass es jener klaren Unterscheidung zwischen innerer und äußerer Realität gehorcht, die er – und mehr noch Peter Fonagy (1995) – ihm unterstellt. Kinder können irrwitzige Allmachtsfantasien oder -lügen vorbringen, mit denen sie die Fantasie von einem berechtigten Bedürfnis ausprobieren – also nicht davon, wie sie sich etwas *gewünscht* hätten, sondern davon, wie etwas nach ihrem Gefühl *hätte sein müssen* oder *sein müsste*. Hierin sehe ich nicht unbedingt eine Verleugnung der Realität, sondern eher einen Versuch, der Vorstellung von einer anders gearteten Realität nachzugehen. (Mehr zu moralischen Imperativen siehe Kapitel 6.)

Wenn das Sondieren die richtige Antwort erbringt, kann das ein Anzeichen dafür sein, dass die verfolgungssüchtigen Ungerechtigkeitsgefühle und die Verzweiflung erstmals überwunden – und nicht verleugnet – werden. Von Geburt an haben Menschen soziale und biologische Bedürfnisse, aber zugleich, sofern sie nicht allzu beschädigt sind, das Gefühl für eine gerechte Ordnung der Dinge. So gesehen, könnte das Spiel wiedergeben, dass die Realität anders geordnet wird. Ich mag sie nicht ohne weiteres als »innere« Realität bezeichnen. Bei Fonagy ist sie jedoch etwas zu wenig real für das, was nach meiner Ansicht auf dem Wege solcher Fantasien geschehen kann. Wie wäre es mit *potenzieller* oder *antizipierter* Realität? Oder noch besser: mit *gerechter* Realität, deren Basis ein Gefühl dafür ist, was sein müsste (oder hätte sein müssen) – also dafür, ob es gerecht zugeht? Zeugen denn Forderungen, mit denen in einem Polizeistaat nach Gerechtigkeit und Erbarmen gerufen wird, von Verleugnung, oder stehen sie für die Vision einer besseren Welt? Daniel Stern schildert ([1985] 1992), wie ein kleiner Junge während der Scheidung seiner Eltern mit einer Puppenfamilie und zwei Häusern spielt. Keine der Schlafkombinationen funktioniert, bis er endlich die Eltern zusammen in ihr Bett und den kleinen Jungen wieder ins eigene Bett legt. Zum Schluss sagt er: »So, viel besser.« In der inneren Realität – oder sollten wir sagen: potenziellen Realität? – können Paare zusammenkommen, und die innere Geschichte lässt sich mit heilsamen Techniken, die auf der symbolischen Ebene angesiedelt und nicht einfach mit omnipotenter Wunscherfüllung identisch sind, neu schreiben. Nach meiner Überzeugung kann das nicht nur emotionales, sondern kognitives Wachstum hervorbringen. Hier passt der von Colwyn Trevarthen geprägte Ausdruck: »in die Realität hinein spielen« (1993).

Säuglingsstudien: Die Bedeutung von Spielen »mit«

Forschungsarbeiten zur kindlichen Entwicklung betonen die Bedeutung des Spiels für die kognitive Entwicklung (Bruner et al., 1976; Vygotskÿ, [1960] 1992), und diverse Studien sind der Frage nachgegangen, welche Art des Spielens das Lernen fördert. Nach Darstellung von Sylva und Bruner (1974) braucht man zum Spielen einen einfühlsamen Partner, der bei der Problemlösung hilft, der führt, ohne zu dominieren, und außerdem Spaß an dieser Betätigung hat. Im selben Buch über die Rolle des Spiels für Entwicklung und Evolution erwähnt Bruner (1972) den verbreiteten Befund, dass junge Schimpansen am unbefangensten spielen können, wenn die Mutter in der Nähe ist. (Dasselbe gilt, so die Forschung zur Bindungstheorie, für kleine Kinder.) Bei Corinne Hutt heißt es (1966, S. 211): »Zum Spielen […] kommt es nur in bekannter Umgebung und wenn das Tier oder Kind das Gefühl hat, die Eigenschaften des Objekts in dieser Umgebung zu kennen; das äußert sich in der allmählich gelockerten Stimmung, die nicht nur an Veränderungen des Gesichtsausdrucks, sondern auch an größerer Diversität und Variabilität des Tuns abzulesen ist.«

Beim Spielen verlagert sich der Schwerpunkt von der Frage »Was tut dieses Objekt?« auf die andere »Was kann ich mit diesem Objekt tun?«. Höchst anschaulich wird das in den von Lynne Murray angefertigten Videos, auf denen zwölf Monate alte Babys von Müttern mit postnataler Depression aufgefordert sind, ein Objekt zu finden, das offen unter einer umgedrehten Schale versteckt wird. Das Baby der depressiven Mutter lässt sich kaum aus der Ruhe bringen – ein versteckter Gegenstand übt keinerlei Zauber auf es aus. Das Baby der normalen Mutter findet ihn nicht nur im Handumdrehen, sondern spielt minutenlang äußerst respektlos damit. Klar ist, dass es alles herausfindet, was man mit ihm tun kann. Es hat eine lebhafte und gute Neugierde (Murray und Cooper, 1997).

Manche vernachlässigten Kinder, die uns plötzlich scheinbar zudringliche Fragen stellen, à la: ob wir in der Klinik wohnen oder auf der Couch da schlafen, fangen vielleicht gerade an, ein bisschen gesunde Neugierde zu entwickeln. Und vielleicht können wir sie darin befeuern, ohne ein bereits depriviertes Kind weiter zu deprivieren oder übermäßig zu erregen, indem wir uns die Frage, statt sie zu beantworten oder abzuweisen, vielmehr mit ihnen zusammen stellen.

Das Kontinuum von Ebenen der Symbolbildung

Einstweilen halte ich mich noch ans klassische, von Winnicott und Segal eingeführte Kontinuum mit seinen drei Punkten; aber später untersuche ich, wie angekündigt, einen vierten und einen fünften Punkt. Erst einmal gilt es festzuhalten, dass die Weiterentwicklung der psychoanalytischen Symbolbildungstheorie für die Spieltheorie eine entscheidende neue Dimension gebracht hat, die über das bloße Inhaltsproblem hinausführt.

Schon früh weist Winnicott darauf hin ([1951] 1976), dass wir uns mit der Wachstumsperiode befassen müssen, die zur Symbolfunktion führt und den Weg von Subjektivität zu Objektivität, von Fantasie zu Realität, von Illusion zu Desillusionierung zurücklegt. Auf diesem Weg entdeckt er einen Zwischenbereich, eine Übergangszone, dic zwischen den beiden Arten der Objektbeziehung angesiedelt ist. Winnicott zufolge ist die Übergangszone ein Erfahrungsbereich zwischen der reinen narzisstischen Illusion, alles gehöre zu einem selbst, und dem reifen Gewahrwerden von Getrenntsein und Dankesschuld, das die echte Symbolfunktion ermöglicht. Benutzt das Kind also seinen Teddy als Übergangsobjekt, dann erkennt es zum Teil an, dass der Teddy etwas anderes ist als das Primärobjekt (Brust oder Mutter), zum Teil aber nicht – und es sollte, so Winnicott, auch nicht zu früh dazu angehalten werden. Diese Zone dürfe nicht in Frage gestellt werden, sie müsse ein »Ruheplatz« (S. 295) sein, ein Paradoxon, das auf dem Wege zum echten Symbolisieren unverzichtbar ist und respektiert werden sollte. Damit will er wohl sagen, der Therapeut dürfe den Patienten nicht ständig daran erinnern, dass der Teddy nicht die Mama ist und nur der Abwehr gegen Verlust, Trennung und Abhängigkeit dient. Er scheint zu befürchten, dass dabei die andere Hälfte seiner Bedeutung unter den Tisch fallen würde – dass nämlich das Kind mit dem Übergangsobjekt die erste wichtige Erfahrung eines eigenständigen Besitzes macht; wer dies vernachlässigt, gefährdet seine Kreativität und Entwicklung. Der Teddy gehört ja schließlich dem Kind.

Später schließt Segal ([1957] 1981) hier an, indem sie die Unterscheidung zwischen echter Symbolbildung und symbolischer Gleichsetzung herausarbeitet. Von einem Zwischenbereich hat sie offenbar nie gesprochen. Was sie feststellt, ist der Unterschied zwischen den Problemen, die ein neurotischer Patient beim Geigespielen haben kann, und denen ihres schizophrenen Patienten, der erklärt, er spiele nicht mehr Geige, weil man nicht von ihm erwarten könne, dass er in aller Öffentlichkeit masturbiert. Im zweiten Fall – bei der symbolischen Gleichsetzung – wird ihr zufolge die dem Substitut eigene Beschaffenheit, seine Geigenhaftigkeit, weder erkannt noch zugelassen ([1957] 1981, S. 73). Die symbolische Gleichsetzung diene dazu, entweder die Abwesenheit des Idealobjekts zu verleugnen oder Kontrolle über ein Verfolgerobjekt auszuüben, und gehöre zu den frühesten Entwicklungsstadien. Frances Tustin hat mit ihrem Begriff eines autistischen Objekts, dem jede symbolische Bedeutung fehlt, zum besseren Verständnis der Abläufe auf dieser Ebene beigetragen (1980). Ich selbst möchte hier noch einmal meinen Standpunkt bekräftigen, dass es in der Kindheit neben den pathologischen Zuständen, bei denen es um die symbolische Gleichsetzung geht, noch andere gibt (Alvarez, [1992] 2001): nämlich Situationen, in denen das Objekt nicht als verschmolzen mit einem selbst, sondern im Gegenteil als undenkbar weit entfernt und unerreichbar wahrgenommen wird. Und bei Segal heißt es (1957/1981, S. 83): »Das Symbol an sich [...] wird als etwas empfunden, welches das Objekt *repräsentiert*; seine Charakteristika werden erkannt, respektiert und genutzt. Es entsteht dann, wenn die depressiven Gefühle die Vorherrschaft über die paranoid-schizoiden Gefühle erlangen, wenn die Trennung vom Objekt, wenn Ambivalenz, Schuld und Verlust erfahren und ertragen werden können. Das Symbol wird [auf der Ebene der Neurose oder der Normalität, A. A.] nicht dazu gebraucht, Verlust zu verleugnen, sondern ihn zu *überwinden* (Hervorh. A. A.).«

Leider bin ich in vielen psychoanalytischen Deutungen davon ausgegangen, dass der Patient zu einem solchen Symbolisieren fähig sei – was nicht immer gerechtfertigt war. Ich glaube, wir haben nach wie vor eine Menge über die *Schritte in der Entwicklung der symbolischen Fähigkeiten* zu lernen. Vielleicht müssen wir begreifen, dass eine solche »Überwindung« des Verlusts (dem man zugleich offen ins Auge blickt) mit dem Vertrauen darauf einhergeht, dass noch etwas anderes von Belang ist, dass das Leben noch Sinn hat und nicht alles verloren ist.

Aber kurz zurück zum Zwischenbereich: Als ich Winnicotts Aufsatz zum ersten Mal las, schien er nur festzustellen, das Übergangsobjekt sei der erste *Nicht-Ich*-Besitz des Kindes ([1951] 1976, S. 293). Erst viel später ging mir auf, dass der Autor auch sagen wollte, das Übergangsobjekt sei der erste Nicht-Ich-*Besitz* des Kindes. Manche verzweifelnden Kinder – für die vielleicht nie zuvor in Gesichtern, Stimmen, Spielsachen und Spielobjekten etwas aufleuchtete, das sie gemeinsam mit einem sie begleitenden Elternteil erleben konnten – erreichen die Übergangsphase von einem Ort aus, der wenig mit symbolischer Gleichsetzung oder Illusion zu tun hat. Hier kommt die vierte Position auf dem Kontinuum ins Spiel. Der Ausgangsort dieser Kinder steht weder für Illusion noch für symbolische Gleichsetzung, sondern für *symbolische Leere* und Trostlosigkeit und für die Tatsache, dass Objekte zu weit weg statt zu nah sind. Der Deutende müsste also verstehen, dass das Kind gerade erst die Freude daran entdeckt, Besitzer und Eigentümer seines Objekts zu sein, das zu Wiederkehr und Verlässlichkeit imstande ist. Bei gesünderen, eher manisch neurotischen Patienten, deren Omnipotenzgefühle der Abwehr gegen weitgehend normale Impotenz dienen, müssen wir durchaus auf Probleme wie Getrenntsein und Entwöhnung achten. Aber dort, wo scheinbare »Omnipotenz« im Grunde eine Ausdrucksform für das Bedürfnis nach Potenz ist, muss man zugleich begreifen, dass dcr Patient einen anderen, weniger klinisch depressiven Blick auf sich selbst braucht: auf sich nämlich als jemanden, der Zuneigung, Aufmerksamkeit oder Interesse eines anderen Menschen auf sich zu ziehen vermag (Alvarez, [1992] 2001; Reddy, 2008). Vieles davon kann der Therapeut auf der Beschreibungsebene ansprechen, aber in manchen Fällen bedarf es, wie ich noch zeigen möchte, einer Intensivierung.

Wohlgemerkt: in meinen Augen gilt dieses mit Winnicott und Segal um eine Dimension erweiterte Kontinuum für jeden Patiententypus, nicht nur für deprivierte und schwer depressive Kinder. Angenommen ein Kind verkriecht sich wenige Sitzungen vor dem durch die unübersehbare Schwangerschaft seiner Therapeutin erzwungenen Ende der Therapie in einem Schrank. Der Inhalt seines Tuns – die Fantasie, es befinde sich genau wie das Baby der Therapeutin in ihrem Innern – mag sonnenklar sein. Aber wendet es sich ab, indem es ein eigenes, besseres Plätzchen findet (Ebene der symbolischen Gleichsetzung)? Oder teilt es uns mit, dass »wenigstens« dies reichen muss, weil es einerseits weiß, dass die Therapeutin fortgeht, ohne dass es selbst in ihrem behaglichen Inneren sitzt, und andererseits genau das verleugnen und sein eigenes Plätzchen finden und einrichten muss: Heißt das mithin, dass es halb anerkennt, wie bedeutsam sie samt dem kommenden Ereignis ist, und halb auf seiner Unabhängigkeit besteht (Übergangsebene)? Oder handelt das Kind in voller Kenntnis dessen, was das Geschehen für es bedeutet, und geht mit Bedacht der Frage nach, wie es sich anfühlen mag, das Baby in ihrem Innern zu sein, während ihm doch schmerzlich klar wird, dass das nicht der Fall ist (Symbolebene)? Ein und dasselbe Spiel ist hier vielleicht voller Bedeutung, Verlustgefühl, Bitterkeit und symbolischer Signifikanz und hat zugleich vollen Kontakt mit äußerer Realität (ihrer Schwangerschaft) und innerer Realität (seinem Verlustgefühl).

In dieser Situation kann man symbolische, erklärende Deutungen geben. Technisch gesehen ist die Entscheidung dafür nicht leicht, aber wichtige Hinweise sind Stimmung und Atmosphäre, die helfen können, Fehler zu vermeiden. Gibt man einem verzweifelten Kind, das sich aufs Heftigste an die symbolische Gleichsetzung klammert (und zum Beispiel darauf besteht, dass wir gar nicht fortgehen oder dass es mitgeht), zu verstehen, dass es »unser Baby sein möchte, aber nicht sein kann«, verstärkt man womöglich nur Verzweiflung und Hilflosigkeit. Vielleicht weiß das Kind wirklich, was es braucht (nämlich ein verlässliches dauerhaftes Objekt), und dann könnte die Therapeutin anerkennen, dass das Kind findet, sie *müsste* da bleiben und zulassen, dass es ihr Baby ist. Vielleicht sollte sie ihm auch ins Gedächtnis rufen, dass sie eine neue Therapeutin für es gefunden hat, die versuchen wird, ihm zu helfen, wie sie selbst es getan hat.

Dies alles ist immer noch Arbeit auf der Beschreibungsebene, aber im nächsten Fall – bei einem Kind im Zustand chronischer Hilflosigkeit – muss die Therapeutin sie auf eine andere, eher elementare Ebene verschieben: Hier geht es nicht nur um die Erarbeitung von, sondern um das Dringen auf Bedeutung.

Klinisches Beispiel eines Patienten in der vierten Position, unterhalb oder jenseits symbolischer Gleichsetzung: technische Konsequenzen für die Arbeit mit bedeutungsleerem Spiel

Im Folgenden interessiert mich das ziellose, leere Spiel. Ich halte es für eine vierte Position, die etwas ganz anderes ist als die Ebene der symbolischen Gleichsetzung. Hier geht es darum, dass das Objekt unvorstellbar fern ist und nicht etwa viel zu nah. Bis jetzt habe ich von Spielen gesprochen, die Bedeutung haben; aber wir brauchen Aufrichtigkeit uns selbst und dem Patienten gegenüber, sobald wir merken, dass das Spiel bedeutungsleer ist. Mittlerweile ist uns das bei der Arbeit mit autistischen Patienten vertraut. An anderer Stelle (Alvarez, [1992] 2001) habe ich berichtet, wie ich zu spät entdeckte, dass Robbie, ein autistischer Patient, eine zunächst drängende Frage – ob er »ein bisschen zu früh« käme – in völlig lebloser, gelangweilter Manier wiederholte und ich zu lange für die Einsicht brauchte, dass sie gar nichts bedeutete.

Aber selbst weniger kranke Patienten können, wie in Kapitel 8 mit Blick auf eine bestimmte Variante des *scheinbaren* Narzissmus geschildert, in bedeutungsleeren Handlungen stecken bleiben. Vor ein paar Jahren warf ein an starken Verfolgungsgefühlen leidender und verzweifelnder, aber nicht psychotischer Patient (Jacob), der damals schon wieder etwas gesünder, fröhlicher und lernfähiger war, ein paar seiner selbst gemalten Bilder fort. Ich fragte mich, warum es mir nie etwas ausmachte, wenn er die Bilder fortwarf, während ich, wenn andere Patienten etwas Ähnliches taten, das als Angriff deutete, als Ablehnung oder einen Akt schrecklicher, tiefer Verzweiflung über ihr Talent. Natürlich stimmt das bisweilen: Ausschuss muss weggeworfen werden. Bei Jacob indessen hatte ich allzu lange und allzu oft fast gar nichts empfunden – lediglich das prosaische Gefühl, als werfe er ein benutztes Papiertaschentuch weg. Mit einem Mal wurde mir klar, dass die Bilder tatsächlich *nicht von Belang waren* – weder für ihn noch für mich – und dass er viele ganz ziellos gemalt hatte, nach dem Motto: »Ich bin ein Kind. Kinder malen. Ich male ein Bild, um mir die Therapeutin für eine Weile vom Hals zu schaffen.« Das war seine Einstellung gegenüber den Anforderungen der Schule – beflissenes Wohlverhalten ohne echtes Lernen; aber weil Kinder eben malen, hatte ich wie ein Einfaltspinsel in den Bildern nach Bedeutung gesucht. Pflichtbewusst malte er sie für mich, aber nie war er mit dem Herzen dabei. Bedeutung gab es nicht. Wichtig war, diesem Kind zu zeigen, dass keine seiner Mitteilungen Hoffnung und Glaube und folglich Bedeutung enthielt. (Sehr anschaulich haben das Antonino Ferro [1999] und Thomas Ogden [[1997] 2001, S. 3] formuliert.)

Dies zur Sprache zu bringen, verlangte mir, als ich es erstmals bewusst wahrnahm, Mut ab. Man braucht dafür viel Fingerspitzengefühl, damit man weder dem Kind wehtut noch etwa andeutet, *es selber* sei uninteressant: Vielmehr müssen wir ihm mitteilen, dass wir sein Gefühl verstehen, wenn es sowohl sich als auch uns mitsamt unserer Zusammenkunft als uninteressant empfindet. Vielleicht müssen wir sogar das (anscheinend, aber nur vorgetäuscht spielfreudige) spielende Kind oder den übertrieben redseligen Jugendlichen unterbrechen und sagen, dass wir eine reale Bedeutung einfordern und auf sie dringen.

Als mein autistischer Patient Robbie schon ein erwachsener Mann war, fragte ich ihn einmal, woran er gerade denke. Er antwortete gelangweilt: »Ich hab heute Mama geholfen, das Laub zusammenzufegen.« Er sagte das nicht mit seiner alten autistischen, irren Erregung, aber obwohl es nicht verrückt war, klang es beflissen und leblos. Ich unterbrach ihn: »Nein, nein, sagen Sie mir, was Ihnen *wirklich* durch den Kopf geht. Sehen Sie sich ein bisschen darin um!« Er dachte eine Minute lang nach, dann begann er, mit zärtlicher Stimme einen Vers aus dem Song *Der letzte Walzer mit dir* zu singen. Sonst hatte ich ihm immer, wenn er mir in die Augen schaute und dort nach Antwort auf Fragen suchte, die er selbst irgendwie schon kannte (zum Beispiel die Daten unserer Weihnachtspause), oder wenn er meine Gedanken lesen wollte, um mir das zu sagen, was ich nach seiner Ansicht zu hören wünschte, die Deutung gegeben, er blicke nicht in seinen Kopf, sondern in meinen. Doch diesmal versprach eine aktive Aufforderung wohl mehr Erfolg. Ich brachte ja ein Defizit und nicht nur einen abwehrbedingten oder manipulativen Missbrauch des Defizits zur Sprache, aber auch diese schlechten psychischen Gewohnheiten mussten natürlich zu anderen Zeiten thematisiert werden.

Klinisches Beispiel für ein scheinbares Übergangsspiel, das in Wahrheit mal näher an der symbolischen Gleichsetzung, mal suchtförmiger und hektischer war

Die siebenjährige Ruth kam zu mir in die Behandlung, weil sie in der Schule immer schikaniert wurde und auch nicht den Lernerfolg erzielte, den ihre unleugbar hohe Intelligenz erwarten ließ. Sie hatte eine so reiche und entwickelte Fantasie, wie ich sie selten in meinem Sprechzimmer erlebt habe, und verfügte über einen breiten Wortschatz, der immer aufs Schönste traf: Eines Tages musste ich in unserem gemeinsamen Spiel so tun, als sei ich verwundert darüber, dass sie, eine entflohene Gefangene, auf einem fliegenden Einhorn ritt und in »königlichem Staat« (wie sie sagte) gekleidet war. Ihre Geschichten waren dramatisch, aufregend, voller Spannung und Abwechslung – und kamen allemal in Frage für Symbolbildung oder für irgendetwas zwischen Übergangs- und Symbolfunktion. Andererseits enthielten sie eigentlich doch nicht so viel Abwechslung. Stets war sie selbst eine erstaunlich allmächtige, heroische Siegergestalt, die bei den Mutter- und Geschwisterfiguren des Spiels stets Verwundern und Ehrfurcht weckte. (Selten kam ein Vater vor.) Anfangs war ihre Heldin auch häufig grausam. Ich sollte regelmäßig die freundliche, aber extrem naive Mutter darstellen und friedlich schlafen, nachdem ich mein Baby gestillt hatte, plötzlich aber aufwachen, weil ich seltsame kratzende Geräusche und die furchtbaren Schreie des Babys hörte. Ruth hatte eine Horde Ratten losgelassen, die mein Baby auffraßen! Eine Zeitlang spielte ich, aus Gründen, die ich noch erkläre, meine Rolle dabei. (Ruth behielt in den Geschichten immer den eigenen Namen, und das verwirrte mich. Heute erscheint mir das wie ein Hinweis auf die relativ niedrige Ebene des Symbolisierens. Das Spiel war für sie etwas zu real, um rein symbolischer Natur zu sein; es gehörte mehr in die Nähe der symbolischen Gleichsetzung.)

Nach einer Weile fiel mir auf, dass Ruths Blicke, trotz ihres Charmes und ihrer Lebendigkeit, immer nur umherhuschten und meinem Blick eigentlich nie länger als den Bruchteil einer Sekunde begegneten. Auch hörte sie einfach nicht zu – und fast war es, als könnte sic cs gar nicht, vielleicht auf Grund schlechter psychischer Gewohnheiten, die sie seit der Geburt entwickelt hatte. Auf jeden meiner Kommentare zu ihrem Spiel, der nicht Teil des Spiels und in seinem Rahmen blieb, reagierte sie, egal wie kurz und einfach ich ihn hielt, mit einem frustrierten Stoßseufzer, gefolgt von einem »Ja, ja, okay. Können wir jetzt weiterspielen?!« Mir war, als kontrolliere sie mich mit einer Stoppuhr. Natürlich hörte sie auch in der Schule nicht zu, ihre Schulfreundinnen gaben sie auf und im Englischen fiel sie zurück, weil sie nie bereit war, sich die Zeit zu nehmen, um herauszufinden, wie Wörter buchstabiert werden.

Ansprechen musste ich, mit welcher schikanösen Verachtung Ruth über die Dummheit aller Mutterfiguren herzog. Sie hatte einen eisernen Willen, und ich lernte, mit aller Festigkeit darauf zu bestehen, dass ich immer wieder angehört werden muss. Nach und nach änderten die Geschichten ihren Inhalt: Ruth war nicht mehr Antiheld, sie war Held. Die Grausamkeit nahm ab, es blieben nur sensationelle Tarzan-Sprünge, die meinen erstaunten Stolz wecken sollten. Eines Tages, als sie eine wilde, mächtige Schülerin spielte, die alle übrigen Mädchen vor gefährlichen Mördern rettete, verwandelte sich Ruth in einen Wanderfalken und später Phönix, der einmal im Jahr zurückkehrt und die zartfühlende, traurige Klassenlehrerin besucht und ihr Freude bereitet. Mittlerweile drang, wie mir schien, ein Stückchen von dem, was ich sagte, in ihr Inneres vor, aber ihr Spiel war noch, bei aller Lebendigkeit, zu hektisch, zwanghaft und in sich geschlossen, um wirklich den Namen Übergangsspiel zu verdienen. Aber Ruth war ja nicht psychotisch. Sie *konnte* aus den Geschichten heraustreten und ganz kohärent und geschäftsmäßig über Terminwechsel und dergleichen reden, und sie konnte mit ihren Eltern und mir (körperlich) sehr liebevoll und wiedergutmachend umgehen. Aber aus diversen Gründen *wollte* sie nicht aus ihnen heraustreten, und da ihr Nicht-Wollen zur Gewohnheit geworden war, hatte es fast ein Nicht-Können zur Folge. (Krankheiten können in schon zu Lebensbeginn chronisch und Zustände, wie Perry et al. [1995] gezeigt haben, zu dauerhaften Wesenszügen werden.)

Zugleich musste ich im Auge behalten, dass Ruths Motivation für diese Hyperaktivität nicht zuletzt darin bestand, eine depressive Mutterfigur wieder zum Leben zu erwecken, sich ein reaktionsbereites, interessiertes Objekt zu schaffen. (Die Eltern hatten mir erzählt, dass sie in Ruths früher Kindheit beide depressiv waren, aber damals wusste ich noch nicht, warum.) Immerhin hatte ich gelernt, dass ich auf ihre Projektionen unbedingt mit Gefühl – mal positivem, mal negativem – reagieren musste. Im Großen und Ganzen war sie etwas ruhiger geworden, aber eines Tages begann sie, wild und übererregt zu spielen. Ich merkte, dass sie drauf und dran war, es auf die Spitze zu treiben (was oftmals zu völliger Erschöpfung und zum Zusammenbruch sowie am Folgetag zu körperlicher Krankheit führte); also sagte ich, heute hätte ich nicht vor, beim Rollenspiel mitzuspielen. Sie verschaffe sich zu viel Erregung im eigenen Interesse (das heißt durch ihre Macht und Grausamkeit), und dabei würde ich nicht länger mitmachen. Sie wurde bedächtiger, wirkte für einen Augenblick völlig untröstlich und versuchte dann, sich mit dem Rücken zu mir auf meinen Schoß zu setzen. Das war ihre übliche Art, wieder Kontakt aufzunehmen und sich zu vertragen, und bis dahin hatte ich das akzeptiert. Aber mittlerweile war sie acht Jahre alt, und ich dachte an ihren meist unzureichenden Blickkontakt, an die umherhuschenden Augen, die mich in letzter Zeit beunruhigt hatten. Also gab ich eine Art Wink mit dem Zaunpfahl: Ich wies darauf hin, dass es ihr nicht eingefallen war, mich wenigstens versuchsweise anzublicken, statt sich nur anzukuscheln; dass aber Anblicken durchaus ein Weg sei, um Streit beizulegen und sich wieder zu vertragen. Unerschrocken, wie Ruth war, setzte sie sich auf die Couch und sah einige Minuten lang zu mir herüber. Gerade wollte ich schreiben »sah mit festem Blick«, aber eigentlich war er gar nicht fest, denn das war sie ja nicht gewohnt. Ich glaube aber, sie *übte*, mir ins Auge zu blicken. (Wohlgemerkt: normale Babys lernen diese visuelle Konvergenz, dieses gemächliche Abtasten mit dem Blick, mit drei oder vier Monaten [Stern, 1974].) Nur wenig später unterlief ihr ein Versprecher, der mich verwirrte, ehe sie dann ganz ernsthaft von etwas sprach, das mir erklärte, warum ihre Eltern vor langer Zeit depressiv gewesen waren. (Bis dahin hatte ich ihre Eltern nie erwähnt.)

Wie angedeutet, genügte es eine Zeit lang, in meinen Reaktionen auf der Beschreibungsebene zu bleiben, indem ich mich einverstanden erklärte, entweder einen jämmerlichen Babyanteil ihrer selbst oder eine nicht sonderlich intelligente Mutter zu spielen. Nach meinem Eindruck wurde etwas Wichtiges verarbeitet, das mit ihrer Kindheit zu tun hatte. (Ihre Mutter war ja nun hoch intelligent und lebendig, aber damals mag ihre Depression einem winzigen Säugling so vorgekommen sein, als kapiere da jemand einfach nicht.) Sobald das Spiel jedoch in »geistlose« Hektik ausartete, galt es, bei etwas so Sadomasochistischem, das sie letztlich nur verstörte, nicht weiter mitzuspielen. Ebenso sehr galt es, sie nicht einfach einem Zustand leerer Depression zu überlassen. Ich musste so viel Festigkeit beweisen, dass ich sie sowohl davon abbringen als auch etwas anderes an seiner Stelle anbieten konnte. Ermutigung und Hinweis auf eine Alternative (Blickkontakt oder andere spielerische Möglichkeiten, etwas Spannendes miteinander zu machen) setzten Techniken voraus, die aktiver und intensiver waren als diejenigen auf der reinen Beschreibungsebene. Wer jemanden von perversen Erregungen abbringen will, muss gleichzeitig selbstbewusst dafür eintreten, dass es andere Möglichkeiten gibt, sich lebendig und mit einem lebendigen Objekt verbunden zu fühlen. Andernfalls meint der Patient, er habe nur die Wahl zwischen Übererregung und Abgrund.

Das Problem des perversen Spiels: die fünfte Position auf dem Symbolikkontinuum

Für uns empfiehlt sich eine Unterscheidung zwischen der Konkretion symbolischer Gleichsetzungen und der oben geschilderten Leere einerseits und einer noch tieferen Stufe der Symbolik andererseits, nämlich der Herausbildung suchtförmiger und perverser Objektbeziehungen via Spiel oder Fantasie. Hier lässt sich bestätigen, was Charlotte Brontë über die Gefahren des götzendienerischen und suchtförmigen Spiels sagt. (Siehe auch Betty Joseph, [[1982] 1994, S. 196 u. a.] zu dem suchtförmigen dialogischen »Räsonieren« eines masochistischen Erwachsenen und Freud [1927e] zum Fetischismus.) Ein scheinbar symbolisches gewalttätiges »Spiel« ist vielleicht de facto etwas wie eine Vorübung zum wirklichen Morden. Doch selbst extrem perverse und bizarre Verhaltensweisen oder Beschäftigungen können sich während der Behandlung qualitativ verändern. Jedes beliebige Objekt (oder Verhalten) kann sich – *ohne die geringste inhaltliche Veränderung* – auf dem Kontinuum nach oben oder unten bewegen. Faszinierend ist etwa, wie die manchmal ziemlich ekstatischen und perversen Rituale autistischer Kinder weniger suchtförmig, ja sogar interesselos und leer werden, im weiteren Verlauf aber der provokanten Absicht dienen, den Therapeuten zu frustrieren und zu ärgern. Selbst wenn das Ritual genauso psychotisch und egozentrisch wirkt wie früher, kann seine Ausdrucks- und Mitteilungsqualität doch Symptom für die Übergangsebene sein. Und wenn das Kind Druck auf Menschen statt auf Gegenstände ausübt, ist das vielleicht Anzeichen für den Eintritt in eine stärker zwischenmenschliche, weniger autistische Welt. (Siehe die Beispiele bei Alvarez und Reid, 1999.)

Auch unsere Reaktionen müssen daher variieren und sind darauf angewiesen, dass wir sowohl unsere Gegenübertragung als auch unsere Wahrnehmungen überwachen: Dergleichen Aufwärtsbewegungen auf dem Kontinuum in Richtung Übergangsspiel beobachten wir bei manchen missbrauchten pervertierten Kindern und Jugendlichen, und unsere Technik kann ihnen entsprechen. Bei älteren Sexualstraftätern sind wir manchmal schnell geschockt vom Ausmaß des Entwicklungsrückstands. Ein Fünfzehnjähriger, der in der gesamten Kindheit anal missbraucht worden war, bestand stets – entweder offen oder etwas versteckter – darauf, dem Therapeuten sein (bekleidetes) Gesäß zuzuwenden. Anscheinend war er überzeugt, dies sei alles, was einen Erwachsenen überhaupt an ihm interessieren könnte. Eines Tages begann er hingegen ein einfaches Guck-Guck-Spiel, bei dem er dann mit Triumphgeheul hinter einem Vorhang hervorsprang. Nun galt es, in der Deutung *nicht* auf sexuelle Verführung oder Erregung abzuheben, sondern zu erklären, er wolle wohl sicher sein, dass der Therapeut überrascht und entzückt ist, ihn nach der Sitzungspause wieder vorzufinden.

Diese Jugendlichen sind der tiefen und (angesichts ihrer Erfahrungen) realistischen Überzeugung, dass niemand sich für sie um ihrer selbst willen interessiert – nur für sie als Sexualobjekt. Bei Fünfzehnjährigen kann es dann zu ganz normalen Neckspielen – normal nämlich für ein dreijähriges Kind – kommen. Aber wie immer sexuell aufgeladen sie sein mögen, sie müssen bei diesen Patienten in ihrem nicht-sexuellen, gleichwohl erregenden, *anderen* Licht gesehen werden. Schwierig und dennoch äußerst wichtig für den Therapeuten ist auch, die kleinsten Anzeichen aufzufinden und zu verstärken, die ihm sagen, dass der Patient zu Zuneigung, Lust, Freude, ja auch Erregung imstande ist (was er vielleicht hinter viel befremdlicheren und scheinbar perversen Formen versteckt; siehe Cottis [2009] und Woods [2003].

Aber was, wenn es dem Therapeuten nicht gelingt, beim Patienten (oder bei sich selbst) solche kleinsten Anzeichen zu entdecken – wenn beispielsweise Billy (siehe Kapitel 7) dem Teddy unendlich langsam die Nadel ins Auge sticht? Bis dahin schien es, als liege der Antrieb zu seiner Grausamkeit gegenüber dem Teddy vor allem in verzweifelten, verfolgungssüchtigen Rachefantasien, die affektgeladen und darauf angewiesen waren, dass ein anderer die Rolle des Opfers spielt. In dieser Sitzung aber gab es etwas anderes – eine eiskalte Härte und Lust (und irgendwann eine erste Spur sexueller Erregung) –, auf das ich, wie ich merkte, nicht allzu masochistisch reagieren durfte. Zwar wies meine Deutung darauf hin, wie sehr er seine Grausamkeit genoss, aber zugleich weigerte ich mich, meine übliche Rolle als weinender, inständig bittender Teddy zu übernehmen. Ich versuchte, das Erregungsniveau zu senken, indem ich in leidenschaftslosem Ton sprach, ohne etwas zu verdammen.

Bei einem ähnlich gearteten Mädchen, dessen grausames Spiel manchmal perverse Erregung wachrief, aber oft nur teilnahmslose Gewohnheit war, versuchte ich, der Kleinen zu zeigen, dass sie glaubte, ich fände ihre Grausamkeit ebenso erregend wie sie. Doch ich ließ sie auch (dem Beispiel der Eltern folgend) erstmals wissen, dass alles langweilig geworden war. Falsch wäre es gewesen, das zu früh zu tun, noch ehe das Kind Gelegenheit genug hatte, seinen Schmerz zu verarbeiten und zu projizieren, aber ebenso falsch, die Grausamkeit allzu lange gewähren zu lassen. Etwas Ähnliches tat ich, als Ruth in ihrem grausamen Spiel mit mir und meinem Baby in übermäßige Erregung geriet. Sobald sie ruhiger wurde, zeigte ich ihr, wie sie ihre mittlerweile ängstlich besorgte Freundlichkeit auf weniger sinnliche Art kundtun konnte.

Wenn Patienten in den Sitzungen extrem repetitiven Sadismus an den Tag legen, genügt es natürlich nicht, die Sucht als Abwehrmechanismus zu deuten (selbst wenn sie vor Jahren so begonnen hat). Aber auch der Übergang von der Erklärungs- zur Beschreibungsebene, mag er dem Therapeuten noch so viel emotionalen Mut abverlangen (siehe Kapitel 6), genügt nicht immer. Wird das Kind oder der Jugendliche durch seine Aggressivität in Erregung versetzt, müssen wir uns nicht nur vor Kollusion, sondern auch vor allzu gefühlsgeladener Verdammung hüten und zu einer Reaktion übergehen, die mehr von ungerührter Langeweile hat. Wir brauchen Mut, um dem Bösen ins Auge zu blicken (siehe Kapital 3), aber ebenso viel Mut, um der suchtförmigen Erregung ins Auge zu blicken und uns dem Grauen zu stellen, das wir wahrnehmen sollen. Sobald beides qua Sucht chronisch geworden ist, müssen wir unsere Langeweile und unsere fehlende Bereitschaft zur Teilnahme am sadomasochistischen Spiel rückhaltlos mitteilen und gleichzeitig deutlich machen, dass vielleicht auch der Patient gelangweilt ist, aber nicht weiß, wie er aufhören, und schon gar nicht, wie er zu etwas ebenso Interessantem, aber anderem übergehen soll. Dasselbe gilt bei repetitiver teilnahmsloser Brutalität, und auch hier ist unser Tonfall von größter Bedeutung. Mitunter können wir den Patienten sogar vom Spiel abbringen und auf etwas bestehen, das mehr Bedeutung hat. (Das würde ich nur tun, wenn das Spiel eindeutig leblos und suchtförmig ist, nicht aber, solange es noch eine mit Paranoia und Verfolgungsangst zusammenhängende Bedeutung gibt.) Bei missbrauchten und gequälten Kindern, die noch keine völlig verhärteten Psychopathen, aber mit dem, der sie gequält hat, identifiziert sind, empfiehlt es sich manchmal, ihnen zu zeigen, dass wir wissen, dass nicht sie es sind, und zu fragen, wer sie denn heute gerade sind.

Erörterung: Können wir noch Psychoanalytiker sein, wenn wir mit dem Kind spielen oder gar den Wunsch zu spielen überhaupt erst wecken?

Ruth hatte immerhin eine »Konzeption« von jemandem, der interessiert ist. Andere Kinder haben, in schwacher Andeutung, die »Präkonzeption« einer solchen Figur, aber das Leben hat sie mit zu wenig »Realisierungen« ausgestattet, um eine echte »Konzeption« davon, dass die Menschen und die Welt (und was man mit ihnen tun kann) wichtig und womöglich interessant sind, herstellen zu können (vgl. Bion, [1962b] 1990). In ihrem Fall hilft Winnicotts Gedanke, dass *im Spielvorgang selbst* wichtige psychische Transformationen stattfinden können. Ebenso wie die Entwicklungspsychologen setzt er auf das Kreative und Unbeschwerte am Spielen, auf den freien Gebrauch der Fantasie. Aber er meint auch wie Jean Sanville (1991, S. xi), »Spielen (sei) eine ernste Angelegenheit«. So schreibt er, »*daß die Arbeit des Therapeuten dort, wo Spiel nicht möglich ist, darauf gerichtet ist, den Patienten aus einem Zustand, in dem er nicht spielen kann, in einen Zustand zu bringen, in dem er zu spielen imstande ist*« (Winnicott, [1971] 1979, S. 49).

In Kapitel 3 erwähnte ich einen kleinen Jungen, der zunächst keine Ahnung hatte, wie er spielen sollte, und eines Tages freudig ausrief: »Ich weiß, was wir machen können – ich hab 'ne *Idee*!« Man muss wissen, dass solche Kinder häufig nicht nur missbraucht wurden, sondern sehr vernachlässigt waren und keine der üblichen Gelegenheiten hatten, die Fantasie anzuregen. Als dieser Junge ein paar Tage später nach der Sitzung zu seiner Pflegemutter zurückging, sagte er voll Stolz: »Ich hab mir eine Geschichte ausgedacht.« Die Entdeckung, dass im eigenen Kopf Dinge sind, die man »Gedanken« nennt – Ideen, die auf Befehl oder manchmal sogar ungefragt auftauchen –, und dass man die Macht hat, *Geschichten zu erfinden*, stärkt nicht nur die emotionalen, sondern erweitert auch die kognitiven Fähigkeiten.

Bei manchen Kindern, die aufgrund von Autismus oder Deprivation kaum wissen, wie man spielt, kann es sein, dass der Therapeut schließlich das Spiel erweitert oder anreichert, ja sogar Neuerungen einführt. Eine Therapeutin sah unlängst, wie ihr Patient Johnny am Waschbecken in einem Spiel mit Wasser steckenblieb, das autistisch und leblos wurde. Sie stellte nun ein paar Puppen auf den Rand des Beckens und ließ sie angstvoll und erregt hineinspringen; Johnny nahm die Idee auf und beteiligte sich mit großem Vergnügen am Spiel mit den Puppen. Falsch wäre dies, wie Susan Reid geltend macht (1988), bei einem vermeidenden autistischen Kind, das eine solche Aktivität leicht als zudringlich empfinden könnte; aber es passt zu ihrer These, dass man bei bestimmten passiven Kindern mit Autismus im Spiel Interesse generieren und Potenzial demonstrieren kann. Als die Therapeutin diesem leicht autistischen Kind neues Material gab, ging sie weit über Nachdenken und Beschreiben hinaus, aber das war äußerst erfolgreich.

Jesse, einer meiner autistischen Patienten, hatte in den Vormonaten besseren Kontakt zu mir bekommen. Überdies konnte er nun Geschichten mit längeren dramatischen Sequenzen spielen und mich sogar gelegentlich wissen lassen, was in den Erzählungen vor sich ging. Eines Tages rettete Indiana Jones ein Puppenmädchen aus einem Käfig, aber dabei erzählte mir Jesse gar nichts und ignorierte mich komplett, mehr als früher. Nachdem ich etwa 20 Minuten lang kommentiert und mein Interesse bekundet hatte, sagte ich, ich stünde heute wohl ziemlich im Hintergrund. Dieser quasi reflektierende Kommentar, der ihn oftmals zuvor erreicht hatte, blieb ohne Reaktion. Ich kommentierte weiter, ich sei wie das Mädchen im Käfig, aber auch das schien nicht bei ihm anzukommen. Schließlich sagte ich, ich wünschte mir, Indiana Jones käme, um mich zu retten, ich wäre nämlich so allein und hätte niemanden zum Spielen. Jesse reagierte umgehend und mit Eifer, und die restliche Sitzung über kapselte er sich viel weniger ab. Was ihn zu erreichen vermochte, war offenbar das Gefühl, das ich an Stelle eines gefangenen Anteils seiner selbst oder seines inneren Objekts geäußert hatte. Wir haben noch viel zu lernen, wenn es darum geht, wie wir Zugang zu autistischen oder dissoziierten Patienten gewinnen können – ohne ihnen übermäßig zuzusetzen.

Jesse war autistisch, aber auch bei nicht-autistischen Kindern, die zu unbeweglich oder zu vernachlässigt waren, um zu lernen, wie man spielt, kann die emotionale Initiative des Therapeuten notwendig sein. Vielleicht müssen wir mit einem Achtjährigen das Guck-Guck-Spiel machen oder gar bei einem Kind, das eigentlich zu alt für solche Spiele ist, seinen Versuch, etwas aus dem Hut zu zaubern, mit einem zurückhaltenden »Wow!« würdigen. Das damit verbundene spielerische Moment kann jedem Beteiligten seine Würde bewahren: Es verhindert, dass das Kind zu dem Schluss gelangt, wir seien so dumm, dass wir dem Zaubertrick wirklich aufsitzen, und lässt ihm trotzdem die Freude, so mächtig zu sein, dass es einen vielleicht dringend benötigten Einfluss auf jemanden hat.

Auf diesen Arbeitsebenen können wir Bions Theorie des Denkens nutzen. Wie (vielleicht allzu oft) schon gesagt, geht Bion von einer »Alpha-Funktion« aus ([1962b] 1990, S. 49f.), einer Funktion des menschlichen Geistes, die Gedanken »denkbar« macht. Ihm zufolge sind Gedanken früher da als das Denken: Über jeden Gedanken müssen wir nachdenken, wir müssen bei ihm verweilen (ich könnte hinzufügen: »mit ihm spielen«), damit er verdaut, verarbeitet sowie für weiteres Denken und die Verbindung mit anderen Gedanken verwendbar wird. James Grotstein hingegen weist darauf hin (2000, S. 299), wie wichtig die Alpha-Funktion auf Seiten der *Mutter* ist. Auch die Mutter (oder der Vater) des normalen Säuglings muss spielen können, wenn das Kind lernen soll, ungehindert zu spielen. Manchmal müssen wir den Wunsch zu spielen – zuerst mit Menschen, dann mit Spielsachen und schließlich mit Ideen – allererst wecken.

Schlussbemerkung

Ich habe versucht darzulegen, wie wichtig Spiel und Fantasie für geistiges Wachsen ist, und an einigen Beispielen zu illustrieren, wie der Therapeut dies befördern kann. Die von Winnicott und Segal entwickelten Theorien der Symbolbildung habe ich um einerseits das symbolisch leere und andererseits das suchtförmige oder perverse Spielen erweitert: Bei diesen beiden stehen dem Therapeuten für verschiedene Arten des pathologischen Spiels verschiedene Ebenen des Sich-Einlassens zur Verfügung. Oft können wir das Spiel einfach deuten oder beschreiben, in anderen Fällen müssen wir mit dem Kind – oder an seiner Stelle – spielen. Und manchmal schließlich müssen wir noch weiter gehen und das Spiel initiieren, den Wunsch zu spielen überhaupt erst wecken. Bei dieser Intensivierung der Technik beschränkt sich der Therapeut nicht länger darauf, nach Bedeutung zu suchen – er *dringt* auf Bedeutung. Bei manchen Kindern kann es, wie Arietta Slade schreibt (1987), sogar darum gehen, Bedeutung allererst zu schaffen.

Kapitel 12

Die Wellenlänge finden

Kommunikationshilfen bei Kindern mit Autismus

Einführung

In diesem Kapitel beschreibe ich das intensivere Arbeiten mit infantilen, mütterlichen und väterlichen Gegenübertragungen, die sich bei meiner Behandlung eines autistischen Neunjährigen einstellten, welcher der Sprache praktisch nicht mächtig war. Neben den üblichen psychoanalytisch erklärenden und reflektierenden Kommentaren verwendete ich nach und nach eine Art »Babysprache« oder »Motherese« (auch: Babytalk), wenn ich ihn zu bewegen suchte, sein Augenmerk nicht auf die dem Autismus entsprungenen Figuren, sondern auf mich zu richten. (Genaueres zum früheren klinischen Gebrauch des Wortes *motherese*, das aus der entwicklungspsychologischen Forschung [Trevarthen und Marwick, 1986] stammt, siehe Alvarez, 1996.) Aber zugleich wurde mir klar, dass ich auch eine Art »Fatherese« einsetzte, wenn ich der Stärke und Bestimmtheit, die sich in einigen seiner autistisch-repetitiven Bewegungen verbarg, nachhalf und ihn ermutigte, sie zur Kenntnis zu nehmen. Mein gefühlsbetontes Sprechen war begleitet von jener entwicklungspsychologisch fundierten Arbeitsweise, die ich schon früher beschrieben habe (Alvarez, 1996, 1999). Außerdem schlug ich einen anderen »Fatherese«-Ton an, wenn ich seine selbstzufriedenen Omnipotenzbetätigungen entschieden ablehnte. Er war ein Kind, das sich manchmal in und mit seinem Autismus allzu wohl fühlte und wenig Interesse an anderen Menschen hatte, besonders wenn sie mit ihm sprachen.

Aber Zuhören ist eine komplizierte Kunst. Vor einigen Jahren veröffentlichte die *Times* eine Reihe von Briefen zum Thema: Die Amsel und ihr Gesang. Hier einer der Briefe, vom 14. Juni 2000:

Sir,

im Mai sind Amseln fröhlich und singen in A-Dur. Im Juli sind sie zufrieden und singen in F-Dur. Ich habe 68 Jahre gewartet, um dies auszusprechen, und ich stütze meine Theorie auf Beethovens Siebte und Sechste Symphonie.

Mit freundlichen Grüßen, D. F. Clarke.

Dieser Briefschreiber ist ohne Zweifel ein guter Zuhörer, und er hört gern zu. Ganz anders geht der portugiesische Dichter Fernando Pessoa (2000, S. 70–72) ans Zuhören heran: Er hält fest, dass er *Stille* – nicht Singen – braucht, um zu hören. Autistische Kinder sind notorisch schlechte Zuhörer; ja, häufig hält man sie für taub. Die geltende Symptomtriade umfasst, neben Einschränkungen im sozialen Beziehungsverhalten und im Gebrauch der Fantasie, auch Beeinträchtigungen von Kommunikation und Sprachentwicklung. Entscheidend ist, diese Symptome zu identifizieren und nachzuweisen, dass sie in der Triade auftreten; aber solange die Nosologie sich allzu ausschließlich auf jene Ein-Personen-Psychologie stützt, die eisern an der Beschreibung von Merkmalen des kindlichen Selbst festhält, kann das bei weitem nicht alles sein. Als vollständigere deskriptive Psychologie des Autismus erweist sich dann wohl die Zwei- (und eventuell Drei-)Personen-Psychologie. Dieser Ansatz erfordert das Studium intrapersonaler Beziehungen: Bei einem Modell des Psychischen, das von der Zwei-Personen-Psychologie ausgeht, besteht Letzteres nicht nur in einem Selbst mit bestimmten Qualitäten und Orientierungen und möglichen Defiziten, sondern in einer Beziehung zu und mit sogenannten »inneren Objekten« (Klein, [1959] 2000, S. 395) oder »Repräsentationsmodellen« (Bowlby, [1988] 2008, S. 111, Anm. 1), und die können auch Defizite aufweisen. Ein stärker personenbezogenes intrapersonales Bild des Autismus impliziert, dass das Selbst nichts anderes ist als die emotionale, dynamische Beziehung zu seinen inneren Repräsentanzen, Figuren und Objekten, egal wie verdreht, defizient oder merkwürdig diese Beziehung sein mag. (Damit ist nichts Ätiologisches gemeint: Vielmehr geht es um die Innenwelt des Kindes mit ihren Figuren und Repräsentanzen. Viele Psychoanalytiker sprechen statt von »Repräsentanzen« lieber von »inneren Objekten«, denn die Ersteren könnten hier und da als exakte Kopie äußerer Figuren verstanden werden, während die Letzteren das nicht implizieren. Innere Objekte gelten als Amalgam aus inneren wie äußeren Faktoren.) Wenn der kleine Patient uns behandelt wie ein Möbelstück, dann *sieht* er uns vielleicht als etwas Möbelartiges und *hat das*

Gefühl, als wären wir wie ein Möbelstück. Wenn er uns nicht zuhört, dann vielleicht einerseits, weil er nicht gewohnt ist zuzuhören, und andererseits, weil er unser Reden als uninteressant oder (wenn es zu wenig Phasen der Stille à la Pessoa gibt) als zudringlich empfindet. Wie können wir also unser Singen einstellen und doch noch gehört werden? Und wenn er nicht mit uns spricht, dann vielleicht einerseits, weil er meint, wir seien die Anstrengung des Sprechens nicht wert, und andererseits, weil er unsere Fähigkeit zuzuhören für begrenzt hält. Oder vielleicht hat er das Gefühl, wir wollten seine Worte aus ihm herausziehen, so dass sie auf irgendwie schreckliche Weise zu unseren Worten werden und nicht mehr seine sind. Seine »Theorie des Geistes« (Leslie, 1987) besagt womöglich, dass menschlicher Geist grundsätzlich nichts mit geistiger Aktivität zu tun hat. Damit können Prozesse wie Introjektion und Lernen von anderen Menschen mitsamt den späteren Internalisierungen, die zu kognitivem Wachstum führen, schwer geschädigt werden.

Aber Symptomatologie und Pathologie sind nicht alles: Fast jeder Mensch mit Autismus hat einen mit diesem verwobenen intakten, nicht-autistischen Persönlichkeitsanteil. Bion zufolge ist es bei der psychoanalytischen Arbeit mit psychotischen Patienten wichtig, den Kontakt mit dem »nicht-psychotischen Persönlichkeitsanteil« herzustellen (Bion, [1957a] 2013). Auch gibt es heute eine weiter wachsende Forschung über »verschonte Funktionsfähigkeit« beim Autismus (Hobson und Lee, 1999). Trotz all ihres offensichtlichen Stillstandes ist die autistische Erkrankung weniger statisch und veränderlicher, als es zuweilen scheint. Zwar kann das Kind, nachdem es für einen Sekundenbruchteil interessiert auf eine Person oder ein neues Spielzeug geblickt hat, sofort wieder zu alten Ritualen übergehen; aber wie dieser Blick ausfällt, ist trotz allem ein Hinweis, ein schwaches Anzeichen, das man verstärken und auf das man sich behutsam stützen kann. Wichtig ist festzustellen, auf welcher Entwicklungsstufe dieser offenkundig normalere Selbstanteil arbeitet. Das Kind mag in Wirklichkeit fünf oder zehn Jahre alt sein, aber der gesunde, beziehungsfähige, Objekt suchende Teil kann aufgrund der lebenslangen, gewohnheitsmäßigen Störung durch den Autismus arbeiten, als wäre er zehn Monate oder gar nur drei Wochen alt. Vielleicht lassen sich noch Spuren früher Präkonzeptionen (Bion, [1962b] 1990) – Spuren nicht etwa einer »Theorie des Geistes« (Leslie, 1987) oder der Person (Hobson, 1993), sondern einer Prototheorie des Geistes beziehungsweise eines Protogefühls der Person – auffinden. Auf diesem Fundament kann eine Behandlung aufbauen, sofern sie präzise auf die

Ebene emotionaler Kommunikation, zu der das Kind imstande ist, eingestellt wird (Alvarez und Reid, 1999).

Normale Säuglingsentwicklung und Protosprache

Der 13 Monate alte William hörte vor seiner Zimmertür um fünf Uhr morgens den Vater beim Aufstehen. Er rief: »Ey!« Der Vater sagte, es habe geklungen wie: »Hey! Was machst du? Wo zum Teufel gehst du hin?« Er öffnete die Tür zum Zimmer des Babys und wurde mit einem weiteren fordernden »Ey!« begrüßt. Um seine Frau nicht zu wecken, flüsterte der Vater: »Ich gehe arbeiten, William. Und du schläfst jetzt wieder ein.« William sagte: »Awhhh.« Und schlief wieder ein.

Von Geburt an sind normale Babys – wie Melanie Klein behauptet und wie die spätere entwicklungspsychologische Forschung nachgewiesen hat – schon sozial frühreif (Klein, [1959] 2000, S. 392; Newson, 1977, S. 49). Sie haben die gesamte Grundausstattung, die sie brauchen, um bei zwischenmenschlicher Face-to-face-Kommunikation – anfangs auf nicht-verbaler Ebene – mitmachen zu können. Am liebsten schauen sie gesichtsähnliche Muster an und hören den Klang der menschlichen Stimme, und sie besitzen eine erstaunliche Fähigkeit zu fein abgestimmten interpersonalen Austauschaktionen (Beebe et al., 1985; Stern, [1985] 1992, S. 64f.; Trevarthen und Aitken, 2001). Natürlich gehört zu emotionaler Kommunikation ein ganzes Orchester, ein Ensemble aus »Instrumenten«, in dem der Blick (Fogel, 1977; Koulomzin et al., 2002) ebenso mitspielt wie emotionale Teilnahme (Demos, 1986), Grad der Aufmerksamkeit und des Interesses, ausdrucksstarke Gestik (Hobson, 1993) und Lautäußerungen (Trevarthen und Aitken, 2001). Die meisten dieser Instrumente werden zum Zweck des Ausdrucks und dann der Mitteilung – oder, psychoanalytisch gesagt, auf dem Wege über verschiedenartige projektive Identifizierungen – eingesetzt. Aber auch zu Zwecken der Introjektion und Internalisierung.

Sprache und triadische Fertigkeiten mit visueller Aufmerksamkeit

Gegen Ende des ersten Lebensjahres beginnen Säuglinge, eine frühere Fertigkeit, nämlich die Blickverfolgung, extensiver einzusetzen. Scaife und Bruner (1975) haben gezeigt, dass sogar ganz kleine Säuglinge den Kopf drehen und der Blickrichtung der Mutter folgen. Im letzten Viertel des ersten Lebensjahres, sobald das Baby sich motiviert fühlt, über seine Mutter und ihr Kommen und Gehen auf dem Laufenden zu bleiben, versucht es immer häufiger, dem Blick eines anderen zu folgen und den Gegenstand des Blickes anzublicken. Dann, zwischen dem neunten und vierzehnten Monat, kommt es zu der Proaktivität des protodeklarativen Zeigens (Scaife und Bruner, 1975). Protoimperatives Zeigen besagt zum Beispiel »Gib mir die Banane!«; protodeklaratives Zeigen dagegen bedeutet einem, wie *interessant* ein Objekt ist, und meint etwas wie: »Mensch guck mal, wie groß der Lastwagen ist!«

Zu den ersten Forschern, die darauf hinwiesen, dass Sprache im Kontext von Interaktionen zwischen Säugling und Betreuungsperson entsteht, gehört Jerome Bruner ([1983] 1987). (Siehe auch Urwin [2002] zur Sprachentwicklung als emotionalem Vorgang.) Anna Burhouse nennt die emotionalen Voraussetzungen (2001), die erklären könnten, warum Blickverfolgung eine Vorstufe des protodeklarativen Zeigens ist. Das Baby hat, so die Autorin, in den ersten Monaten des dyadischen wechselseitigen Face-to-face-Blickens schätzen gelernt, dass die Mutter seinen Blick erwidert, und angestoßen durch diese interessierte Wertschätzung ihrer Aufmerksamkeit, folgt es ihrem Blick, wenn er sich auf eine andere Person wie etwa ein Geschwisterkind richtet. Am Ende entdeckt das Baby, wie es diese Aufmerksamkeit aktiv, durch kommunikatives Zeigen und ausdrucksstarke Laute, zurückgewinnen kann. Dies alles ist gefühlsgeladen, und die Grammatik emotionaler Ereignisse strukturiert die Sprache. Eine je besondere und ganz verschiedene Kommunikationsabsicht verfolgen Äußerungen wie »He, du da!«, »Na los, schenk uns ein Lächeln«, »Guck mal die schöne helle Sonne!«, (neckend) »Jetzt krieg ich *dich*!«, »Du bist ein böser Junge gewesen!«, »Der schmeckt dir, ja?, der Bananenbrei, lecker, lecker« und (gebieterisch) »Nicht anfassen, die Steckdose – das ist *ganz* gefährlich!«

Sprache entsteht also, Bruner zufolge ([1983] 1987), immer im *Kontext* und, wie die Entwicklungspsychologen gezeigt haben, in Begleitung von Emotionen (Demos, 1986). Burhouse beschreibt einen Augenblick (2001), in dem das Baby sich der Tatsache, dass seine Mutter nicht mit ihm, sondern mit seinem Geschwisterkind spricht und zu ihm hinschaut, bewusst wird und zugleich über sie nachdenkt. Theoretiker der Psychoanalyse und Entwicklungspsychologen haben gleichermaßen darauf hingewiesen, dass frühe Zwei-Personen-Beziehungen den Grundstein für die spätere soziale Fähigkeit zur Drei-Personen-Beziehung legen (Klein, [1945] 1996; Trevarthen und Hubley, 1978). Von Striano und Rochat (1999) stammt der neuere empirische Nachweis, dass zwischen der anfänglichen dyadischen Kompetenz des Säuglings und der triadischen Sozialkompetenz ein richtiger Entwicklungsschritt stattfindet. Man folgt nur dann dem Blick einer anderen Person, wenn man erst einmal entdeckt hat, dass *es lohnt, diesen Blick auf sich selbst zu lenken*. Aber ebenso wahr ist, dass es einen nur dann kümmert, ob jemand mit einer anderen Person spricht, und dass man nur dann neugierig ist zu erfahren, worüber sie reden, wenn man sich zuerst für das interessiert, was sie einem selbst mit ihrer Stimme mitteilen.

Interessanterweise ist in der Forschung zum protodeklarativen Zeigen so häufig von der visuellen Aufmerksamkeit des Säuglings die Rede. Ich vermute, es ist einfacher, die Richtung festzustellen, in die er blickt, als zu beurteilen, worauf er hört, wenn er plötzlich still ist. Ein älteres Kind kann sagen: »Was ist das [für ein Geräusch]?« Ein Kind, das noch nicht spricht, kann nur aufmerksam sein und sich fragen. Vielleicht erklärt das, warum es in so vielen Forschungsarbeiten zu den Lautäußerungen des Babys um Stimm-*Dialoge* zwischen Mutter und Baby geht, denn die lassen sich leichter aufzeichnen als stilles Zuhören. Weder will ich damit die vorzüglichen, von Stern, Trevarthen, Beebe und Tronick verwendeten Arbeitsmethoden und ihre Befunde, denen zufolge der frühe präverbale Dialog echte Interpersonalität aufweist, im Wert herabsetzen; noch will ich, soweit es die Arbeit von Beebe und von Tronick betrifft, die zusätzliche Bedeutung des Intrapersonalen gering schätzen – die Tendenz des Babys, sich selbst ebenso zu regulieren wie seine Beziehungen (Beebe et al., 1985; Stern, [1985] 1992; Trevarthen, 2001; Tronick, 2007).

Therapeutische Konsequenzen bei beeinträchtigter Kommunikation: die richtige entwicklungskonforme Wellenlänge finden

Die psychoanalytische Behandlung autistischer Kinder ist sehr umstritten. Manche Psychoanalytiker und Psychotherapeuten berichten, dass es bei diesen Kindern veränderter Techniken bedarf (Alvarez, [1992] 2001; Alvarez und Reid, 1999; Meltzer et al., [1975] 2011; Tustin, [1981] 1989). Die Beeinträchtigungen, die Symbolisieren, Spielen und Sprache betreffen, erschweren ihnen das Verständnis der gängigen erklärenden Deutungen. Ist die autistische Symptomatik besonders ausgeprägt, ist nicht nur das Gefühl des Kindes für die Existenz anderer Menschen, sondern auch sein Selbstgefühl schwach entwickelt, kann es *scheinen*, als sei man schon mit Übertragung und Gegenübertragung zu weit voraus: Übertragung ist vielleicht gar nicht vorhanden, und Gegenübertragung von Frustration oder Verzweiflung des Therapeuten kann zu Gleichgültigkeit führen. Dennoch: bei sorgfältiger Beobachtung werden manchmal schwache oder unkoordinierte Anzeichen für Beziehungsverhalten sichtbar, die sich verstärken lassen.

Eine Störung der Fähigkeit zu sozialer Interaktion kann, wie immer die Ätiologie aussieht, eine Behandlung erfordern, die sich der sozialen Interaktion selber bedient, und von ihr profitieren. Diese spezielle Beziehung muss zweierlei berücksichtigen: einerseits Art und Schweregrad der Psychopathologie und andererseits die jeweilige Entwicklungsstufe, auf welcher der nicht-autistische Anteil des Kindes arbeitet. Es geht hier um einen dreifachen therapeutischen Ansatz: Er zielt erstens auf die Persönlichkeit des Kindes, zweitens auf die autistische Symptomatik (Störung und manchmal Devianz) sowie drittens auf den unversehrten oder verschonten nicht-autistischen Anteil des Kindes, egal wie groß dessen Entwicklungsrückstand sein mag (Alvarez und Reid, 1999). Die Psychotherapie ist also nicht nur der Psychoanalyse, sondern auch der Psychopathologie und der Entwicklungspsychologie verpflichtet.

Die psychoanalytische Sicht ermöglicht die sorgfältige Beobachtung von Übertragung und Gegenübertragung. Sie kann den Therapeuten auf Persönlichkeitsmerkmale des Kindes aufmerksam machen, die seinen Autismus begleiten und ihn entweder zuspitzen oder abschwächen. (Manche autistischen Kinder entwickeln eine deviante Persönlichkeit, die keinen Wesenszug des Autismus selbst darstellt.) Einen erheblichen Beitrag zum Verständnis der normalen kindlichen Entwicklung leistet die psychoanalytische Theorie vom Bedürfnis und von der Fähigkeit des normalen Kindes, zunächst zu beiden Elternteilen eine intensive Beziehung herzustellen und sich dann allmählich mit ihnen zu identifizieren. Dasselbe gilt für die Theorie vom Ödipuskomplex, die begreiflich macht, warum das normale Kind auf alles, was die Beziehung des Elternpaares unabhängig von ihm selbst ausmacht, mit Verstörung, aber zugleich mit größtem Interesse und äußerster Stimulation reagiert (Houzel, 2001; Rhode, 2001).

Die hier bereits mehrfach beschriebene Sicht der Psychopathologie hilft dem Therapeuten zu begreifen, welche Macht und welcher Sog von den repetitiven autistischen Verhaltensweisen ausgeht und wie sich suchtförmige und konkretistische, nicht-symbolische Verhaltensweisen jeweils von einfachen neurotischen Mechanismen und Abwehrmanövern unterscheiden (Joseph, [1982] 1994; Kanner, 1944; Tustin, [1981] 1989).

Intuitive Einblicke des Klinikers in das flüchtige Interesse des Kindes an und sogar den Wunsch nach Kontakt lassen sich bekräftigen und ergänzen durch das Studium sehr kleiner Säuglinge via naturalistische Beobachtung (Miller et al., 1989) und entwicklungspsychologische Forschung. Wir können versuchen, die Vorformen sozialen Beziehungsverhaltens zu identifizieren und zu fördern: Für die Technik stehen uns Befunde zur Verfügung, aus denen hervorgeht, wie Mütter jeweils mit ihrem Baby kommunizieren und wie das die Fähigkeit des Kindes zu Kommunikation und Beziehungsverhalten fördert. Die entwicklungspsychologische Forschung hat mehrere Faktoren im Blick: das Bedürfnis des normalen Babys nach sorgfältiger Modulierung seines Stimulations- und Erregungsniveaus (Brazelton et al., 1974); Dawson und Lewy, 1989) sowie nach Steuerung seiner Aufmerksamkeit; der Einfluss des »Motherese«, der Babysprache (weichere, höhere Stimme mit speziellen Adagio-Rhythmen bei vorsprachlichen/vormusikalischen Dialogen; Trevarthen, 2001) und bestimmter Grammatikformen (schmeichelndes Überreden statt Befehlen; Murray, 1991); die je nach Alter wechselnde Nähe der Gesichter zur Auslösung des Blickkontakts (Papoušek und Papoušek, 1975); und die je nach Entwicklungsstufe wechselnde Bereitschaft des Kindes zur Intersubjektivität, sowohl zur primären (Face-to-face-Kommunikation und Spiel in dyadischer Situation) als auch zur sekundären (gemeinsames Spielen mit Gegenständen, bei dem das Baby die Betreuungsperson immer wieder anschaut, weil es nach Augenblicken »vereinter Aufmerksamkeit«, etwa für ein Spielzeug, sucht und sich damit in triadischer Situation befindet; Trevarthen und Hubley, 1978). Bei einem von mir behandelten schwer autistischen Kind mit Entwicklungsrückstand erwies sich, dass seine Funktionsfähigkeit auf einer bestimmten Entwicklungsskala dem Alter von einem Monat entsprach (Alvarez und Lee, 2004, 2010).

Viele schwer autistische Kinder haben nie gespielt oder gelernt, zusammen aufmerksam zu sein (Baron-Cohen et al., 1992). Manchmal verfügen sie über keinerlei Sprache, ja, haben nicht einmal je spielerisch gebrabbelt. In der Therapie ist es dann eine richtige Leistung, wenn das nicht sprechende Kind anfängt, mit Lauten zu spielen und Laute zu bilden, die konturierter sind als die bisherigen. Der Therapeut hier steht vor schwierigen technischen Problemen: Wie erreichen wir ein Kind mit wenig oder überhaupt keiner Sprache? Wie sollen wir mit einem solchen Kind reden?

Im Folgenden schildere ich die Arbeit mit einem Kind, bei dem der kombinierte Einsatz von »Motherese« und (so könnte man sagen) »Fatherese« die Kommunikation zwischen uns erleichtert und dazu beigetragen hat, dass seine kommunikativen Fähigkeiten sich entwickeln konnten. Bei beiden Verfahren entdeckte ich immer wieder, dass ich Gefühle, die Joseph entweder unvertraut waren oder die er nicht bewältigen konnte, in mir aufbewahren und szenisch darstellen musste. Aber er zeigte wachsendes Interesse an meinen Reaktionen.

Joseph

Joseph wurde als Achtjähriger von seinem Musiktherapeuten überwiesen. Er war zwei Wochen nach dem errechneten Geburtstermin geboren, und die Geburt wurde eingeleitet. Seine älteren Brüder waren normal geboren. Joseph war ein friedfertiges Baby – er freute sich immer, wenn er von jemandem gehalten wurde – und hatte Blickkontakt, bis er etwa drei Jahre alt war. Dass etwas nicht stimmen könnte, ahnten seine Eltern erst, als sie im Alter von zwei Jahren mit der Sauberkeitserziehung beginnen wollten und er offenbar gar nichts begriff. Sobald sie nun versuchten, ihn mit Druck zur Kommunikation zu bewegen, »machte er zu«, und der Blickkontakt ging zurück. Er war stets zufrieden, aber er kapselte sich ab und wollte nicht mit anderen Kindern spielen. Von Beginn an bevorzugte er den Tastsinn, kuschelte gern und liebte es, wenn man ihm vorsang. Er konnte etliche Lieder singen, aber seine gesprochene Sprache war sehr begrenzt. Das frühe Als-ob-Spiel hatte er, wie seine Mutter schrieb, gut beherrscht: Schon mit zwei Jahren hielt er zwei Puppen einander gegenüber und ließ sie »Gespräche« führen und miteinander tanzen. Das machte Joseph auch in den Sitzungen bei mir, aber meist hatte es etwas sehr Ge- und Verschlossenes, und ich denke, schon damals war es kein wirkliches Als-ob-Spiel mehr. Es war zu *real* für ihn: Er schien zu glauben, diese Menschen, die da miteinander redeten und spielten, das sei er selbst. Die Sprache, die ich in den ersten Sitzungen hörte, bestand zum Großteil in einer solchen Privatsprache – in Unterhaltungen zwischen Personen aus seinen Lieblings-DVDs, die zwar lebhaft und interessiert, aber sehr repetitiv und fast immer unverständlich waren. Gelegentlich vernahm man eine Frage oder einen Ausruf. Doch das einzige wirkliche Wort, das er an seine Eltern oder mich richtete, hörten wir, als wir ihn fragten, ob er zur Toilette gehen wolle, und er mit einem unendlich hingehauchten, ja körperlosen »Nein« antwortete. Es war so hingehaucht und unpersönlich, ungezielt und unlokalisierbar, dass man sich leicht einbilden konnte, man hätte es gar nicht gehört.

Ich traf Joseph zusammen mit seinen Eltern zu drei Konsultationsterminen. Hin und wieder reagierte er auf die Lieder seiner Mutter, indem er das letzte Wort mitsang, aber seine eigentliche Verbindung zu ihr war das Kuscheln. Für einen Achtjährigen war er groß, und ich merkte, wie leicht man ihn für jünger halten und den Wunsch verspüren konnte, ihn zu beschützen: Er war ein niedlicher Junge mit einem weichen, etwas unfertigen Gesicht und einem sehr gelenkigen Körper, der im Behandlungszimmer fast die ganze Zeit ausgestreckt auf der Couch, halb auf dem Schoß seiner Mutter lag. Die Spielsachen schaute er sich ein wenig an, wich aber den meisten von ihr oder mir vorgebrachten Vorschlägen oder Anleitungen zum Spielen aus. Beim Gehen war es, als zöge er Arme und Beine und vor allem seine Füße hinter sich her, als gehörten sie ihm gar nicht. Etwas Hoffnung schöpfte ich, als er, mit mehr Anzeichen von Munterkeit und Leben, ein Neckspiel begann, in dessen Verlauf er unvermittelt »Nacht-Nacht« sagte und sich dann freute, wenn ich einen übertriebenen Schreck bekam und tat, als wäre ich enttäuscht darüber, dass er *wieder* unter dem Laken verschwand. Nach solchen Augenblicken nahm er kurzen flüchtigen Blickkontakt auf.

Joseph war ein innig geliebtes Kind, aber in gewissem Sinn hatte er nie ein richtig waches Verhältnis zur Welt gewonnen. Es schien, als müsse er erst einmal seine Knochen und Muskeln entdecken, seine Vertikalität (die Freude daran, aufrecht zu stehen, sich hoch in die Welt hineinzurecken, zu springen und sich vorwärts bewegen sowie die Welt erkunden zu können). In seinem Leben gab es viel zu viel Passivität; da er aber so leicht in panikartige Wutanfälle verfiel, wenn er ge- oder überfordert wurde, war jeder geneigt anzunehmen, aufgrund seines Autismus sei er zu zerbrechlich für normales Leben und normale Ansprüche. Andererseits konnten sowohl seine Eltern als auch die Schule bei bestimmten Dingen fest bleiben, denn Joseph war in mancherlei Hinsicht ein verständiges und verträgliches Kind.

Nach etwa zweimonatiger Psychotherapie hatte ich den Eindruck, als nehme das Gespräch zwischen Josephs Lieblingspersonen aus den DVDs oder zwischen den Spielzeugtieren ihn nicht so total in Anspruch, wie es zunächst schien – als nehme er vielmehr oft, im Verlauf dieser repetitiven Aktivitäten, meine ihm geltende Aufmerksamkeit sehr wohl wahr. Außerdem kam mir der Gedanke, dass er meine Gefühle des Ausgeschlossenseins genoss; daher begann ich, meine Gegenübertragung szenisch darzustellen: »Ach, Joseph will nicht mit mir reden. Das ist gemein. Niemand will mit mir reden, und dabei unterhalten sich die da so schön.« Manchmal setzte ich hinzu: »Bitte, Joseph, red' doch mit *mir* statt mit denen!« Das alles war sehr emotional – ich schmeichelte/bettelte/protestierte und machte einen intensiveren Gebrauch von meiner infantilen oder mütterlichen Gegenübertragung. Mir kam damals der Gedanke, dass er Reden für etwas hielt, was andere Menschen miteinander tun, wobei es immer einen ausgeschlossenen Dritten gibt; dass er jedoch keinerlei Ahnung von den wirklichen Freuden der Unterhaltung im direkten Gegenüber der Zweiergruppe hatte. Nach meinem Eindruck musste ich dem Dritten eine Stimme geben und ihn zugleich in reale Beziehungen zurückholen. Eines Tages blickte er mich nach meinen schmeichelnden Überredungsversuchen direkt an, warf den Kopf hoch und dann nach hinten, schüttelte ihn wie ein Kleinkind und sagte: »Nee! Neeneeneeneenee!« – dabei hatte er richtig Gefallen an seiner Macht, mich zu veralbern und mir einen Strich durch die Rechnung zu machen. Aber es hatte wenigstens etwas von Geben und Nehmen: Immerhin sah er mich an, und es war ein echtes »Nein«, mit richtig Dampf dahinter. Genau wie sein »Nacht-Nacht« steckte es voll Schalk und brachte mich zum Lachen.

Noch Jahre danach grüßte mich Joseph – mal früh, mal später im Lauf der Sitzung – am häufigsten mit einem melodischen »na-na-na-na«. Es war witzig und unendlich zärtlich, und er hatte es am liebsten, wenn ich genau dasselbe zu ihm sagte und nicht etwa mit »Hi« oder »Hallo« reagierte oder ihm gar ein »Hi« oder »Hallo« abzunötigen suchte. Hin und wieder äußerte er tatsächlich ein »Hi, Anne«, aber immer widerwillig, als zöge ich an seinen Zähnen, und das sagte ich ihm. Das »na-na-na-na« war weitaus verständlicher, selbstloser und warmherziger, aber gleichwohl noch eine restringierte, auf uns beide beschränkte Privatsprache, und im Laufe der Jahre entwickelte es sich kaum weiter.

Nicht alle meine Gegenübertragungen waren positiv. Manchmal ertappte ich mich beim Ärger über Josephs selbstgefällige Annahme, nur »er und sein Schatten« (wie es in Anlehnung an den berühmten Song heißen könnte) seien von Interesse oder er sei überhaupt nicht angeödet von seinen endlosen Unterhaltungen oder er wisse, was sich hinter einer bestimmten Zimmerwand befindet. Schließlich aber fand ich unsere Beziehung stark genug, um solche Annahmen in Frage stellen zu können. Ich sagte zum Beispiel: »Nein, du weißt *nicht*, was hinter der Wand ist. Du wüsstest es liebend gern, aber du weißt es nicht.« Ich sagte das mit Nachdruck, aber lebendig, spaßhaft und rhythmisch, so dass es seinen Singsang begleitete oder auf ihn reagierte – außer dass er selbst in hoher Tonlage und mit viel Ausdruck sprach, während ich ihn mit meiner Stimme herunterholte an einen prosaischeren, aber, wie ich hoffte, interessanteren Ort. Mein Tonfall war flacher und tiefer als seiner, aber immer noch ziemlich scherzhaft. Oft kombinierte ich das Beharren darauf, dass dort – hinter der Wand – nichts Interessantes passierte, mit entnervten Überredungsversuchen. (Ich arbeitete also gleichzeitig mit zwei Intensitäten der dritten Ebene.) Ferner erklärte ich immer wieder, sein Reden sei *nicht* real und ich wüsste, wie sehr er sich nach realem Sprechen sehnte. Die Figuren in seinen Als-ob-Gesprächen amüsierten sich offenbar – oder erlebten zumindest etwas Aufregendes und Interessantes. Ich erklärte ihm, wenn er *wie* jemand werden wolle, müsse er einsehen, dass er dieser Jemand nicht *sein* könne. Joseph war allzu sicher, er selbst *sei* das lebendige Paar.

Wer sich entwickeln will, muss auch das Gefühl haben, dass andere Menschen ihm gestatten, wie sie zu sein. War Joseph sehr enthemmt und erregt, dann machte ich das Erregte/Aggressive an seinen Äußerungen nach. Wenn er plötzlich knurrte und mit den Füßen aufstampfte, wiederholte ich beides und verstärkte es, was ihm helle Freude bereitete. Er musste wohl seine Muskulatur ebenso entdecken wie seine Jungenstimme. Die Spielzeugtiere ermunterte ich zu längeren Reisen. Oft saßen sie herum und küssten sich zärtlich, aber nie machten sie auch nur einen Spaziergang. Wie in Kapitel 9 gesagt, sind selbst Antonius und Cleopatra bestimmt mal zum Luftschnappen rausgegangen! Große, forsche Schritte der Tiere (sonst blieben sie immer auf der Stelle oder bewegten sich in winzigen Kreisen) hatte ich häufig mit noch forscherem Aufstampfen begleitet, aber schließlich wurde ich doch etwas strenger, weil sie so wenig Abenteuerlust zeigten. Immer wieder sagte ich, sie hätten keine Angst; sie wollten gern weitergehen. Aber Joseph hielt sie zurück. Er ließ sie auf die Rückenlehne des Sofas klettern, und anders als an den Tagen, wenn ich nichts weiter sah als ihren Rücken, setzte er sie so hin, dass sie mich von oben ansahen, wie ein Kleinkind, das seine ersten Stufen erklommen hat.

Im Verlauf des ersten Jahres entdeckte Joseph mit zunehmender Freude seine tiefere Stimme und ein etwas stärkeres, muskulöseres Selbst. Seine Eltern berichteten, er nehme mehr Blickkontakt auf und spreche zu Hause gelegentlich spontan. Kurz nach dem Ende des zweiten Jahres ging er, wie mir schien, zu echten Als-ob-Spielen über. Er lag auf der Couch und rief: »He Leute. Hilfe, rettet mich!«, und dabei »fiel« er auf den Teppich. Auch wenn diese Szene vielleicht einem seiner Videofilme entstammte, wurde sie doch nicht – wie die Puppengespräche, bei denen er mir zumeist den Rücken zukehrte – in der Isolation gespielt. Jetzt fiel er direkt vor mir von der Couch und sah mich dabei oft an. Und wenn ich zu lange brauchte, um auszurufen: »Hilfe, der arme Junge fällt von der Klippe. Wir müssen ihn retten. Schnell, schnell!«, dann zog er an meinem Arm und nötigte ihn, nach seinem zu greifen. Das Ganze wurde wiederholt, war aber nie langweilig, vielleicht weil Joseph so viel Freude an dem hochdramatischen Ablauf hatte. Natürlich nahm auch ich sehr intensiv an dem Spiel teil: Die Unfähigkeit zu Als-ob-Spiel und vereinter Aufmerksamkeit ist ein frühes Symptom des Autismus, und daher ist man gerührt und voll Hoffnung, wenn es erstmals zu solchem Spiel und solcher Aufmerksamkeit kommt, egal wie unreif beides gemessen am objektiven Alter des Kindes sein mag. Das Spiel war bedeutungsschwer. Hin und wieder stimmte ich ihm zu: Er brauchte ja dringend die Rettung aus seiner selbst auferlegten autistischen Isolation und die Überführung auf einen festeren Grund und Boden, auf dem sich andere reale Menschen befanden.

Vor vielen Jahren hörte ich einen Vortrag von Frances Salo, in dem sie erwähnte, dass sie beim Anblick eines Bildes, das ein deprivierter, von seiner Mutter abgelehnter kleiner Junge gemalt hatte, »Wow!« sagte. (Wohlgemerkt: Joseph war nicht von seiner Mutter abgelehnt worden, aber natürlich depriviert auf Grund seines Autismus.) Das Kind, von dem Salo berichtet, hatte sein erstes deutlich erkennbares Bild gemalt. Damals kam mir ihre Reaktion sehr unpsychoanalytisch vor. Heute glaube ich, dass sie eine Wiedergutmachung war, sie korrigierte ein Defizit am inneren Objekt des Kindes. Trevarthen (2001) spricht vom Bedürfnis des Kindes, Stolz zu empfinden – also ein Freudengekrächz anzustimmen –, wenn die Mutter entzückt über seine Gescheitheit ist. Einmal hinterließ Joseph einen großen Spritzfleck im Waschbecken und sagte immer wieder »*Werh*«. Ich wiederholte das anerkennend und gratulierte ihm zu den großen Spritzern. Aber dann fiel mir ein, dass ich einige Wochen zuvor, wenn er einen großen Fleck machte, immer »*Wow!*« gesagt hatte. So sagte ich also wieder »*Wow!*« und merkte zuerst, wie sehr er sich freute, dass ich endlich kapiert hatte, und danach, wie er angestrengt versuchte, sein Wort dem meinen klanglich anzunähern. Mir fiel auf, dass er meine Lippen beobachtete und deren Bewegung wirklich nachahmen wollte. Unwillkürlich sagte ich »schön« und »schlau«, weil ich in solchen Augenblicken für ihn und seine selbstlose Bereitschaft, sich vorzuwagen, wirklich liebevolle Gefühle empfand. Immer näher kam er dem Klang von »*Wow!*«, und der ist gar nicht so leicht zu erzeugen.

Erörterung und Schlussbemerkung

Wenn wir mit einem Kind wie Joseph sprechen, müssen wir mit schwierigen technischen Problemen rechnen. Es versteht sich von selbst, dass ich nur diejenigen Sitzungsfragmente angeführt habe, in denen ich offenbar einen Weg fand, um gehört zu werden und ein Protosprechen zwischen uns zu initiieren. Die Arbeit mit diesen Kindern ist nie leicht, und ihr Autismus hat, vor allem wenn die Behandlung zu spät beginnt, eine Furcht erregende Macht. Trotzdem lohnt es, darüber nachzudenken, wie man mit ihnen sprechen sollte und warum bestimmte Methoden sinnvoller sein könnten als andere.

Für Josephs repetitives Sprechen gab es wohl viele verschiedene Motive. Manchmal schien er völlig darin versunken, aber dann kam mir ja der Gedanke, dass er manchmal beobachtete, wie ich darauf reagierte. Sein Autismus ließ nach, sobald ich dem ausgeschlossenen Dritten eine nachdrückliche Stimme verlieh. Dies lässt darauf schließen, dass die Projektion in solchen Augenblicken etwas Kommunikatives an sich hatte. Oder sollten wir von Protokommunikation sprechen? Vielleicht rechnete Joseph gar nicht mit Antwort, aber er erkannte sie und empfand, wenn er sie verstand, helle Freude darüber. Zu anderen Zeiten habe ich, sobald ich das Gefühl hatte, er »rede« in anmaßend selbstzufriedenem Ton, mit kritischem Hinterfragen reagiert. Ich denke, er brauchte *beides*: das rezeptivere schmeichelnde »Motherese« *und* das kritischere »Fatherese«. Die Vaterstimme im Behandlungszimmer schien zwei Facetten zu haben: Sie gehörte erstens dem Vater, der es ablehnt, sich Omnipotenzgefühlen hinzugeben, von seinem Kind fordert, dass es lernt und heranwächst, und keinen Zweifel daran lässt, dass Kinder nicht dasselbe sind wie Erwachsene; und zweitens dem Vater, der (mit der kraftvollen Stimme und der Potenz des Aufstampfens) zur Identifizierung einlädt und sie zulässt. Beides funktionierte nur, wenn ich den richtigen Ton traf. Sobald ich Joseph allzu streng kritisierte, verhinderte ich wahrscheinlich eben jene Identifizierung mit einem starken Vater, die er brauchte. Mehr Erfolg versprach ein fester, leicht gelangweilter Ton oder humorvolles Necken. Erste Identifizierungen begannen mit tieferem Knurren, kräftigem Aufstampfen und hoch aufgereckter Körperhaltung. Die Identifizierung mit einem Vater hilft, ödipale Rivalität zu ertragen, und führt dazu, dass an die Stelle des Omnipotenzverhaltens ein realistischeres Gefühl von Urheberschaft und Potenz treten kann.

Wie an anderer Stelle gezeigt (Alvarez, 1999), muss man sich dem autistischen Kind mit der richtigen Intensität nähern; aber interessant ist, dass Paul Barrows (2002) dies noch spezifiziert und in der Behandlung eines autistischen Kindes mit aggressiven Spielen gearbeitet hat.

Nun zurück zur rezeptiveren oder mütterlichen Funktion: Wilfred Bion ([1962b] 1990) beschreibt sie als das »Containment«, mit dem die Mutter die Nöte des Babys, die es in sie hineinprojiziert hat, in ihrem Innern aufbewahrt und dann transformiert, weil sie über Gefühle nachdenken und sie verarbeiten kann. Entwicklungspsychologen wie Daniel Stern ([1985] 1992) sowie Trevarthen und Aitken (2001) erinnern jedoch daran, dass all dies nicht nur für die Augenblicke der Not gilt. Unverzichtbar für Babys ist, dass sie beeindrucken, erfreuen, die Augen der Eltern aufleuchten lassen, sie überraschen und in Erstaunen versetzen, sie zum Lachen bringen; und Joseph liebte es, wenn ich über ihn (oder mit ihm) lachte. Aber ebenso unverzichtbar für sie sind Ort, Raum und Zeit, wo sie so etwas tun können. Vielleicht müssen wir alle lernen, Abstand zu halten, zu wissen, wo wir hingehören, zu warten, bis wir an der Reihe sind, und den rechten Augenblick abzupassen – und, was am wichtigsten ist, Raum und Zeitablauf des Kindes zu respektieren. Wichtig für Joseph war, dass ich starke Gefühle empfinden, zugleich aber das Erleben davor bewahren konnte, ignoriert zu werden beziehungsweise unerwünscht, hilflos und zumal machtlos zu bleiben, dass ich dem Jungen Raum und Zeit verschaffte, so dass er das Gefühl haben konnte, er sei mächtig genug, mich warten zu lassen. Diese Technik läuft natürlich Gefahr, als masochistisches Einverständnis mit Allmachtsansprüchen erlebt zu werden: Es bedurfte meinerseits wachsamer Dauerbeobachtung, damit ich fester auftreten konnte, sobald er seinerseits den Eindruck erweckte, er lasse sich stärker gehen.

An anderer Stelle schildere ich (Alvarez, 2010b) eine Jugendliche mitten in einer depressiven Phase, die etwas von jenem Suchtförmigen hatte, das Freud und Abraham an der – bei beiden deutlich vom echten Trauern geschiedenen – Melancholie ausgemacht haben. Ich entdeckte, dass es schwierig, aber notwendig war, zwischen meinem Mitgefühl mit dem realen Kummer der Patientin und meiner zunehmenden, ihrem Hang zum Selbstmitleid geltenden Ungeduld eine Balance herzustellen. Wenn sie aufgebracht war, galt es, weder übererregt noch überbesorgt zu reagieren, ihr aber auch zu verdeutlichen, dass der Starrsinn, mit dem sie sich an ihre Symptome klammerte, nur gelangweilten Überdruss in mir auslöste.

Und hier noch ein Wort zur Kraft meiner Stimme, mit der ich Joseph überredete, nicht mit seinen imaginären (oder wahnhaften) Freunden, sondern mit mir zu sprechen. Solche Augenblicke hatten etwas vom »Reklamieren«, vielleicht weil Joseph nicht recht daran glaubte, dass es seine Objekte überhaupt kümmerte, wenn er verschwand (Alvarez, [1992] 2001). Selbst die liebe- und hingebungsvollsten Eltern, Lehrer und Therapeuten können unter solchen Umständen allen Mut verlieren und aufgeben. Joseph schien meine Ausdauer durchaus zu würdigen, aber nur dann, wenn ich meine Verzweiflung spöttisch und meine Not spielerisch darbieten konnte. Sobald ich nur andeutungsweise unverarbeitete Frustration zeigte oder ihn in bestimmte Richtungen zog, trat er den Rückzug an. (Ähnlich kontrollfrei verhielten sich ihm gegenüber, und zwar unabhängig von mir, auch seine Lehrer.) Überdies konnte, dank ihrer szenischen Komponente, meine Stimme zu dem im Entwicklungsrückstand befindlichen Protosprecher in ihm vordringen. (Diese intensiveren Techniken verdankten sich dem entwicklungspsychologischen Denken und dem Wissen um den machtvollen Sog, den die repetitive Beschäftigung ausübte. Die Technik war also keineswegs im strikten, klassischen Sinn psychoanalytisch.) Solchen Kindern müssen wir helfen, uns zu beachten, und ihre Aufmerksamkeit wach halten; entscheidend dabei ist ein emotional gesteigertes Interesse. (Siehe bei Beebe und Lachmann (1994; [2002] 2004, S. 163) das dritte der

»Organisationsprinzipien, die das Herausstellen von Ereignissen bestimmen«: die »Momente der Affektsteigerung«.)

Zum Abschluss muss unbedingt erwähnt werden, dass Joseph hingebungsvolle Eltern, Lehrer sowie Sprach- und Musiktherapeuten hatte, mit denen ich mich häufig in Verbindung setzte, so dass das Ganze eine gemeinsame, kooperative Arbeit war. Ich habe mich hier auf ein paar Techniken und Konzepte beschränkt, die offenkundigen Nutzen für meinen speziellen therapeutischen Bereich hatten.

Kapitel 13

Weitere Überlegungen

Gegenübertragung, paranoide und schizoide Position und Nachdenken über Parallelen zu den Neurowissenschaften

Einführung: Grad der psychischen Störung und Erkrankung bei Kindern und Jugendlichen

Das letzte Kapitel ist ein Versuch, die in diesem Buch skizzierten Ideen mit einigen meiner neueren Gedanken zusammenzuführen. Zur Literatur über eine Kinder- und Jugendlichen-Psychotherapie, wie sie die im neuen Jahrtausend aufgetretenen Fälle erfordern, konnte ich hoffentlich einen Beitrag leisten. Viele der heutigen Patienten stellen eine extreme Gefahr für andere und für sich selbst dar. Ohne Behandlung oder bei vorzeitig beendeter Behandlung besteht große Gefahr, dass sie psychisch aufs Schwerste erkranken. So musste eine Jugendliche, die gerade dabei war, sich aus einem Zusammenbruch und einer viel zu intensiven Beziehung zur psychotischen Mutter herauszuarbeiten, ihre Therapie beenden, als das Sozialamt die weitere Unterstützung verweigerte. Sie war fünfzehn und nach einjähriger Behandlung emotional ein wenig reifer geworden – vielleicht bis zum Entwicklungsstand einer Drei- oder Vierjährigen. Ihre Verzweiflung war heftig, und der Abbruch der Therapie könnte für sie tödlich gewesen sein. Die Kinder, die wir heute behandeln, sind nicht nur gestörter und geschädigter als diejenigen, die vor einem halben Jahrhundert überwiesen wurden; sie sind auch oftmals, aufgrund von Missbrauch und Vernachlässigung, emotional und kognitiv stärker zurückgeblieben. Im vorliegenden Buch habe ich versucht, ein paar klinische Überlegungen zu systematisieren – allerdings erst nach einem aufmerksamen Blick auf Generationen von Therapeuten und deren Bemühungen, diese Kinder zu erreichen und ihnen zu helfen, gelegentlich leider mit Methoden, die dafür zu traditionell sind. Zwar konnte vielen dieser Patienten mit dem im Zusammenhang mit der Erklärungsebene beschriebenen eher traditionellen Ansatz geholfen werden, manchen jedoch nicht. Daher finde ich es an der Zeit, genauer nachzufragen, wie es uns – Patienten wie Therapeuten – gelingen kann, neue Gedanken zu denken. In der Psychoanalyse, so scheint mir, bleibt noch viel über das Wesen von Introjektion, Internalisierung und Identifizierung zu lernen.

Ein erneuter Blick auf die paranoid-schizoide Position

Zunächst ein Wort zur paranoid-schizoiden Position: Melanie Klein erweitert ja ihren Begriff der paranoiden Position ([1946] 2000, S. 9 Fußn.) um die Gedanken von Fairbairn ([1940] 2000) und Winnicott ([1945] 1976), die schizoide Position betreffend. Ihr zufolge ist der schizoide Rückzug aus dem Gefühlsleben, gepaart mit Fragmentierung und Nichtintegration, ein spezifisches Merkmal dieser Störungen bei Erwachsenen, aber auch, leicht verändert, bei sehr kleinen Babys (Klein, [1946] 2000; Likierman, 2001). Der Leser wird feststellen, dass ich in Abbildung A2, in der das Gefühl des Bösen stärker ist als das Gefühl des Guten, den unteren (größeren) Teil als »paranoide Position« und nicht als »paranoid-schizoide Position« bezeichne. In Abbildung A3, in der das Gefühl des Guten ebenso schwach ist wie das Gefühl des Bösen, bezeichne ich den unteren Teil als »schizoide Position«. Das ist grob vereinfacht, weil sowohl autistische wie vernachlässigte Kinder sich von schizoiden oder dissoziierten Kindern unterscheiden. Dennoch glaube ich, dass manche Varianten solcher Krankheiten in Sachen Defizit etwas gemeinsam haben. Diese – in Kapitel 1 und Teil III geschilderten – pathologischen Zustände der Affektlosigkeit sind etwas ganz anderes als jene, die ein Maximum an Verfolgungsangst aufweisen. Daher habe ich die von Verfolgungsangst geprägten oder paranoiden Zustände geschieden von denjenigen, die sich entweder direkt durch ein Defizit auszeichnen oder durch eine Dissoziation, die so chronisch geworden ist, dass sie einem Defizit gleichkommt. Natürlich kann sich Schizoides und Paranoides in ein und demselben Patienten miteinander verbinden, aber selbst die Diagnose-Lehrbücher machen einen Unterschied zwischen einerseits den paranoiden Arten der Schizophrenie, die mit Desorganisation von Sprechen,

Verhalten und Affekt einhergehen, und andererseits denen, die stärker organisiert sind (APA, 1994, S. 149).

Kinderpsychotherapeuten stehen freilich vor mehr Problemen als Verfolgungsangst, Fragmentierung und Unterintegration. Hauptthemen sind ferner klinische Depression und mitunter chronische Verzweiflung. Im Jahr 2005 wies der britische National Health Service die praktischen Ärzte an, Kindern unter achtzehn Jahren keine Antidepressiva mehr zu verschreiben. Allem Anschein nach gab es unter den 40.000 Kindern mit Depression, Angstzuständen und anderen Problemen, die solche Tabletten einnahmen, ein erhöhtes Suizidrisiko. Empfohlen wurde eine dreimonatige Beratung für Kinder mit gemäßigter Depression – aber natürlich gab es nicht genug Berater (*Guardian*, 28. September 2005, S. 3). Angesichts der von Trowell et al. vorgelegten Forschungsarbeiten (2003) über Depression bei jüngeren Adoleszenten sollten wir ernst nehmen, was es bedeutet, nicht nur innere, sondern womöglich auch äußere, reale Objekte zu haben, die so labil und depressiv sind, dass sie nicht kritisiert werden können. Manche Patienten hatten offenbar keinen anderen Adressaten für ihren Tadel als sich selbst. Zu der Zeit, als ich dieses Kapitel schrieb, untersuchte eine Studie an mehreren Orten (nämlich an achtzehn psychiatrischen Kliniken für Kinder und Jugendliche), welche Wirkung drei verschiedene Behandlungsformen – psychoanalytische Psychotherapie, kognitive Verhaltenstherapie und spezielle klinische Versorgung – bei 540 depressiven Jugendlichen erzielen. Besonders erforscht wurde der Sleeper-Effekt unter dem Gesichtspunkt, ob er einem Rückfall nach einem Jahr vorbeugen kann (Nick Midgley, persönliche Mitteilung, 2011).

Im Jahr 2010 wurde gemeldet, dass praktische Ärzte mehr Therapie für psychisch erkrankte Kinder fordern: 78 Prozent der befragten Mediziner erklärten, in der vorgeschriebenen zweimonatigen Wartezeit könnten sie nur selten Hilfe beschaffen. Ein sechzehnjähriges Vergewaltigungsopfer, dem man Hilfe verweigert hatte, begann sich selbst zu verletzen; und einem anderen Mädchen, das gesehen hatte, wie ein Geschwisterkind im brennenden Auto ums Leben kam, bot man mit sechs Monaten Wartezeit einen Termin beim Psychiatrischen Dienst an (*Observer*, 21. März 2010, S. 21). Für jeden, der mit Kindern arbeitet, wird es überdies keine Überraschung sein, dass in Großbritannien bis zu 80 Prozent der Straftaten von Menschen verübt werden, die als Kinder und Teenager Verhaltensprobleme hatten. Ein vom Sainsbury Centre for Mental Health publizierter Bericht vertritt die These, dass frühe Interventionsprogramme die Kriminalität erheblich reduzieren könnten. Und nicht nur die Kriminalität, denn psychische Probleme in der Kindheit führen oft zu Schulversagen, Arbeitslosigkeit, niedrigem Einkommen, Teenager-Schwangerschaft und Eheproblemen (*Guardian*, 23. November 2009, S. 7). Eine der Forschungsgruppen macht geltend, zerstörerisches Verhalten vor dem Schulalter bedürfe eines sorgfältigen Studiums und zwischen normalen, reaktiven und absichtsvollen, berechnenden Aggressionsformen müssten feine Unterschiede gemacht werden. Sorgfältige psychoanalytische Kliniker tun dies ständig, und es ermutigt uns, dass solche Forscher immer wieder sagen, die derzeitigen psychiatrischen Klassifizierungen für Kinder seien zu grob und daher nach wie vor ungeeignet, wenn man die Bedürfnisse und das Leiden des Kindes sowie die Gefahren, die von ihm ausgehen können, ordentlich beurteilen soll (Wakschlag et al., 2010). Margaret DeJong zufolge (2010) erfasst die geltende Klassifizierung *DSM-IV* (APA, 1994) nur ungenau Umfang und Typus jener Psychopathologie, die man bei »Fürsorge«-Kindern beobachtet. Wie in Kapitel 5 erwähnt, hat der Experte für Kindesmissbrauch van der Kolk (2009) einen neuen diagnostischen Eintrag für *DSM-V* angeregt, den er »Entwicklungstraumastörung« nennt. Siehe auch den Hinweis von Susan Reid (1999a), Kinder mit »Autistischer posttraumatischer Entwicklungsstörung« könnten eine wichtige Untergruppe der jüngeren Autismuskranken sein.

Bei all diesen Krankheitsbildern ist frühes Eingreifen lebenswichtig, aber extrem selten, und die Finanzmittel für Sure Start Centres wurden 2011 drastisch gekürzt. In den meisten Fällen setzt die Hilfe erst in späterer Kindheit oder in der Adoleszenz ein, wenn sich depressive und zynische Gewohnheiten vielleicht schon im Psychischen festgesetzt haben und die Entwicklung schief läuft. Eltern oder Betreuungspersonen unterstützt man in Fragen der Kinderaufzucht, aber vielleicht brauchen Kinder oder Jugendliche für sich selbst eine Einzeltherapie. Zwar gibt es in Großbritannien etwas mehr als 800 Kinder- und Jugendlichen-Psychotherapeuten, aber unsere Patienten sind immer stärker gestört und/oder in der Entwicklung zurückgeblieben. Die traditionelle psychoanalytische Psychotherapie funktioniert allerdings meistens noch. Aus einer unlängst vorgelegten Metaanalyse über die Wirksamkeit langfristiger psychodynamischer Therapie geht hervor, dass sie bei komplizierteren Störungen erfolgreicher ist als andere, kürzere Behandlungsformen (Leichsenring und Rabung, 2008). Ein anderer Autor hat darauf hingewiesen, dass nicht-psychodynamische Therapien zum Teil deswegen Erfolg haben, weil die besser geschulten Ärzte mit Techniken arbeiten, die seit langem im Zentrum psychodynamischer Theorie und Praxis stehen (Shedler, 2010). Ich persönlich denke, dass wir, wenn wir lange genug warten – und wenn die Ärzte mit ihren abweichenden Behandlungsformen integer, redlich und bescheiden genug sind –, allmählich mehr Überschneidungen wahrnehmen werden, weil die Ärzte bei den Patienten, denen sie sich widmen, richtig in die Lehre gehen. Interessant ist zum Beispiel, dass manche kognitiven Verhaltenstherapeuten ihr Augenmerk heute, so wie Freud schon 1905, der Beziehung zwischen Patient und Therapeut zuwenden. Aus den Forschungsarbeiten von Chiu et al. (2009) geht hervor, dass je nach Qualität des Kind-Therapeuten-Bündnisses in der Frühzeit der Behandlung die Symptome später, in der Mitte der Therapie oder nach ihrer Beendigung, entweder stärker oder weniger stark zurückgehen.

Ebenso wahr ist aber, dass die Psychoanalytiker lernen mussten zu erkennen, wann Symptome eine tiefe symbolische Bedeutsamkeit besitzen und wann nicht – wie etwa bei manchen psychotischen Beschäftigungen sowie suchtförmigen und repetitiv autistischen Verhaltensweisen (Alvarez, [1992] 2001; Joseph, [1982] 1994; Segal, [1957] 1992; Tustin, 1980). Sie sind zur Gewohnheit geworden, und zwar zu einer »schlechten Gewohnheit«, in der die Patienten, so Susan Reid, »steckenbleiben«. Wie im dritten Teil (Kapitel 11 und 12) schon gesagt, bedarf es dazu anderer analytischer Techniken. Die kognitive Verhaltenstherapie hat zahlreichen Patienten mit Zwangsstörung, Depression und Angstzuständen nachweislich geholfen – und zwar wohl immer dort, wo das Symptom seinen motivationalen Nutzen überdauert hat. Wo das nicht der Fall ist, braucht der Patient nach meiner Ansicht unbedingt eine psychoanalytische Psychotherapie. Wahr ist auch, dass Musik- oder andere Kunsttherapeuten einschließlich der Bewegungstherapeuten diesen geschädigten Menschen viel zu bieten haben, und sie arbeiten häufig auf der von mir für die psychoanalytische Behandlung dargestellten Beschreibungs- und Erweiterungsebene (Bloom, 2006; Robarts, 2009).

Die Gefahr einer »manualisierten« Psychotherapie

Trotz einiger Allgemeinurteile, die in diesem Buch über Varianten von Erkrankungen gefällt werden, ist es kein Lehrbuch. Ich habe darauf hingewiesen, dass man das Kontinuum aller unserer Möglichkeiten, dem Spiel oder den Worten unserer Patienten Bedeutung zu verleihen, in drei deutlich voneinander geschiedene Ebenen unterteilen kann, und das könnte so aussehen, als wollte ich empfehlen, die gewaltige Komplexität der therapeutischen Arbeit auf eine Art Lehrbuch oder Rezeptbuch zu reduzieren. Aber das verbietet sich von selbst: Unsere Arbeit als Kliniker lässt sich niemals in dieser Weise komprimieren. Die klinische Praxis der Psychotherapie ist eine Kunst und ein Handwerk (auch wenn ihre Resultate wissenschaftlich messbar sind). Jeder Patient ist anders als alle übrigen und anders als er selbst vor wenigen Minuten (oder gar wenigen Sekunden). Mehr noch, auch die Interaktion zwischen Patient und Therapeut ist in jedem Augenblick anders. Nichtsdestotrotz gibt es Muster und die Wiederholung von Mustern; psychische Zustände, wie immer flüchtig sie anfangs sein mögen, verbinden, ja verfestigen sich nach und nach zu dauerhaften Persönlichkeitsmerkmalen. Zu diesen gehören vielleicht auch regelmäßig wiederkehrende Liebes- und Hassgefühle, Probleme mit Containment und Erregungsregulierung, Abwehrmechanismen, suchtförmige und habituelle Verhaltensweisen oder Tendenzen zu perverser Erregung; außerdem Zustände wie Verzweiflung oder Dissoziation. Möglich ist auch die Abstumpfung von Geist und Gefühl und die mit emotionalem und kognitivem Rückstand verbundene Hemmung des Hirnwachstums, die aus emotionaler Vernachlässigung resultieren kann (Music, 2009; Perry, 2002). Strathearn et al. haben ferner entdeckt (2001), dass Vernachlässigung den bedeutsamsten Vorboten kognitiver Beeinträchtigung darstellt, und ihre Daten belegen, dass bei vernachlässigten Kindern die kognitive Funktionsfähigkeit in den ersten drei Lebensjahren signifikant abnimmt.

Kinder und Jugendliche mit dieser Vorgeschichte sind nicht deshalb unaufmerksam, weil sie sich gegen das Denken wehren oder weil sie den Lehrern misstrauen oder sie hassen, sondern ganz einfach weil sie sich von der Begegnung mit einer anderen Person nichts Interessantes erwarten. Etwas Ähnliches findet sich vielleicht bei einem bestimmten Autismus, der das Kind schon in frühester Zeit dazu gebracht hat, sich von der Welt der anderen Menschen ab- und der eigenen repetitiven Beschäftigung mit leblosen Objekten zuzuwenden.

Gegenübertragung

Mir ist bewusst, dass mein Versuch, einige dieser Krankheitsbilder auf unterschiedlichen Pathologieebenen anzuordnen, allzu simpel anmuten könnte. Aber ich glaube, mit der Vorstellung von einem Kontinuum aller Funktionsebenen in Ich, Selbst und inneren Objekten verschaffen wir uns ein wenig Struktur, wenn wir darüber nachdenken, wie wir diese Kinder am besten erreichen. Und dabei geht es nicht nur darum, die richtigen Worte zu finden. In aller Regel müssen sich in der Gegenübertragung zuerst die Gefühle einstellen (gelegentlich kann es allerdings, wie ich noch in einer nachträglichen Überlegung zur Arbeit mit Robbie darstelle, anders herum sein). Emotionale Begegnungen in Übertragung und Gegenübertragung sind, vor allem bei schwerer erkrankten Patienten, sehr intensiv und oftmals übermächtig – umgekehrt aber auch, und das beunruhigt noch mehr, viel zu ohnmächtig: Nichts scheint von Belang, und unser Zusammentreffen mit einem bestimmten Patienten entbehrt für beide Seiten jeder Bedeutung. Diese Geistes- und Gefühlszustände – oder das Fehlen von Geist und Gefühl – nehmen psychoanalytisch arbeitende Therapeuten sehr ernst. Von Bion haben wir gelernt: Bist du gelangweilt, studiere die Langeweile. (Siehe auch Avner Bergstein [2009] zum Zusammenhang zwischen Langeweile und eingekapselten Anteilen der Psyche.) Übertragung und Gegenübertragung stören die Arbeit nie, sie sind deren unverzichtbare Instrumente. Aber auch wenn Containment und Verarbeitung unserer Gegenübertragungsgefühle, selbst ohne die »richtigen« Worte, in vielen Fällen dafür sorgen, dass der Patient sich verstanden fühlen und dem Augenblick der Begegnung etwas abgewinnen kann, so gilt das doch nicht immer. Manchmal sind die Bestandteile der von Bion so genannten »Transformation« – jenes auf das Containment folgenden Stadiums, in dem das Gefühl des Analytikers dem Patienten in veränderter Form zurückgegeben wird – wichtiger als zu anderen Zeiten, und zwar deshalb, weil sich emotionales Erleben auf vielerlei Weise transformieren lässt. In den schwersten pathologischen Fällen – Zuständen wie extreme chronische Dissoziation, Leere oder perverse Bindung an unmenschliche, nicht-menschliche oder sadomasochistische Objekte – müssen wir vielleicht via *Intensivierung* die Intensität unserer Gefühle (oder auch den intensiven Schrecken über das Ausbleiben von Gefühl in uns) mobilisieren.

Weitere Beispiele für die Intensivierung der Arbeit

In Kapitel 1, 11 und 12 habe ich anhand mehrerer Beispiele geschildert, wie Kinder in solchen Augenblicken zum Leben erwachen, aber hier folgen drei weitere, die dieses Phänomen anschaulich machen können – sein Verständnis vermutlich komplizieren. In Kapitel 1 berichte ich, dass Robbie in einer bestimmten Phase seiner Teenagerjahre häufig in sehr erregtem, fast psychotischem Zustand bei mir eintraf. In den Zwanzigern war er dann sehr viel selbstständiger, weniger beschäftigt mit seinem ritualistischen Sprechen und alles in allem weniger verrückt. Seine Gespräche hatten nun Sinn, aber sie waren schrecklich angepasst und langweilig. Zum Beispiel begann er die Analysestunde mit der Äußerung, er habe am Vortag seinem Vater im Garten geholfen, das Laub zusammenzufegen. (In der Übertragung teilte er mir damit genau das mit, was ich nach seiner Ansicht hören wollte, und obgleich ich das schon oft gedeutet hatte, war es fast ohne Erfolg geblieben. Er nahm es als Bestätigung dafür, dass er eben dies tun sollte.) Allerdings hatte ich in letzter Zeit festgestellt, dass ich ihn zu Beginn der Sitzung ganz anders begrüßte als Samuel (einen Patienten mit weit schwererem Autismus, den ich gleichfalls in der Klinik behandelte). Samuel war ein sehr verbittertes, frustriertes Kind, besaß aber eine machtvolle, äußerst komprimierte Vitalität. Mir fiel auf, dass in meinen Augen, wenn ich ihn grüßte, wahrscheinlich etwas wie energiegeladene Vorfreude aufleuchtete; grüßte ich dagegen Robbie, spürte ich zwar Erleichterung wegen der Anzeichen geistiger Gesundheit, aber meine Augen blieben sicherlich stumpf. Ich war besorgt darüber und fragte mich, was ich an meiner Gegenübertragung ändern könnte.

Eines Tages kam Robbie herein, warf einen Blick auf den Messingtürknauf, an dem wir auf dem Weg zum Sprechzimmer vorbeikamen, und sagte mit Sehnsucht in der Stimme: »Ich wäre gern der Türknauf.« Mir sank der Mut, denn diese Bemerkung glich so sehr einem seiner autistischen Wiederholungssätze von vor zehn Jahren, als er immer sagte, er »wäre gern die Wetterfahne«. Damals verstand ich, anders als heute, nicht wirklich, dass er *jemand* oder *etwas* sein wollte, nach dem die Menschen aufmerksam schauen und sich richten und zu dem sie bewundernd hochblicken. In dem Film *On the Waterfront (Die Faust im Nacken)* sagt der von Marlon Brando gespielte Protagonist zu seinem Bruder: »I coulda' been a contender« (deutsch synchronisiert: »Ich hätte was werden können, zumindest ein klasse Boxer«). Robbie wollte ein Kämpfer sein, aber in der Frühzeit meiner Kinderanalyse hatte ich das nicht einfach als eine – allzu partialobjekthafte – Identifizierung mit einem Penis oder einer Brust verstanden, sondern als etwas, das aufzugeben ein ödipales Kind lernen muss. Damals begriff ich nicht, dass Robbie im Innern seines präödipalen Selbst wie jedes andere Baby auch ein *berechtigtes Bedürfnis* verspürte, bewundert zu werden.

Jedenfalls wurde mir, als ich ihm mit sinkendem Mut durch den Flur folgte, zunehmend bewusst, dass er ziemlich emotional gesprochen hatte. Es klang gar nicht autistisch. Als wir im Sprechzimmer ankamen, fragte ich ihn deshalb, warum er der Türknauf sein wollte. Bedächtig antwortete er: »Weil er … so glänzt.« (Er bestand ja aus Messing.) Da fiel mir ein, dass Allan Schore (1994) Forschungsarbeiten erwähnt, denen zufolge sich bei vielen Menschen die Pupillen vergrößern, wenn sie liebevoll ein Baby oder eine geliebte Person anschauen, wobei mehr Licht ins Auge gelangt und auf die Netzhaut trifft. Wenn also Säuglingsbeobachter – oder Kliniker – feststellen, dass die Augen einer Person aufleuchten, beschreiben sie eine physiologische Tatsache. Ich musste unwillkürlich daran denken, dass jedes Baby ein Bedürfnis und ein Recht hat, die Augen seiner Mutter oder seines Vaters zum Aufleuchten zu bringen. Deshalb antwortete ich Robbie (der mittlerweile nur noch einmal im Monat nach London kam): »Ich weiß, Robbie, was ich an der Tür hätte sagen müssen. Ich hätte sagen müssen: ›Wie schön, dich zu sehen. Einen ganzen Monat habe ich dich nicht gesehen!‹« Während ich so sprach, änderten sich meine Gefühle ihm gegenüber: Ich war gerührt. Und gleichzeitig wurde auch er lebendiger, in seine Augen kam ein Leuchten, und seine Wangen nahmen Farbe an. Danach lernte ich, mit großer Wachsamkeit auf meine Gegenübertragung zu achten und darauf, wie ich den Blickkontakt zu ihm herstellte; und ich glaube, es half ihm, sich auf andere Weise lebendig zu fühlen als mit Hilfe der alten autistisch perversen Erregungen.

Wohlgemerkt: während wir normalerweise davon ausgehen, dass die Gegenübertragung sich als erstes einstellt und uns die Worte diktiert, die wir benutzen – das heißt, dass wir vom Containment zur Transformation übergehen –, war es diesmal genau umgekehrt. Mein Denken und meine Worte halfen mir, meine Gefühle zu ändern. Bei extrem verstörenden psychopathischen Patienten habe ich häufig bemerkt, dass ich in höherer Stimmlage spreche, wenn es mir schwerfällt, eine besonders schreckenerregende Grausamkeit oder Brutalität im Spiel des Kindes oder seinem Umgang mit mir ins Auge zu fassen.

Sobald ich mich dann bemühe, meine Stimme zu senken und sie näher an den düsteren Ort heranzuführen, an dem der Patient sich aufhält, gelingt es mir auch, ihm mit meiner Stimmung auf seinen Gefühlsfriedhof zu folgen. Dann fühlt er sich etwas besser verstanden und wirkt etwas weniger herablassend.

Ein zweites Beispiel: Der achtjährige Jesse, der in den letzten Monaten mehr Beziehung zu Menschen aufgenommen hatte, kam in seine erste Sitzung nach der Weihnachtspause. Er stürzte in das Spielzimmer, warf einen Blick auf seine Spielsachen und sagte: »Es sind … es sind … zu viele Spielsachen, ich will andere. Ich will in den Schrank rein!« Als er ein Jahr zuvor das erste Mal kam, hatte er die Fantasie, ich hätte ihm zu wenige Sachen hingelegt – im Schrank seien viel bessere. Damals richtete sich meine Deutung auf Geschwisterrivalität und Idealisierung des Verborgenen, aber etwas an seinem Zögern ließ mich jetzt anders denken. Dann sagte er: »Ich weiß, was ich brauche. Eine Axt. Kannst du mir eine Axt holen? Hast du irgendwo in diesem Haus eine Axt, die ich benutzen kann?« Es klang ganz nach Ungeduld, nach ungeduldiger Erwartung, aber auch Verwirrung. Er wusste wohl, dass er *etwas* haben wollte, aber er wusste nicht was. Diesmal sagte ich: »Ich glaube, du willst, dass ich dir ein richtiges Instrument gebe, aber eins, mit dem du dich heute hier bei mir amüsieren kannst.« Sofort stellte er sein Fordern ein und begann zu spielen, wobei er während der meisten Sitzungszeit guten Kontakt zu mir herstellte.

Ich muss gespürt haben, dass er froh war, wieder da zu sein, und sogar froh, mich zu sehen, aber nicht wusste, was er mit diesem Gefühl anfangen sollte. Ich glaube nicht, dass ich ausgewichen bin oder Jesse von seinen Wünschen oder seiner Aggressivität abgelenkt habe. Zwar mag die Fantasie vom Inhalt des Schrankes eine unbewusste Bedeutung im Zusammenhang mit dem Körperinneren seines mütterlichen Objekts gehabt haben, aber die größere Aufmerksamkeit forderte doch sein Verhältnis zu den geistig-emotionalen Qualitäten des Objekts. Wenn ein Kind, das schon Verbundenheit kennt und auf Symbolebene arbeitet, mehr verlangt, als ihm zusteht, haben wir es mit einem anderen Problem zu tun und können unsere Deutung auf unbewusste Rivalität und zudringliche Triebwünsche richten. Doch dies hier hatte mehr von einer symbolischen Gleichsetzung (Segal, [1957] 1992) oder einem autistischen Objekt (Tustin, 1980); hier galt es, Jesse daran zu erinnern, dass es eine interpersonale Welt der Menschen gibt und *was man mit ihnen machen kann.*

Dort, wo keine Innenwelt mit geistig aktiven menschlichen Objekten lockt – wo also das innere Objekt ein Defizit aufweist –, müssen wir vielleicht etwas über das Potenzial, die Möglichkeit, die Optionen sagen, die den Betreffenden erwarten könnten. Luisa Carbone hat sich gefragt, warum ich Jesses Fantasie, in der er etwas so Mächtiges wie eine Axt braucht, um weiterzukommen, gar nicht erörtert habe (persönliche Mitteilung, 2011). Die Frage ist wichtig, aber ich glaube, mir ist es (vielleicht nur mit viel Glück) gelungen mitzuteilen, dass das Instrument durchaus zur Hand war, aber dass es keine Axt sein musste. Vielleicht hat etwas an seiner ungeduldigen Verzweiflung mir signalisiert, dass ich ihm sofort ein Instrument für die Interaktion zwischen Personen anbieten müsste, wenn ich ihn nicht verlieren wollte. In den meisten Situationen mit anderen Patienten fungiert als Rettungsleine für sie vielmehr die Bereitschaft des Therapeuten, die negative Übertragung (in diesem Fall: dass ich ein versagendes, unzugängliches Objekt war) hinzunehmen und anzuerkennen. (Siehe die Beispiele dafür in Kapitel 6 und 7.)

In Jesses Fall habe ich zwar betont, wie wichtig seine Übertragungsbeziehung zu mir ist, aber doch wohl eine Deutung gegeben, die der klassischen analytischen Richtung folgt: »Du meinst, du willst *jenes*, aber in Wahrheit willst du *dies*.« Allerdings bin ich darüber hinaus gegangen und habe eine »Konzeption« angeboten, die mit einer »Präkonzeption« in seinem Innern zusammentreffen konnte. In Kapitel 11 habe ich geschildert, dass es wenige Wochen später einer weiteren Intensivierung bedurfte. Als meine reflektierenden Deutungen ihn nicht erreichten und ich schließlich mit viel Emotion ausrief, ich wünschte mir, Indiana Jones würde kommen und *mich* retten, wurde Jesse lebhafter und hielt danach den Kontakt zu mir.

Mögliche Parallelen zu den Neurowissenschaften

In Kapitel 1 erwähnte ich die Debatten der letzten Jahrzehnte über die Tatsache, dass es zwei Ebenen der analytischen Arbeit gibt, nämlich neben der Einsicht auch primäre Ebenen des Verstehens (zum Beispiel Containment, Einstimmung und Empathie). Nach Ansicht mancher Autoren haben diese zwei Arbeitsmethoden mit unterschiedlichen Arealen im Gehirn zu tun (Schore, [2003] 2007; Siegel, [1999] 2010). Dabei stützen sie sich auf die Neurowissenschaften, die ihr Augenmerk mittlerweile auf die je besonderen Funktionen der linken respektive rechten Hemisphäre richten: Die linke ist zuständig für lineare Abfolge und normale grammatisch aufgebaute Sprache, die rechte dagegen für emotionale und soziale Verarbeitung und gefühlsbetonte, expressive Sprache, zum Beispiel für Metapher und Exklamation. Die rechte Gehirnhälfte hat einen starken Wachstumsschub in den ersten 18 Lebensmonaten, danach folgt die linke mit ihrem Wachstum. Heute hat sich, was die rechte Hemisphäre angeht, der Akzent von der emotionalen *und* sozialen Entwicklung auf die sozio-emotionale Verarbeitung verschoben, weil man zunehmend erkennt, dass Gefühlsleben und -entwicklung aus Interaktionen mit anderen Menschen entstehen und dass emotionaler Missbrauch und emotionale Vernachlässigung verheerende Auswirkungen auf das Gehirn von Säuglingen haben (Murray und Cooper, 1997; Perry, 2002; Perry et al., 1995). Aber noch immer gilt das Gehirn des Kindes (ja selbst des Erwachsenen) als formbar, und Erfahrungen mit der Umwelt (auch die in der Psychotherapie), die das Denken und Fühlen verändern, könnten auch das Gehirn verändern (siehe Sonuga-Barke, 2010). Diese Autoren gehen davon aus, dass es vom Grad der Pathologie und von der emotionalen Entwicklungsstufe abhängt, wie die geeignete Behandlung beschaffen sein muss.

Schore formuliert ein Therapiemodell ([2003] 2007), das der Entwicklungsstufe des Patienten entspricht. Bei Schädigungen und Defiziten der rechten Hemisphäre bedarf es ihm zufolge einer belebenden Abstimmung zwischen der rechten Gehirnhälfte des Therapeuten und der des Patienten, die er unter Rückgriff auf Ross Buck (1994, S. 266) als »Gespräch zwischen limbischen Systemen« bezeichnet ([2003] 2007, S. 294; vgl.199). Aber er fügt – im Einklang mit eher klassischen psychoanalytischen Zielen – hinzu (ebd., S. 319), nötig sei auch »die Ausrichtung der therapeutischen Technik zur Anhebung der Gefühle von einer primitiven, präsymbolischen, sensomotorischen Erfahrungsebene auf eine reife, symbolische, repräsentionale Ebene und zur Entwicklung einer selbstreflexiven Position, die die Wichtigkeit und die Bedeutung dieser Affekte beurteilen kann«.

Daniel Siegel beschreibt ([1999] 2010), bei welchem Patiententypus die rechtshemisphärische Informationsverarbeitung von der linkshemisphärischen abgekoppelt sein kann, um die Funktionsfähigkeit zu erhalten. Worte und Gefühle werden nicht miteinander verbunden. »Strategien, die zu einer Bewegung in Richtung Wachstum und Entwicklung führen, erfordern in solchen Fällen anfänglich die Kommunikation mit anderen Menschen von rechter zu rechter Hemisphäre. Später können durch einen Prozeß, der die Integration der rechten und der linken Hemisphäre fördert, weitere innere Veränderungen erreicht werden.« (S. 264) Er geht also wie Allan Schore bei der Behandlung stärker geschädigter Patienten von zwei Arbeitsstufen aus. Divino und Moore (2010) sind der Ansicht, die psychoanalytische Technik sei hinter den neuen Befunden zur Neurobiologie zwischenmenschlichen Erlebens zurückgeblieben: Sie beschreiben, wie man die Letzteren in die Ausbildung integrieren könnte, und erörtern die Auswirkungen des Traumas, wobei sie sorgfältig darauf achten, nicht wiederum ihre Schüler zu traumatisieren.

Es bedarf weiterer Forschungsarbeit, um feststellen, welchen Wahrheitsgehalt diese Überlegungen zum Zusammenhang zwischen Gehirnentwicklung und therapeutischer Technik wirklich haben. In diesem Buch habe ich das Ganze freilich noch kompliziert, weil ich eine dritte Arbeitsebene hinzufüge. Bei ihr geht es weder um das linkshemisphärische sequenzielle Nachdenken über alternative Bedeutungen noch um die rechtshemisphärische Beschreibungs- und Erweiterungsebene, die mit dem emotionalen Was (der qualitativen Beschaffenheit) des Erlebens zu tun hat; es geht vielmehr darum, dass der Therapeut in Situationen, in denen es keinerlei Affekt gibt und nichts von Belang ist, auf Bedeutung an sich dringt. Um solche Momente zu verstehen, habe ich mich gefragt, was die Wissenschaft vom Gehirn zu bieten haben könnte.

Unter Rückgriff auf Schore weist Sue Gerhardt darauf hin, dass ein Lächeln der Mutter das Nervensystem des Babys angenehm stimuliert und seinen Pulsschlag beschleunigt. Beides führe zu einer biochemischen Reaktion und setze »endogene« oder körpereigene Opiate frei, die als natürliche Opiate Wohlgefühle auslösen. Allerdings wird gleichzeitig, wie sie hinzufügt, ein weiterer Neurotransmitter, das Dopamin, vom Hirnstamm freigesetzt »und macht sich ebenfalls auf den Weg zum präfrontalen Cortex. Auch das Dopamin fördert dort die Aufnahme von Glukose und begünstigt auf diese Weise das Wachstum von Hirngewebe im präfrontalen Bereich« (Gerhardt, [2004] 2006, S. 54).

Auch Lucy Biven zufolge gibt es zwei Hauptformen des Wohlgefühls, aber sie legt Wert auf den Unterschied zwischen ihnen. Die eine wird hervorgerufen von den Opiaten, die Lust- und Glücksgefühle verschaffen; die andere vom Dopaminsystem, das für Neugierde und erwartungsvolle Erregung sorgt – sie ist Energiequelle und Stimulans. Hochinteressant findet die Autorin Pankseps Gedanken zu dem von ihm so genannten »Suchsystem« im Gehirn (Biven, persönliche Mitteilung, 2010). Dieses System unterscheidet Panksepp von Bindung, Sexualität und Hunger, weist jedoch darauf hin, dass es Kombinationen mit den Letzteren eingehen kann und tatsächlich eingeht (Panksepp, 1998;

Panksepp und Biven, 2011). Was er beschreibt, hat einige Ähnlichkeit mit dem »K« bei Bion – also dem Wunsch, jemanden oder etwas kennenzulernen, nicht nur Kenntnis zu *haben* (Bion, [1962b] 1990).

Eine Rolle spielt hier die Fähigkeit zu staunen. Daniel Stern zufolge ([2010] 2011) zählt nicht nur der Inhalt des Geistes- und Gefühlslebens; ein genaueres Studium muss auch der Frage gelten, wie die Formen von Ausdruck und Erleben beschaffen sind. Die neurowissenschaftliche Grundlage dafür vermutet er im »Arousalsystem«, aus dem die hinter und unter aller geistig-emotionalen Aktivität verborgene »Kraft« stammt – eine Kraft, die »Motivationen (Sex, Hunger, Bindung und so weiter)« zur Tat drängt, Emotionen weckt, Aufmerksamkeit schärft, kognitive Prozesse in Gang setzt und Bewegung auslöst (ebd., S. 78). Mark Solms sieht hier (2000, S. 618f.) viel Ähnlichkeit mit der Kraft, die Freud Lebenstrieb oder Eros oder auch einfach Triebregung genannt hat.

Jaak Panksepp berichtet von einem erwachsenen Mann namens Leonard (1998, S. 144), dessen Dopaminschaltkreise in der Kindheit zerstört wurden. Erst nach der Einführung von L-Dopa durch Oliver Sacks konnte er wieder an den Freuden der Welt teilhaben. Nach Panksepps Worten wissen wir heute, dass aufsteigende Stränge des Dopaminschaltkreises das Zentrum jener einflussreichen, affektbesetzten neuronalen Systeme bilden, mit deren Hilfe Menschen und Tiere alles, was sie täglich tun, reibungslos und effizient bewältigen können. Ihm zufolge sind »starkes Interesse, Anteil nehmende Neugierde und gespannte Erwartung« genau die Gefühle, die vom Erregungsgrad dieses Systems im Menschen zeugen (S. 149).

Eine technische Parallele

Interessanterweise fährt Panksepp nun fort (1998, S. 149):

> Ohne die Synapsenenergie des Dopamins »gefrieren« diese Potenziale in einem endlosen Winter der Unzufriedenheit. Dopaminerge Synapsen erinnern weniger an Kuriere, die detaillierte Botschaften überbringen, sondern an Pförtner. Sobald sie nicht vor Ort aktiv sind, lassen sich viele Potenziale des Gehirns nicht ohne weiteres in Denken oder Handeln umsetzen. Ohne Dopamin geben nur die allerstärksten emotionalen Botschaften den Anstoß zu einem Verhalten.

Hier geht es um das sogenannte Suchsystem. Panksepp zufolge liegt es allen Systemen zugrunde, es sorgt dafür, dass wir nach Dingen greifen. Es erzeugt Gefühle wie freudige Erwartung, Erregung und im Extremfall Euphorie. Wenn das Leistungsvermögen des Dopaminsystems zu hoch ist, kippt der Betreffende bei seiner Selbststeigerung ins Extrem.

Biven hat darauf hingewiesen (persönliche Mitteilung, 2010), dass emotionale Vernachlässigung zur Verkümmerung dieser Suchstrukturen führen kann, die dann nicht genug dopaminerge Aktivität erzeugen. Es ist ein Unterschied zwischen dem Gefühl, dass ich etwas haben will, und dem Gefühl, das mir anzeigt, dass ich auch hinlangen und es nehmen oder dies wenigstens versuchen kann. Das Letztere hängt wohl zusammen mit jenem Empfinden, Urheber zu sein, das bei verzweifelnden Kindern so sehr fehlt (siehe Kapitel 2 und 5), und dies wiederum mit dem Wissen um »lebendige Begleitung« – um den »anderen«, der nicht nur zugänglich ist, sondern sich auch beeindrucken lässt.

Wie schon erwähnt, gibt es bestimmte Geisteszustände (und vielleicht Gehirnzustände), bei denen wir zu einem intensiveren, belebenden Dringen auf Bedeutung gezwungen sind, weil es einen – wie die Entwicklungspsychologen sagen – »Moment der Affektsteigerung« erzeugt (Beebe und Lachmann, 1994; [2002] 2004, S. 163). In solchen Momenten der Dringlichkeit, in denen wir unsere Patienten in die Welt der Bedeutung zurückrufen (im Wortsinn »reklamieren«), ändern sich Dynamik und Tonhöhe unserer Stimme. Forscher haben entdeckt, dass bei Tieren gleich bleibende musikalische Rhythmen die Dopaminsynthese steigern können (Panksepp, 1998, S. 131). Und Gampel zufolge (2005, S. 17) geht es bei dieser Arbeit des Reklamierens und Zurückrufens um Aktivität im Sinne nicht des Tuns, sondern des Seins. Wir ergänzen, so die Autorin, das abgetrennte und abgekapselte Leben des Kindes um einen emotionalen Soundtrack.

In ihrem vom Standpunkt der Independent Tradition geschriebenen Buch über Fragen der Technik führen Lanyado und Horne (2006) zahlreiche Beispiele an, in denen Spielverhalten, Humor, Spontaneität und Intuition entscheidend dazu beigetragen haben, dass Kontakt zu schwer gestörten, oftmals unzugänglichen Kindern und Jugendlichen hergestellt und aufrechterhalten werden konnte. Ich schließe mich ihnen in vielen Punkten an, weil es mir lieber wäre, wir arbeiteten mit dem Herzen, als dass wir uns einbilden, wenn wir uns nur zurückhielten und auf Neutralität und/oder Containment und Reflektieren beschränkten, wären wir schon »psychoanalytisch«. Nicht wenige

Autoren, auch Kleinianer, heben hervor, wie wichtig es sei, dass Reflektieren *aus dem Gegenübertragungsgefühl* hervorgeht (z. B. Feldman, 2004). Aber ich denke, bis ein Psychoanalytiker fertig ist, bis er gelernt hat, seine Gegenübertragung sowohl analytisch als auch praktisch einzusetzen, dauert es Jahrzehnte. Wenn ein depriviertes Kind ins Behandlungszimmer kommt, über ein aufgeschrammtes Knie klagt und wir sagen schleunigst, es fühle sich (im Doppelsinn) verletzt durch die am Folgetag einsetzende Behandlungspause, erlebt es uns – auch wenn es so ist – womöglich als mitleidlos oder gleichgültig gegenüber seiner wirklichen körperlichen Verletzung. Nicht immer gelingt ihm der symbolische Sprung in den nächsten Tag, aber das Mitgefühl hört es vielleicht, wenn wir sagen: »Oh, das sieht böse aus.« Dann ließe sich hinzusetzen: »Und zu allem Elend verabschiede ich mich morgen auch noch von dir. Wie gemein!«

Ich sähe es lieber, wenn wir an den natürlichen Instinkten unseres menschlichen Mitgefühls und an spontanen intuitiven Antworten à la Winnicott festhielten, statt mit Kindern, die – noch – völlig unfähig zu Symbolbildung sind, eine Pseudopsychoanalyse zu machen. Kurze Momente, in denen wir Bedeutung (Alpha-Funktion) hinzufügen, können dann die Bausteine für Symbolbildung bereitstellen, während zu viele, gegen die Erteilung von Ratschlägen und die szenische Darstellung mütterlicher oder väterlicher Gegenübertragungen gerichtete Verbote vielleicht nur jene ganz normale Menschlichkeit verhindern, die eine »Minimaldosis« Denken (Strachey, 1934) mit sich bringen und so am Ende das Symbolisieren verbessern könnte.

Ich plädiere also ganz und gar nicht für den Verzicht auf spontane, intuitive Reaktionen von Seiten des Therapeuten. Ich möchte nur darauf hinweisen, wie wichtig es ist nachzufragen, warum eine solche intuitive Reaktion vielleicht im einen Moment erfolgreich, im anderen aber unnötig – oder, schlimmer noch, zudringlich oder verfrüht – war. Wir müssen uns *vornehmen*, zu fühlen und zu denken: am besten gleichzeitig, aber häufig gibt es einen zeitlichen Abstand (Pick, 1985). Unersetzlich ist allerdings die genaue und aufrichtige Prüfung sowohl unserer Gegenübertragungsgefühle als auch der Übertragungsgefühle unseres kleinen Patienten. Finden wir ihn reizlos und Ekel erregend und graust es uns sogar vor der Begegnung mit ihm, dann müssen wir dem nachgehen und herausfinden, womit seine Mimik und sein Gang, Verhalten oder Benehmen diese Reaktion in uns hervorrufen. Erst dann können wir uns zu seinem Gefühl vorarbeiten, er sei unsympathisch und nicht liebenswert; danach zu allem, was er tut, um genau das zu evozieren; und schließlich zu jedem schwachen Schimmer, in dem das sympathische und liebenswerte Kind aufleuchtet, zu dem er vielleicht wird – und werden könnte.

Die Übertragung

Deutlich wird damit, wie wichtig es ist, nicht den Kontakt zur Übertragung zu verlieren. Nur in der Übertragungsbeziehung kann, meiner Ansicht nach, die persönliche Geschichte umgeschrieben werden. Das heißt weder, dass wir keine Unterstützung von Seiten der Betreuungs- und Erziehungspersonen brauchten, noch, dass sie ihrerseits nicht auf enge Verbindung zu und Unterstützung von uns und unseren Kollegen angewiesen wären. (Siehe Klauber [1999], Reid [1999b] und Rustin [1998] zur wichtigen Rolle der Arbeit mit den Eltern eines von uns behandelten Kindes. Rustin unterteilt diese Arbeit in vier Kategorien, von denen jede ein eigenes Ziel verfolgt.) Ich behaupte also keineswegs, dass das Kind ohne parallel laufende Unterstützung oder gar ohne Behandlung der Eltern oder Betreuungspersonen therapiert werden kann; ich will nur betonen, dass die Heilung der Innenwelt vor allem auf der Beziehung zwischen Patient und Therapeut beruht.

Diese Einstellung kann schwer durchzuhalten sein, wenn wir wissen, dass das Kind in der Außenwelt Schreckliches erlebt hat oder gar immer noch erlebt. Viele Therapeuten fühlen sich gezwungen, diese äußeren Faktoren häufig zu erwähnen. Ganz wichtig dabei finde ich die Wahl des Zeitpunkts, denn vielleicht muss das Kind in der Therapie für eine Weile etwas ganz anderes mit dem Therapeuten erleben, und dann kann es sein, dass die Erwähnung äußerer Schrecknisse (oder eines dem Kind gerade unterlaufenen äußeren Fehlverhaltens) neue, heilsame Introjektionen eines anders gearteten Elternobjekts oder eines anders gearteten Selbst erheblich beeinträchtigt. Vielleicht stürmt ein Kind nach einer unerwarteten Therapiepause von drei Wochen in die Sitzung und sagt mit Sehnsucht in der Stimme: »Ich will meine richtige Mutter sehen!« – die Mutter, der man es weggenommen hat, weil sie sich extrem missbräuchlich und vernachlässigend verhielt. Es gibt Möglichkeiten, der Bedeutung der richtigen Mutter Respekt zu zollen und gleichzeitig behutsam darauf hinzuweisen, dass das Kind am heutigen Tag *auch* mit mir (mit jemandem, den es drei Wochen nicht gesehen hat) zusammen sein möchte. Man kann also einen

Abstecher in die Übertragung machen, ohne sich als die einzig wichtige Person im Leben des Patienten hinzustellen. Das verlangt viel Takt, Feingefühl und Bescheidenheit. Es kann nicht darum gehen, alles nur in der Übertragung zu deuten – also, wenn ein Jugendlicher eine neue Freundin findet, die er mag, die Vermutung zu äußern, sie »stehe für« uns. Vielmehr sollten wir ein Ohr haben für Hinweise auf das, was sich in unserer Beziehung abspielt, und dann angemessen und (um es noch einmal zu sagen) taktvoll reagieren. Vor Kurzem erinnerte mich Judith Edwards an unsere regelmäßige Auseinandersetzung über die Frage, wie viel man mit jugendlichen Patienten über die Übertragung sprechen sollte. Ich war für mehr, sie für weniger. Sie rief mir ins Gedächtnis, dass Marinella Lia, eine Analytikerin aus Turin, dafür plädiert hatte zu sagen: »Heute bin ich in deinem Innern ein bisschen wie deine Leonora« – also zuzulassen, dass die Freundin das primäre und man selbst das sekundäre Objekt ist (berichtet in Edwards, 1994).

Winnicott rät, das Paradox des Übergangsbereiches zu respektieren ([1951] 1976, S. 308–310), und Parallelen dazu sehe ich in der neueren, stärker auf Containment gerichteten Haltung gegenüber den projektiven Identifikationen, die in die Person des Analytikers hineingelegt werden. Das Kind projiziert die Aspekte seiner Innenwelt mal in die Spielsachen auf dem Tisch, mal in die Person hinein, die sich mit ihm im Zimmer befindet. Der Übergangsbereich kann ein überaus geeigneter Container sein, namentlich für paranoide oder sehr schizoide Patienten, die mit der Intensität einer menschlichen Beziehung nicht zurechtkommen, denn in diesem Fall müssen wir einerseits darauf achten, dass wir die Übertragungsdeutungen nicht übertreiben, und uns andererseits immer wieder bewusst sein, welchen großen Stellenwert im Behandlungszimmer die Übertragung für uns hat.

Das Setting

Dieses Buch ist keine Einführung in die Kinderpsychotherapie, aber vielleicht muss ich doch etwas sagen, das nicht jedem Leser unmittelbar klar sein mag: dass nämlich jede technische Modifikation, für die ich hier eintrete, im Rahmen eines verlässlichen, gleichbleibenden Therapiesettings stattfinden muss. Kinderpsychoanalytiker und Kinderpsychotherapeuten betonen, wie wichtig die Regelmäßigkeit und Unveränderlichkeit der Termine ist, dass die Sitzungen immer im selben Zimmer stattfinden sollten und dass die therapeutische Arbeit mit verheerenden emotionalen Konsequenzen rechnen muss, wenn es doch einmal zu zeitlichen und räumlichen Verschiebungen kommt (Rustin, 1997). Zimmer und Gebäude sind wichtig.

Als ich Ende der 1980er Jahre in die Tavistock Klinik zurückkam, musste ich die befremdliche Erfahrung machen, dass mein Glaube an die Macht der Übertragung auf die Person des Therapeuten (und daran, dass Patienten nach der Konsultation nur mit großen Schwierigkeiten den Therapeuten wechseln können) eine neue Feineinstellung brauchte. Als ich nach einer Konsultation in der Klinik das Kind an einen Kollegen weiterreichen sollte, stellte ich fest, dass dies nicht im mindesten so schwierig war wie in der Privatpraxis: Es gab eine Übertragung auf das Gebäude, auf das Wartezimmer und die Mitarbeiter am Empfang, und ich selbst blieb überdies als Case Manager erhalten – als eine Art Großmutterfigur. Das ist etwas ganz anderes, als wenn man den Fall aus der eigenen Praxis an einen Therapeuten weiterreicht, der ganz woanders arbeitet. Später habe ich gelernt, dass es dann eine gute Idee ist, wenn man die Familie zum ersten Termin im neuen Setting begleitet, damit die Verbindung stabil bleiben kann. Zeitpunkt und Ort des Settings sind ein kostbares Gut. Wilma Bucci zufolge (2001) gibt es eine sub- (nicht prä-)symbolische Funktion, die weder archaisch noch primitiv, sondern im gesamten normalen verstandesgeleiteten Leben an symbolischen Prozessen beteiligt ist. Diese These erinnert mich ein wenig an den Gedanken der Kleinianer, dass unbewusste Fantasien realitätsgerechtes Denken begleiten und durchdringen können; sie dürfte auch relevant sein für die Frage, wie weit wir unser Verhältnis zur materiellen Umwelt geradezu körperlich spüren.

Zuletzt nur dies: Ich habe zu zeigen versucht, dass uns die letzten Integrationsleistungen der depressiven Position erst dann gelingen, wenn mehrere wichtige Vorbedingungen erfüllt sind. Natürlich sind in Familienleben, Gesellschaft, Kultur, Dichtung und den anderen Künsten immer wieder mächtige Integrationskräfte am Werk – das heißt Kräfte, die nicht nur unterschiedliche Teile des Geistes, sondern auch Körper und Geist integrieren. Al Alvarez hat geschildert, wie es kommt, dass der Dichter John Donne seine Leser aufhorchen und aufmerken lässt. Er schreibt: »In einem Gedicht mit dem Titel ›The Blossom‹ sagt Donne: ›mein nacktes‹ denkendes Herz’ […] Dies gibt exakt wieder, was er in seinen besten Gedichten zum Ausdruck bringt: Man hört sein Herz schlagen, *und* man hört ihn denken, als sei beides ein und derselbe

Vorgang« (Al Alvarez, 2005, S. 55). Zwar sind wir keine Dichter, aber wenn wir auf unsere tiefsten Empfindungen achten und es schaffen, sie im Innern zu bewahren und umzubilden, finden wir vielleicht Worte, die erfüllt und begleitet sind von Gefühl, und versuchen so, das »nackte, denkende« Herz in uns und unseren Patienten zu ertasten.

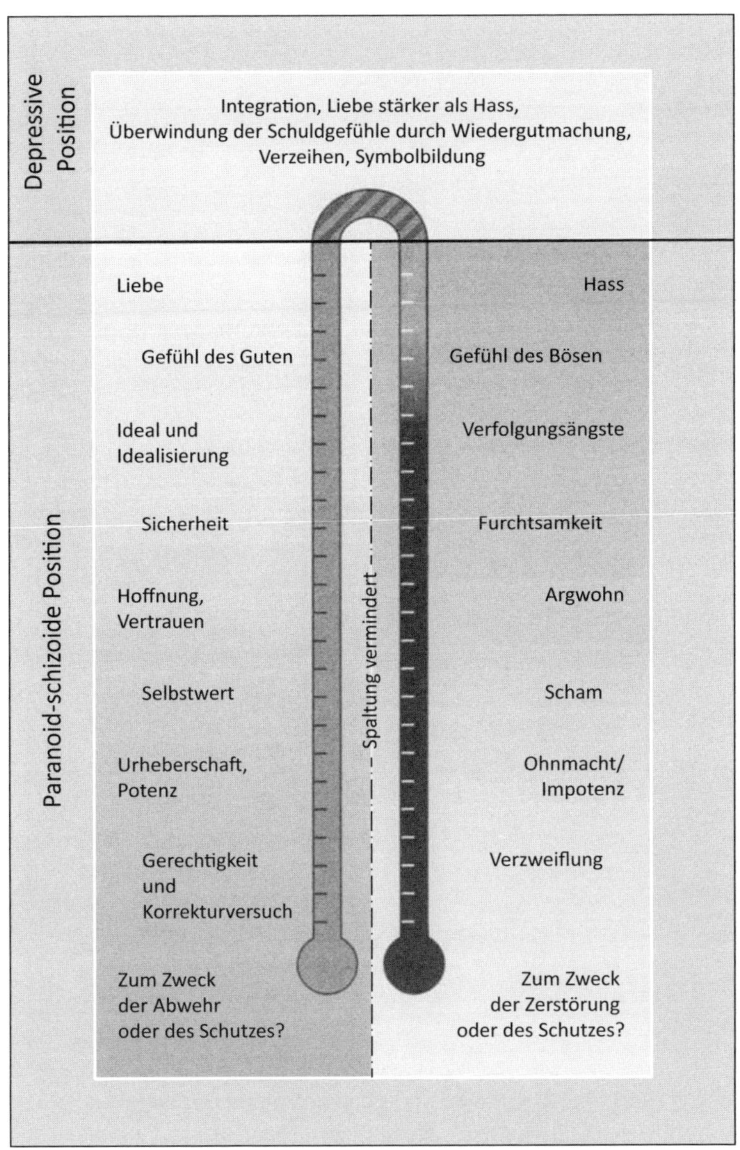

Abb. A 1: Zustände der Integration/Anteilnahme:
Das Gefühl des Guten ist stärker als das des Bösen.

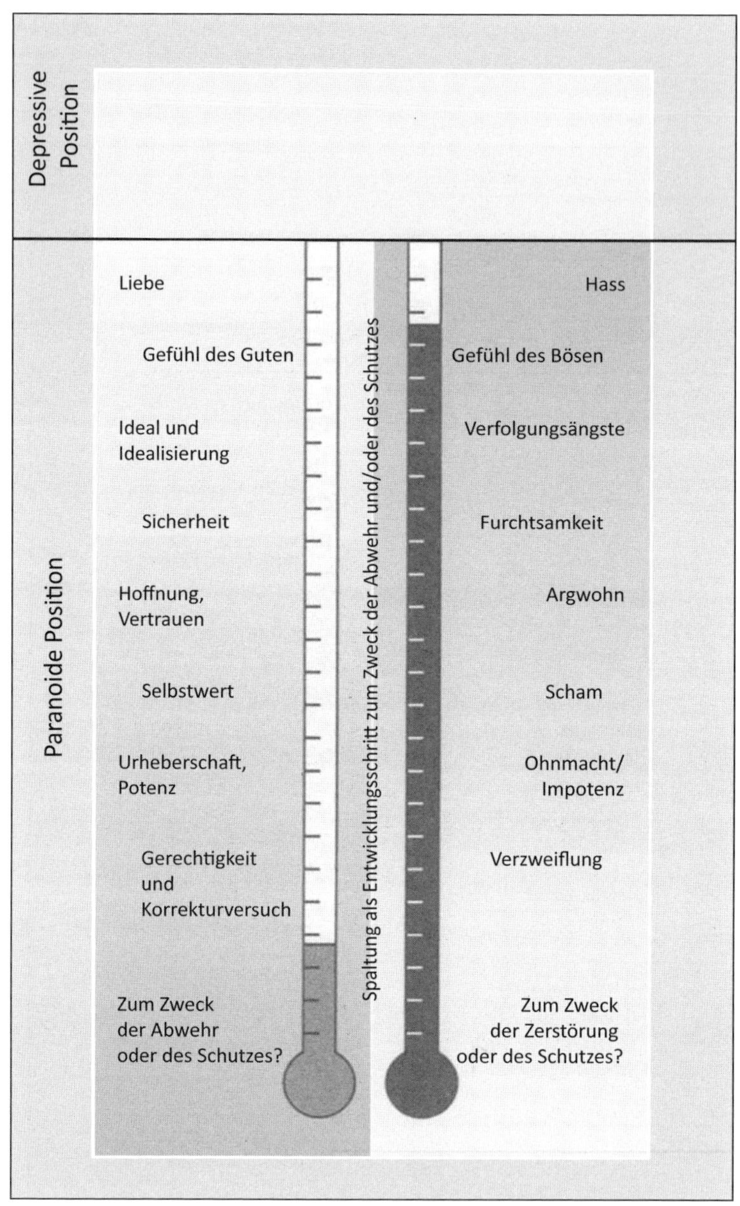

Abb. A 2: Paranoide und/oder Verfolgungs-Zustände:
Das Gefühl des Guten ist zu schwach, um das des Bösen zu überwinden.

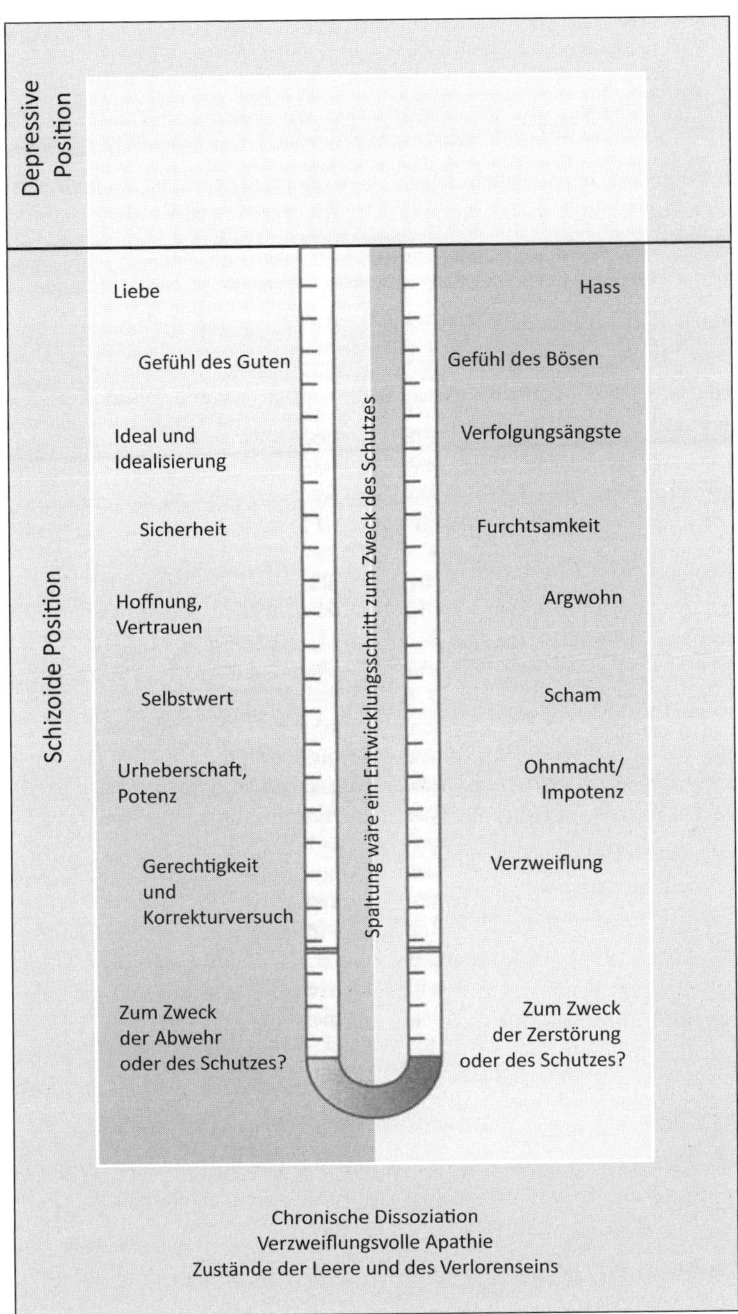

Abb. A 3: Zustände der Leere und/oder Dissoziation:
Beide Gefühle – des Guten und des Bösen –
sind extrem schwach ausgebildet.

Abello, N. und M. Perez-Sanchez (1981), »Concerning narcissism, homosexuality, and Oedipus: clinical observations«, in: *Revue Française de Psychanalyse* 45, Heft 4, S. 767–775.

Acquarone, S. (Hrsg.) (2007), *Signs of Autism in Infants*, London: Karnac.

Alexander, P. F. (2008), *Les Murray: A Life in Progress*, Melbourne: Open University Press.

Alhanati, S. (2002), »Current trends in molecular genetic research of affective states and psychiatric disorders«, in: S. Alhanati, *Primitive Mental States*, Bd. II, London: Karnac.

Alvarez, Al (1995), *Night: An Exploration of Night Life, Night Language, Sleep und Dreams*, London: Jonathan Cape.

Alvarez, Al (2005), *The Writer's Voice*, London: Bloomsbury.

Alvarez, Anne (1980), »Two regenerative situations in autism: reclamation and becoming vertebrate«, in: *Journal of Child Psychotherapy* 6, Heft 1, S. 69–80.

Alvarez, Anne (1988), »Beyond the unpleasure principle: some preconditions for thinking through play«, in: *Journal of Child Psychotherapy* 14, Heft 2, S. 1–14.

Alvarez, Anne ([1992] 2001), *Zum Leben wiederfinden. Psychoanalytische Psychotherapie mit autistischen, Borderline-, vernachlässigten und mißbrauchten Kindern*, übers. von Heidemarie Fehlhaber, Frankfurt a. M.: Brandes & Apsel.

Alvarez, Anne (1995), »Motiveless malignity: problems in the psychotherapy of psychopathic patients«, in: *Journal of Child Psychotherapy* 21, Heft 2, S. 167–182.

Alvarez, Anne (1996), »Addressing the element of deficit in children with autism: psychotherapy which is both psychoanalytically and developmentally informed«, in: *Clinical Child Psychology and Psychiatry* 1, Heft 4, S. 525–537.

Alvarez, Anne (1997), »Projective identification as a communication: its grammar in borderline psychotic children«, in: *Psychoanalytic Dialogues* 7, Heft 6, S. 753–768.

Alvarez, Anne (1998), »Failures to link: attacks or defects? Some questions concerning the thinkablity of Oedipal and pre-Oedipal thoughts«, in: *Journal of Child Psychotherapy* 24, Heft 2, S. 213–231.

Alvarez, Anne (1999), »Addressing the deficit: developmentally informed psychotherapy with passive, ›undrawn‹ children«, in: A. Alvarez und S. Reid (Hrsg.), *Autism and Personality: Findings from the Tavistock Autism Workshop*, London: Routledge.

Alvarez, Anne (2004), »Issues in assessment: Asperger's Syndrome and personality«, in: M. Rhode and T. Klauber (Hrsg.), *The Many Faces of Asperger's Syndrome*, London: Karnac.

Alvarez, Anne (2006a), »Narzissmus und das dumme Objekt – Entwertung oder Missachtung? Mit einer Anmerkung zum süchtigen und zum manifesten Narzissmus«, übers. von Petra Holler, in: O. F. Kernberg und H. P. Hartmann (Hrsg.), *Narzissmus: Grundlagen – Störungsbilder – Therapie*, Stuttgart: Schattauer.

Alvarez, Anne (2006b), »Some questions concerning states of fragmentation: unintegration, under-integration, disintegration, and the nature of early integrations«, in: *Journal of Child Psychotherapy* 32, Heft 2, S. 158–180.

Alvarez, Anne (2010a), »Levels of analytic work and levels of pathology: the work of calibration«, in: *International Journal of Psychoanalysis* 91, Heft 4, S. 859–878. Dt.: Alvarez, Anne (2012), Ebenen der analytischen Arbeit und Ebenen der Pathologie: Die Arbeit des Kalibrierens, in: *Kinderanalyse* 20, Heft 2, S. 70–95.

Alvarez, Anne (2010b), »Mourning and melancholia in childhood and adolescence: some reflections on the role of the internal object«, in: E. McGinley und A. Varchevker (Hrsg.), *Enduring Loss: Mourning, Depression and Narcissism throughout the Life Cycle*, London: Karnac.

Alvarez, A. und P. Fiurgiuele (1997), »Speculations on components in the infant's sense of agency: the sense of abundance and the capacity to think in parentheses«, in: S. Reid (Hrsg.), *Developments in Infant Observation: The Tavistock Model*, London: Routledge.

Alvarez, A. und A. Lee (2004), »Early forms of relatedness in autism«, in: *Clinical Child Psychology and Psychiatry* 9, Heft 4, S. 499–518.

Alvarez, A. und A. Lee (2010), »Interpersonal relatedness in children with autism: clinical complexity versus scientific simplicity?«, in: A. Midgley, J. Anderson, E. Grainger, T. Nesic-Vuckovic und C. Urwin (Hrsg.), *Child Psychotherapy and Research*, New York: Routledge.

Alvarez, A. und S. Reid (Hrsg.) (1999), *Autism and Personality: Findings from the Tavistock Autismus Workshop*, London: Routledge.

American Psychiatric Association [APA] (1994), *Diagnostic and Statistical Manuel of Mental Health Disorders* (4. Aufl.) [*DSM-IV*], Washington/DC: American Psychiatric Association.

Anderson, J. (2003), »The mythic significance of risk-taking, dangerous behaviour«, in: *Journal of Child Psychotherapy* 29, Heft 1, S. 75–91.

Balint, M. ([1968] 1970), *Therapeutische Aspekte der Regression. Die Theorie der Grundstörung*, übers. von Käte Hügel, Stuttgart: Klett-Cotta.

Baron-Cohen, S., J. Allen und C. Gillberg (1992), »Can autism be detected at 18 months? The needle, the haystack, and the CHAT«, in: *British Journal of Psychiatry* 161, S. 839–843.

Barrows, P. (2002), »Becoming verbal: autism, trauma and playfulness«, in: *Journal of Child Psychotherapy* 28, Heft 1, S. 53–72.

Bartram, P. (1999), »Sean: from solitary invulnerability to the beginnings of reciprocity at very early infantile levels«, in: A. Alvarez und S. Reid (Hrsg.), *Autism and Personality: Findings from the Tavistock Autism Workshop*, London: Routledge.

Bateman, A. W. (1998), »Thick- and thin-skinned organisations and enactment in borderline and narcissistic disorders«, in: *International Journal of Psychoanalysis* 79, S. 13–25.

Beebe, B. und F. M. Lachmann (1994), »Representation and internalization in infancy: three principles of salience«, in: *Psychoanalytic Psychology* 11, Heft 2, S. 127–165.

Beebe, B. und F. M. Lachmann ([2002] 2004), *Säuglingsforschung und die Psychotherapie Erwachsener. Wie interaktive Prozesse entstehen und zu Veränderungen führen*, übers. von Helga Haase, Stuttgart: Klett-Cotta.

Beebe, B., J. Jaffe, S. Feldstein, K. Mays und D. Alson (1985), »Interpersonal timing: the application of an adult dialogue model to mother–infant vocal and kinesic interactions«, in: T. M. Field und N. A. Fox (Hrsg.), *Social Perception in Infants*, Norwood/NJ: Ablex.

Beebe, B., J. Jaffe, F. Lachmann, S. Feldstein, C. Crown und M. Jasnow (2000), »Systems models in development and psychoanalysis: the case of vocal rhythm coordination and attachment«, in: *Infant Mental Health Journal* 21, S. 99–122.

Beren, P. (Hrsg.) (1998), *Narcissistic Disorders in Childhood and Adolescence*, Northvale/NJ: Aronson.

Bergstein, A. (2009), »On boredom: a close encounter with encapsulated parts of the psyche«, in: *International Journal of Psychoanalysis* 90, S. 613–631.

Bick, E. ([1968] 1990), »Das Hauterleben in frühen Objektbeziehungen«, in: E. Bott Spillius (Hrsg.), *Melanie Klein heute. Entwicklungen in Theorie und Praxis*, Bd. I: *Beiträge zur Theorie*, übers. von Elisabeth Vorspohl, München/Wien: Verlag Internationale Psychoanalyse.

Bion, W. R. ([1950] 2013), »Der imaginäre Zwilling«, in: *Frühe Vorträge und Schriften mit einem kritischen Kommentar: »Second Thoughts«*, übers. von Elisabeth Vorspohl, Frankfurt a. M.: Brandes & Apsel.

Bion, W. R. ([1954] 2013), »Anmerkungen zur Theorie der Schizophrenie«, in: *Frühe Vorträge und Schriften mit einem kritischen Kommentar: »Second Thoughts«*, übers. von Elisabeth Vorspohl, Frankfurt a. M.: Brandes & Apsel.

Bion, W. R. (1955), »Language and the schizophrenic«, in: M. Klein, P. Heimann und R. E. Money-Kyrle (Hrsg.), *New Directions in Psycho-analysis: The Significance of Infant Conflict in the Pattern of Adult Behaviour*, London: Tavistock.

Bion, W. R. ([1957a] 2013), »Zur Unterscheidung zwischen psychotischer und nicht-psychotischer Persönlichkeit«, in: *Frühe Vorträge und Schriften mit einem kritischen Kommentar: »Second Thoughts«*, übers. von Elisabeth Vorspohl, Frankfurt a. M.: Brandes & Apsel.

Bion, W. R. ([1957b] 2013), »Über Arroganz«, in: *Frühe Vorträge und Schriften mit einem kritischen Kommentar: »Second Thoughts«*, übers. von Elisabeth Vorspohl, Frankfurt a. M.: Brandes & Apsel.

Bion, W. R. ([1959] 2013), »Angriffe auf Verbindungen«, in: *Frühe Vorträge und Schriften mit einem kritischen Kommentar: »Second Thoughts«*, übers. von Elisabeth Vorspohl, Frankfurt a. M.: Brandes & Apsel.

Bion, W. R. ([1962a] 2013), »Eine Theorie des Denkens«, in: *Frühe Vorträge und Schriften mit einem kritischen Kommentar: »Second Thoughts«*, übers. von Elisabeth Vorspohl, Frankfurt a. M.: Brandes & Apsel.

Bion, W. R. ([1962b] 1990), *Lernen durch Erfahrung*, übers. u. eingel. von Erika Krejci, Frankfurt a. M.: Suhrkamp.

Bion, W. R. ([1963] 1992), *Elemente der Psychoanalyse*, übers. von Erika Krejci, Frankfurt a. M.: Suhrkamp.

Bion, W. R. ([1965] 1997), *Transformationen*, übers. u. eingel. Von Erika Kreijci, Frankfurt a. M.: Suhrkamp.

Bion, W. R. (1992), *Cogitations*, London: Karnac.

Blake, P. (2008), *Child and Adolescent Psychotherapy*, Sydney: IP Communications.

Blomberg, B. (2005), »Time, space and the mind: psychotherapy with children with autism«, in: D. Houzel und M. Rhode (Hrsg.), *Invisible Boundaries: Psychosis and Autism in Children and Adolescents*, London: Karnac.

Bloom, K. (2006), *The Embodied Self: Movement and Psychoanalysis*, London: Karnac.

Bonasia, R. (2001), »The countertransference: erotic, erotised, and perverse«, in *International Journal of Psychoanalysis* 82, S. 249–262.

Botella, C. und S. Botella (2001), *La figurabilité psychique*, Lausanne: Delachaux et Niestlé.

Bower, T. G. R. (1974), *Development in Infancy*, San Francisco: W. H. Freeman and Co.

Bowlby, J. ([1988] 2008), *Bindung als sichere Basis. Grundlagen und Anwendung der Bindungstheorie*, übers. von Axel Hillig und Helene Hanf, München: Reinhardt.

Boyers, L. B. (1989), »Counter-transference and technique in working with the regressed patient: further remarks«, in: *International Journal of Psychoanalysis* 70, S. 701–714.

Braten, S. (1987), »Dialogic mind: the infant and the adult in proto-conversation«, in: M. Carvallo (Hrsg.), *Nature, Cognition and Systems*, Dordrecht/Boston: D. Reidel.

Braten, S. (Hrsg.) 2007, *On Being Moved: From Mirror Neurons to Empathy*, Philadelphia/PA: John Benjamins.

Brazelton, T. B. und J. K. Nugent (1995), *Neonatal Behavioral Assessment Scale* (3. Aufl.), London: Mackeith Press.

Brazelton, T. B., B. Koslowski und M. Main (1974), »The origins of reciprocity: the early mother–infant interaction«, in: M. Lewis und L. A. Rosenblum (Hrsg.), *The Effect of the Infant on its Caregiver*, London: Wiley.

Brendel, A. ([2001] 2005), *Über Musik*, deutsche Fassung von Alfred Brendel, München/Zürich: Piper.

Britton, R. ([1989] 1998), »Die fehlende Verbindung: die Sexualität der Eltern im Ödipuskomplex«, in: R. Britton, M. Feldman und E. O'Shaughnessy (Hrsg.), *Der Ödipuskomplex in der Schule Melanie Kleins. Klinische Beiträge*, übers. von Elisabeth Vorspohl, Stuttgart: Klett-Cotta.

Britton, R. ([1998] 2001), *Glaube, Phantasie und psychische Realität*, übers. von Antje Vaihinger, Stuttgart: Klett-Cotta.

Britton, R. ([2003] 2006), *Sexualität, Tod und Über-Ich: psychoanalytische Erfahrungen*, übers. von Antje Vaihinger, Stuttgart: Klett-Cotta.

Brody, H. (1982), *Maps and Dreams*, London: Jill Norman/Hobhouse.

Brontë, E. ([1847] 1990), *Sturmhöhe*, übers. von Siegfried Lang, Zürich: Manesse (7. Aufl.).

Broucek, F. J. (1979), »Efficacy in infancy: a review of some experimental studies and their possible implications for clinical theory«, in: *International Journal of Psychoanalysis* 60, S. 311–316.

Broucek, F. J. (1991), *Shame and the Self*, New York u. a.: Guilford Press.

Bruner, J. (1968), *Processes of Cognitive Growth: Infancy*, Worcester/MA: Clark University Press.

Bruner, J. (1972), »Nature and uses of immaturity«, in: J. S. Bruner, A. Jolly und K. Sylva (Hrsg.) (1976), *Play – Its Role in Development and Evolution*, Harmondsworth: Penguin.

Bruner, J. ([1983] 1987), »Vom Sich-verständigen zum Sprechen«, in: ders., *Wie das Kind sprechen lernt*, übers. von Urs Aeschbacher, Bern u. a.: Hans Huber.

Bruner, J. (1986), *Actual Minds, Possible Worlds*, Cambridge/MA: Harvard University Press.

Bruner, J. S. und V. Sherwood (1976), »Peekaboo and the learning of rule structures«, in: J. S. Bruner, A. Jolly und K. Sylva (Hrsg.) (1976), *Play – Its Role in Development and Evolution*, Harmondsworth: Penguin.

Bruner, J. S., A. Jolly und K. Sylva (Hrsg.) (1976), *Play – Its Role in Development and Evolution*, Harmondsworth: Penguin.

Bucci, W. (2001), »Pathways of emotional communication«, in: *Psychoanalytic Inquiry* 21, S. 40–70.

Buck, R. (1994), »The neuropsychology of communication: spontaneous and symbolic aspects«, in: *Journal of Pragmatics* 22, S. 265–278.

Burhouse, A. (2001), »Now we are two, going on three: triadic thinking and its link with development in the context of young children observations«, in: *Infant Observation* 4, Heft 2, S. 51–67.

Caper, R. (1996), »Play, experimentation and creativity«, in: *Internationl Journal of Psychoanalysis* 77, Heft 5, S. 859–870.

Chatwin, B. ([1987] 1990), *Traumpfade*, übers. von Anna Kamp, München u. a.: Hanser.

Chiu, A. W., B. D. McLeod, K. Har und J. J. Wood (2009), »Child–therapist alliance and clinical outcomes in cognitive behavioural therapy for child anxiety disorders«, in: *Journal of Child Psychology and Psychiatry* 50, Heft 6, S. 751–758.

Cohen, M. (2003), *Sent before My Time*, London: Karnac.

Collis, G. M. (1977), »Visual co-orientation and maternal speech«, in: H. R. Schaffer (Hrsg.), *Studies in Mother–Infant Interaction*, London: Academic Press.

Cottis, T. (Hrsg.) (2009), *Intellectual Disability, Trauma, and Psychotherapy*, London: Routledge.

Crapanzano, V. (2004), *Imaginative Horizons: An Essay in Literary-Philosophical Anthropology*, Chicago: University of Chicago Press.

Da Rocha Barros, E. M. (2002), »An essay on dreaming, psychical working out and working through«, in: *International Journal of Psychoanalysis* 83, Heft 5, S. 1083–1093.

Davies, J. M. (1998), »Between the disclosure and foreclosure of erotic transference–countertransference: can psychoanalysis find a place for adult sexuality?«, in: *Psychoanalytic Dialogues* 8, S. 747–766.

Dawson, G. und A. Lewy (1989), »Reciprocal subcortical–cortical influences in autism: the role of attentional mechanisms«, in: G. Dawson (Hrsg.), *Autism, Nature, Diagnosis and Treatment*, New York: Guilford Press.

De Bellis, M. D., M. S. Keshavan, D. B. Clark, B. J. Casey, J. N. Giedd, A. M. Boring, K. Frustaci und N. D. Ryan (1999), »Developmental traumatology part II: brain development«, in: *Biological Psychiatry* 45, Heft 10, S. 1271–1284.

DeJong, M. (2010), »Some reflections on the use of psychiatric diagnosis in the looked after or ›in care‹ population«, in: *Clinical Child Psychology and Psychiatry* 15, Heft 4, S. 589–599.

Demos, V. (1986), »Crying in early infancy: an illustration of the motivational function of affect«, in: T. B. Brazelton und M. W. Yogman (Hrsg.), *Affective Development in Infancy*, Norwood/NJ: Ablex.

Director, L. (2009), »The enlivening object«, in: *Contemporary Psychoanalysis* 45, Heft 1, S. 121–139.

Dissanayake, E. (2009), »Root, leaf, blossom, or bole«, in: S. Malloch und C. Trevarthen (Hrsg.), *Communicative Musicality: Exploring the Basis of Human Companionship*, Oxford: Oxford University Press.

Divino, C. und M. S. Moore (2010), »Integrating neurobiological findings into psychodynamic psychotherapy training and practice«, in: *Psychoanalytic Dialogues* 20, S. 1–19.

Dockar-Drysdale, B. (1990), *The Provision of Primary Experience: Winnicottian Work with Children and Adolescents*, London: Free Association Books.

Dreyer, V. (2002), »On some possible prerequisites of mental representation: a study of the child's pre-symbolic movement in relation to the development of an interpretative function«, unveröffentlichte Magisterarbeit, University of East London.

Dylan, B. (1997), »Not dark yet«, aus dem Album *Time out of Mind*, Columbia/Sony.

Edwards, J. (1994), »On solid ground: the ongoing psychotherapeutic journey of an adolescent boy with autistic features«, in: *Journal of Child Psychotherapy* 20, Heft 1, S. 57–84.

Edwards, J. (2001), »First love unfolding«, in: dies. (Hrsg.), *Being Alive: Building on the Work of Anne Alvarez*, Hove: Brunner-Routledge.

Fairbairn, W. R. D. ([1940] 2000), »Schizoide Persönlichkeitsfaktoren«, in: ders., *Das Selbst und die inneren Objektbeziehungen*, übers. von Elisabeth Vorspohl, Gießen: Psychosozial-Verlag.

Fairbairn, W. R. D. ([1954] 2000), »Über den Charakter hysterischer Zustände«, in: ders., *Das Selbst und die inneren Objektbeziehungen*, übers. von Elisabeth Vorspohl, Gießen: Psychosozial-Verlag.

Feldman, M. (2004), »Supporting psychic change: Betty Joseph«, in: E. Hargreaves und A. Varchevker (Hrsg.), *In Pursuit of Psychic Change: The Betty Joseph Workshop*, London: Brunner-Routledge.

Ferris, S., G. McGauley und P. Hughes (2004), »Attachment disorganization in infancy: relation to psychoanalytic understanding of development«, in: *Psychoanalytic Psychotherapy* 18, Heft 2, S. 151–166.

Ferro, A. (1999), *The Bi-personal Field*, London: Routledge.

First, E. (2001), »Liking *liking* doing«, in: J. Edwards (Hrsg.), *Being Alive: Building on the Work of Anne Alvarez*, Hove: Brunner-Routledge.

Fitzgerald, A. (2009), »A psychoanalytic concept illustrated: will, must, may, can – revisiting the survival function of primitive omnipotence«, in: *Infant Observation* 12, Heft 1, S. 43–61.

Fivaz-Depeursinge, E. und A. Corboz-Warnery ([1999] 2001), *Das primäre Dreieck. Vater, Mutter und Kind aus entwicklungstheoretisch-systemischer Sicht*, übers. von Astrid Hildenbrand, Heidelberg: Carl-Sauer-Systeme.

Fogel, A. (1977), »Temporal orgnization in mother–infant face-to-face interaction«, in: H. R. Schaffer (Hrsg.), *Studies in Mother–Infant Interaction*, London: Academic Press.

Fogel, A. (1993), »Two principles of communication: co-regulation and framing«, in: J. Nadel und L. Camaioni (Hrsg.), *New Perspectives in Early Communicative Development*, London: Routledge.

Fonagy, P. (1995), »Playing with reality: the development of psychic reality and its malfunction in borderline personalities«, in: *International Journal of Psychoanalysis* 76, S. 39–44.

Fonagy, P. und M. Target (1996), »Playing with reality, I: Theory of mind and the normal development of psychic reality«, in: *International Journal of Psychoanalysis* 77, S. 217–233.

Fonagy, P. und M. Target (1998), »Mentalization and the changing aims of child psychoanalysis«, in: *Psychoanalytic Dialogues* 8, Heft 1, S. 87–114.

Fonagy, P., M. Steele, H. Steele, G. S. Moran und A. C. Higgitt (1991), »The capacity for understanding mental states: the reflective self in parent and child and its significance for security of attachment«, in: *Infant Mental Health Journal* 12, S. 201–218.

Fonseca, V. R. J. R. M. und V. S. R. Bussab (2005), »Trauma, deficit, defense: current trends in the psychoanalysis of children with pervasive developmental disorder«, Referat beim 44. IPV-Kongress in Rio de Janeiro (Juli 2005).

Fordham, M. (1985), *Explorations into the Self*, Bd. VII der *Library of Analytic Psychology*, London: Academic Press.

Freud, S. (1895d), *Studien über Hysterie* (mit Joseph Breuer), in: GW I.

Freud, S. (1905d), *Drei Abhandlungen zur Sexualtheorie*, in: GW V.

Freud, S. (1905e [1901]), »Bruchstück einer Hysterie-Analyse«, in: GW V.

Freud, S. (1909b), »Analyse der Phobie eines fünfjährigen Knaben« [Kleiner Hans], in: GW VII.

Freud, S. (1911b), »Formulierungen über die zwei Prinzipien des psychischen Geschehens«, in: GW VIII.

Freud, S. (1916–17a [1915–17]), *Vorlesungen zur Einführung in die Psychoanalyse*, in: GW XI.

Freud, S. (1916–17g [1915]), »Trauer und Melancholie«, in: GW X.

Freud, S. (1920g), *Jenseits des Lustprinzips*, GW XIII.

Freud, S. (1927e), »Fetischismus«, in: GW XIV.

Freud, S. (1940a [1938]), *Abriß der Psychoanalyse* (darin: »Trieblehre«), in: GW XVII.

Frick, P. J. und S. F. White (2008), »Research review: the importance of callous-unemotional traits for developmental models of aggressive and antisocial behaviour«, in: *Journal of Consulting and Clinical Psychology* 49, Heft 4, S. 359–375.

Gabbard, G. O. (1989), »Two subtypes of narcisstic personality disorder«, in: *Bulletin of the Menninger Clinic* 53, Heft 6, S. 527–532.

Gabbard, G. O. (1994), »Sexual excitement and countertransference love in the analyst«, in: *Journal of the American Psychoanalytic Association* 42, S. 1083–1106.

Gampel, G. (2005), »Vorwort«, in: A. Alvarez (2005), *Live Company* (hebräische Übersetzung), Tel Aviv: Booksworm.

Gattermann, L. (1944), *Die Praxis des Organischen Chemikers*, Berlin: de Gruyter (31. Aufl.).

Gerhardt, S. ([2004] 2006), *Die Kraft der Elternliebe. Wie Zuwendung das kindliche Gehirn prägt*, übers. von Maren Kostermann und Anke Grube, Düsseldorf: Patmos.

Gerrard, J. (2010), »Seduction and betrayal«, in: *British Journal of Psychotherapy* 26, Heft 1, S.65–80.

Gerrard, J. (2011), *The Impossibility of Knowing*, London: Karnac.

Glover, E. (1928a), »Lectures on technique in psycho-analysis«, in: *International Journal of Psychoanalysis* 9, S. 7–46.

Glover, E. (1928b), »Lectures on technique in psycho-analysis«, in: *International Journal of Psychoanalysis* 9, S. 181–218.

Green, A. (1995), »Has sexuality anything to do with psychoanalysis?«, in: *International Journal of Psychoanalysis* 76, S. 871–883.

Green, A. (1997), *On Private Madness*, London: Karnac.

Green, A. (2000), »Science and science fiction in infant research«, in: J. Sandler, A. M. Sandler und R. Davies (Hrsg.), *Clinical and Observational Psychoanalytic Research: Roots of a Controversy*, London: Karnac.

Greenspan, S. I. (1997), *Developmentally Based Psychotherapy*, Madison/CT: International Universities Press.

Grotstein, J. (1981a), *Splitting and Projective Identification*, London: Aronson.

Grotstein, J. (1981b) »Wilfred R. Bion: the man, the psychoanalyst, the mystic. A perspective on his life and work«, in: ders. (Hrsg.), *Do I Dare Disturb the Universe? A Memorial to Wilfred R. Bion*, Berverly Hills/CA: Caesura Press.

Grotstein, J. (1983), »Review of Tustin's *Autistic States in Children*«, in: *International Review of Psychoanalysis* 10, S. 491–498.

Grotstein, J. (2000), *Who is the Dreamer who Dreams the Dream: A Study of Psychic Presences*, Hillsdale/NJ: Analytic Press.

Haag, G. (1985), »La mère et le bébé dans les deux moitiés du corps«, in: *Neuropsychiatrie de l'enfance* 33, S. 107–114.

Hamilton, V. (1982), *Narcissus and Oedipus: The Children of Psycho-analysis*, London: Routledge/Kegan Paul.

Hamilton, V. E. (2001), »Foreword«, in: J. Edwards (Hrsg.), *Being Alive: Building on the Work of Anne Alvarez*, Hove: Brunner-Routledge.

Hand, H. (1997), »The terrible surprise: the effect of trauma on a child's development«, Vortrag bei der Frühjahrstagung der Psychoanalyse-Sektion (Abteilung 39) der American Psychological Association in Denver.

Hartmann, E. (1984), *The Nightmare*, New York: Basic Books.

Hawthorne, J. (2004), »Training health professionals in the Neonatal Behavioral Assessment Scale (NBAS) and its use as an intervention«, in: *The Signal, WAIMH [World Association for Infant Mental Health] Newsletter* 12, Heft 3/4, S. 1–5.

Herbert, Z. (1974), »Des Herrn Cogito Vermächtnis«, in: ders., *Herr Cogito*, übers. von Karl Dedecius, Frankfurt a. M.: Suhrkamp

Herbert, Z. (1997), »Struna« (Die Saite), in: ders., *Struna światła*, Breslau: Wydaw. Dolnośląskie.

Hinshelwood, R. D. ([1989] 1993), *Wörterbuch der kleinianischen Psychoanalyse*, übers. von Elisabeth Vorspohl, Stuttgart: Verlag Internationale Psychoanalyse.

Hobson, P. (1993), *Autism and the Development of Mind*, Hove: Lawrence Erlbaum.

Hobson, P. ([2002] 2014), *Die Wiege des Denkens. Soziale und emotionale Ursprünge symbolischen Denkens*, übers. von Christoph Trunk, Gießen: Psychosozial-Verlag.

Hobson, R. P. und A. Lee (1999), »Imitation and identification in autism«, in: *Journal of Child Psychology and Psychiatry* 40, S. 649–659.

Hopkins, J. (1996), »From baby games to let's pretend: the achievement of playing«, in: *Journal of the British Association of Psychotherapy* 31, S. 20–27.

Houzel, D. (2001), »Bisexual qualities of the psychic envelope«, in: J. Edwards (Hrsg.), *Being Alive: Building on the Work of Anne Alvarez*, Hove: Brunner-Routledge.

Hughes, D. A. (1998), *Building the Bonds of Attachment: Awakening Love in Deeply Troubled Children*, Lanham/MD: Aronson.

Hughes, R. (2004): Vortrag in der Royal Academy of Arts. Besprechung in *The Times*, 3. Juni 2004.

Hurry, A. (Hrsg.) (1998), *Psychoanalysis and Developmental Therapy*, London: Karnac. Dt.: Hurry, A. ([1998] 2002), *Psychoanalyse und Entwicklungsförderung von Kindern*, übers. von Elisabeth Vorspohl, Frankfurt a. M.: Brandes & Apsel.

Hutt, C. (1966), »Exploration and play in children«, in: J. S. Bruner, A. Jolly und K. Sylva (Hrsg.) (1976), *Play – Its Role in Development and Evolution*, Harmondsworth: Penguin.

Isaacs, S. ([1943a] 2000), »Wesen und Funktion der Phantasie« (Vortrag), in: P. King und R. Steiner (Hrsg.), *Die Freud/Klein-Kontroversen 1941–1945*, Bd. I, übers. von Horst Brühmann, Stuttgart: Klett-Cotta.

Isaacs, S. ([1943b] 2000), »Fünfte Diskussion wissenschaftlicher Kontroversen«, in: P. King und R. Steiner (Hrsg.), *Die Freud/Klein-Kontroversen 1941–1945*, Bd. I, übers. von Horst Brühmann, Stuttgart: Klett-Cotta.

Isaacs, S. (1952), »The Nature and Function of Phantasy«, in: J. Riviere (Hrsg.), *Developments in Psycho-Analysis*, London: Hogarth.

James, W. (1992), *Writings, 1878–1899*, New York: Library of America.

Jonas, H. (1974), *Philosophical Eassys: From Ancient Creed to Technological Man*, Englewood Cliffs/NJ: Prentice Hall.

Jones, E. ([1961] 1962), *Das Leben und Werk von Sigmund Freud*, Bd. II, übers. von Gertrud Meili-Dworetzki (unter Mitarbeit von Katherine Jones), Bern/Stuttgart: Hans Huber.

Joseph, B. ([1975] 1994), »Der unzugängliche Patient«, in: dies., *Psychisches Gleichgewicht und psychische Veränderung*, Hrsg. von E. B. Spillius und M. Feldman, übers. von Elisabeth Vorspohl, Stuttgart: Klett-Cotta.

Joseph, B. ([1978] 1994), »Verschiedenartige Ängste und ihre Handhabung in der analytischen Situation«, in: dies., *Psychisches Gleichgewicht und psychische Veränderung*, Hrsg. von E. B. Spillius und M. Feldman, übers. von Elisabeth Vorspohl, Stuttgart: Klett-Cotta.

Joseph, B. ([1981] 1994), »Die Entwicklung des psychischen Schmerzempfindens« (verf. 1976), in: dies., *Psychisches Gleichgewicht und psychische Veränderung*, Hrsg. von E. B. Spillius und M. Feldman, übers. von Elisabeth Vorspohl, Stuttgart: Klett-Cotta.

Joseph, B. ([1982] 1990), »Die Sucht nach Todesnähe«, in: dies., *Psychisches Gleichgewicht und psychische Veränderung*, Hrsg. von E. B. Spillius und M. Feldman, übers. von Elisabeth Vorspohl, Stuttgart: Klett-Cotta.

Joseph, B. ([1983] 1994), »Über Verstehen und Nicht-Verstehen. Einige technische Fragen«, in: dies., *Psychisches Gleichgewicht und psychische Veränderung*, Hrsg. von E. B. Spillius und M. Feldman, übers. von Elisabeth Vorspohl, Stuttgart: Klett-Cotta.

Joseph, B. ([1989] 1994), *Psychisches Gleichgewicht und psychische Veränderung*, Hrsg. von E. B. Spillius und M. Feldman, übers. von Elisabeth Vorspohl, Stuttgart: Klett-Cotta.

Joseph, B. (1998) »Thinking about a playroom«, in: *Journal of Child Psychotherapy* 24, Heft 3, S. 359–366.

Kanner, L. (1944), »Early infantile autism«, in: *Journal of Paediatrics* 25, S. 211–217.

Kernberg, O. F. ([1975] 1983), *Borderline-Störungen und pathologischer Narzissmus*, übers. von Hermann Schultz, Frankfurt a. M.: Suhrkamp.

Kernberg, P., A. S. Weiner und K. K. Bardenstein (Hrsg.) (2000), *Personality Disorders in Children and Adolescents*, New York: Basic Books.

Klauber, T. (1999), »The significance of trauma and other factors in work with the parents of children with autism«, in: A. Alvarez und S. Reid (Hrsg.), *Autism and Personality: Findings from the Tavistock Autismus Workshop*, London: Routledge.

Klaus, M. H. und J. H. Kennell (1982), *Parent–Infant Bonding*, London: C. H. Mosby.

Klein, M. ([1923] 1995), »Die Rolle der Schule in der libidinösen Entwicklung des Kindes«, in: dies., *Gesammelte Schriften*, Hrsg. von Ruth Cycon (unter Mitarbeit von Hermann Erb), Bd. I/1, Stuttgart-Bad Canstatt: frommann-holzboog.

Klein, M.([1930] 1995), »Die Bedeutung der Symbolbildung für die Ich-Entwicklung«, in: dies., *Gesammelte Schriften*, Bd. I/1.

Klein, M. ([1932] 1997), »Die Bedeutung früher Angstsituationen für die Ich-Entwicklung«, übers. von Elisabeth Vorspohl, in: dies., *Gesammelte Schriften*, Bd. II: *Die Psychoanalyse des Kindes*.

Klein, M. ([1935] 1996), »Beitrag zur Psychogenese der manisch-depressiven Zustände«, übers. von Elisabeth Vorspohl, in: dies., *Gesammelte Schriften*, Bd. I/2.

Klein, M. ([1937] 1996), »Liebe, Schuldgefühl und Wiedergutmachung«, übers. von Gerhard Vorkamp, in: dies., *Gesammelte Schriften*, Bd. I/2.

Klein, M. ([1940] 1996), »Die Trauer und ihre Beziehung zu manisch-depressiven Zuständen«, übers. von Elisabeth Vorspohl, in: dies., *Gesammelte Schriften*, Bd. I/2.

Klein, M. ([1945] 1996), »Der Ödipuskomplex im Licht früher Ängste«, übers. von Elisabeth Vorspohl, in: dies., *Gesammelte Schriften*, Bd. I/2.

Klein, M. ([1946] 2000), »Bemerkungen über einige schizoide Mechanismen«, übers. von Elisabeth Vorspohl, in: dies., *Gesammelte Schriften*, Bd. III.

Klein, M. ([1952] 2000), »Theoretische Betrachtungen über das Gefühlsleben des Säuglings«, übers. von Elisabeth Vorspohl, in: dies., *Gesammelte Schriften*, Bd. III.

Klein, M. ([1955] 2000), »Über Identifizierung«, übers. von Elisabeth Vorspohl, in: dies., *Gesammelte Schriften*, Bd. III.

Klein, M. ([1957] 2000), »Neid und Dankbarkeit. Eine Untersuchung unbewusster Quellen«, übers. von Elisabeth Vorspohl, in: dies., *Gesammelte Schriften*, Bd. III.

Klein, M. ([1958] 2000), »Zur Entwicklung psychischen Funktionierens«, übers. von Elisabeth Vorspohl, in: dies., *Gesammelte Schriften*, Bd. III.

Klein, M. ([1959] 2000), »Die Welt der Erwachsenen und ihre Wurzeln im Kindesalter«, übers. von Elisabeth Vorspohl, in: dies., *Gesammelte Schriften*, Bd. III.

Klein, M. ([1961] 2002), *Darstellung einer Kinderanalyse*, übers. von Wolfram Wagmuth, in: dies., *Gesammelte Schriften*, Bd. IV/2.

Klein, M. ([1963] 2000), »Zum Gefühl der Einsamkeit«, übers. von Elisabeth Vorspohl, in: dies., *Gesammelte Schriften*, Bd. III.

Klein, M., P. Heimann, S. Isaacs und J. Riviere (1952), *Developments in Psycho-Analysis*, London: Hogarth.

Kleitman, N. (1963), *Sleep and Wakefulness*, Chicago: University of Chicago Press.

Knoblauch, S. (2000), *The Musical Edge of Therapeutic Dialogue*, Hillsdale/NJ: Analytic Press.

Kohut, H. ([1977] 1979), *Die Heilung des Selbst*, übers. von Elke vom Scheidt, Frankfurt a. M.: Suhrkamp.

Kohut, H. ([1971] 1973), *Narzißmus. Eine Theorie der psychoanalytischen Behandlung narzißtischer Persönlichkeitsstörungen*, übers. von Lutz Rosenkötter, Frankfurt a. M. : Suhrkamp.

Koulomzin, M., B. Beebe, S. Anderson, J. Jaffe, S. Feldstein und C. Crown (2002), »Infant gaze, head, face and self-touch differentiate secure vs. avoidant attachment at 1 year: a microanalytic approach«, in: *Attachment and Human Development* 4, Heft 1, S. 3–24.

Kundera, M. ([1967] 1987), *Der Scherz*, übers. von Susanna Roth, München/Wien: Hanser.

Kut Rosenfeld, S. und M. Sprince (1965), »Some thoughts on the technical handling of borderline children«, in: *Psychoanalytic Study of the Child* 20, S. 495–517.

Lahr, J. (1995), »King Tap«, in: *New Yorker*, 17. April 1995.

Lanyado, M. und A. Horne (2006), *A Question of Technique: Independent Psychoanalytic Approaches with Children and Adolescents*, London u. a.: Routledge.

Laplanche, J. und B. Pontalis ([1967] 1982), *Das Vokabular der Psychoanalyse*, übers. von Emma Moersch, Frankfurt a. M.: Suhrkamp.

Laznik, M. C. (2009), »The Lacanian theory of the drive: an examination of possible gains for research in autism«, in: *Journal of the Centre for Freudian Analysis and Research* 19, o. S.

Leichsenring, F. und S. Rabung (2008), »Effectiveness of long-term psychodynamic psychotherapy: a meta-analysis«, in: *Journal of the Ameriacan Medical Association* 300, S. 1551–1565.

Leslie, A. M. (1987), »Pretence and representation: the origins of ›Theory of Mind‹«, in: *Psychological Review* 94. S. 412–426.

Levi, P. (1981), *La ricerca delle radici: antologia personale*, Turin: Einaudi.

Likierman, M. (2001), *Melanie Klein: Her Work in Context*, London: Continuum.

Lubbe, T. (Hrsg.) (2000), *The Borderline Psychotic Child: A Selective Integration*, London: Routledge.

Lupinacci, M. A. (1998), »Reflections on the early stages of the Oedipus complex: The parental couple in relation to psychoanalytic work«, in: *Journal of Child Psychotherapy* 24, Heft 3, S. 409–422.

Lynd, H. M. (1958), *On Shame and the Search for Identity*, New York: Harcourt Brace and World.

Magagna, J., N. Bakalar, H. Cooper, J. Levy, C. Norman und C. Shank (Hrsg.) (2005), *Intimate Transformations: Babies with Their Families*, London: Karnac.

Mahler, M. ([1968] 1972), *Symbiose und Individuation. Psychosen im frühen Kindesalter*, übers. von Hilde Weller, Stuttgart: Klett-Cotta.

Mahler, M., F. Pine und A. Bergman ([1975] 1997), *Die psychische Geburt des Menschen*, übers. von Hilde Weller, Frankfurt a. M.: Fischer.

Maiello, S. (1995), »La voce: il suono madre«, in: G. Buzzatti und A. Salvo (Hrsg.), *Corpo a Corpo: Madre e Figlia nella Psicoanalisi*, Bari: Laterza.

Main, M. (1991), »Metacognitive knowledge, metacognitive monitoring, and singular (coherent) vs. multiple (incoherent) models of attachment«, in: C. M. Parkes, J. Stevenson-Hinde und P. Marris (Hrsg.), *Attachment across the Life Cycle*, London: Routledge.

Malloch, S. und C. Trevarthen (Hrsg.) (2009), *Communicative Musicality: Exploring the Basis of Human Companionship*, Oxford: Oxford University Press.

Maurer, D. und P. Salapatak (1976), »Developmental changes in the scanning of faces by young infants«, in: *Child Development* 47, S. 523–527.

McCarthy, C. ([1992] 2011), *All die schönen Pferde*, in: *Die Border-Trilogie*, übers. von Hans Wolf, Reinbek bei Hamburg: Rowohlt (2. Aufl.).

Meloy, J. R. (1996), *The Psychopathic Mind: Origin, Dynamics, and Treatment*, London: Jason Aronson.

Meltzer, D. ([1983] 1988), *Traumleben. Eine Überprüfung der psychoanalytischen Theorie und Technik*, übers. von Gudrun Theusner-Stampa, München/Wien: Verlag Internationale Psychoanalyse.

Meltzer, D. und M. Harris Williams ([1988] 2006), *Die Wahrnehmug von Schönheit. Der ästhetische Konflikt in Entwicklung und Kunst*, übers. von Elisabeth Vorspohl, Tübingen: edition diskord.

Meltzer, D., J. Bremner, S. Hoxter, D. Weddell und I. Wittenberg ([1975] 2011), *Autismus. Eine psychoanalytische Erkundung*, übers. von Monika Noll, Frankfurt a. M.: Brandes & Apsel.

Mendes de Almeida, M. (2002), »Infant observation and its developments: repercussion within the work with severely disturbed children«, Vortrag beim Sechsten Internationalen Kongress über Säuglingsbeobachtung in Krakau.

Miller, L. (2001), *The Brontë Myth*, London: Jonathan Cape.

Miller, L., M. E. Rustin, M. J. Rustin und J. Shuttleworth (1989), *Closely Observed Infants*, London: Duckworth.

Miller, S. (1984), »Some thoughts on once-weekly psychotherapy in the National Health Service«, in: *Journal of Child Psychotherapy* 10, Heft 2, S. 187–198.

Mitrani, J. L. (1998), »Unbearable ecstasy, reverence and awe, and the perpetuation of an ›aesthetic conflict‹«, in: *Psychoanalytic Quarterly* 67, S. 102–107.

Money-Kyrle, R. (1947), »On being a psychoanalyst«, in: D. Meltzer und E. O'Shaughnessy (Hrsg.) (1978), *The Collectd Papers of Roger Money-Kyrle*, Strathtay: Clunie.

Moore, M. (1968), *Marianne Moore: Complete Poems*, London: Faber and Faber.

Moore, M. S. (2004), »Differences between representational drawings and re-presentations in traumatized children«, Vortrag beim Jahreskongress der Association of Child Psychotherapists in London, Juni 2004.

Murray, L. (1991), »Intersubjectivity, object relations theory and empirical evidence from mother–infant interactions«, in: *Infant Mental Health Journal* 12, S. 219–232.

Murray, L. (1992), »The impact of postnatal depression on infant development«, in: *Journal of Child Psychology and Psychiatry* 33, Heft 3, S. 543–561.

Murray, L. und P. J. Cooper (Hrsg.) (1997), *Postpartum Depression and Child Development*, London: Guilford Press.

Music, G. (2009), »Neglecting neglect: some thoughts on children who have lacked good input, and are ›undrawn‹ and ›unenjoyed‹«, in: *Journal of Child Psychotherapy* 35, Heft 2, S. 142–156.

Music, G. (2011), *Nurturing Natures: Attachment and Children's Sociocultural and Brain Development*, Hove: Psychology Press.

Negri, R. (1994), *The Newborn in the Intensive Care Unit: A Neuropsychoanalytic Prevention Model*, London: Karnac.

Newson, J. (1977), »An intersubjective approach to the systematic description of mother–infant interaction«, in: H. R. Schaffer (Hrsg.), *Studies in Mother–Infant Interaction*, London: Academic Press.

O'Shaughnessy, E. (1964), »The absent object«, in: *Journal of Child Psychotherapy* 1, Heft 2, S. 34–43.

O'Shaughnessy, E. (2006), »A conversation about early unintegration, disintegration and integration«, in: *Journal of Child Psychotherapy* 32, Heft 2, S. 153–157.

Ogden, T. H. ([1997] 2001), *Analytische Träumerei und Deutung. Zur Kunst der Psychoanalyse*, übers. von Horst Friessner und Eva Wolfram, Wien/New York: Springer.

Panksepp, J. (1998), *Affective Neuroscience: The Foundations of Human and Animal Emotions*, Oxford: Oxford University Press.

Panksepp, J. und L. Biven (2011), *The Archeology of the Mind: Neuroevolutionary Origins of Human Emotion*, New York: Norton.

Papoušek, H. und M. Papoušek (1975), »Cognitive aspects of preverbal social interaction between human infants and adults«, in: *Parent–Infant Interaction*, CIBA Foundation, Symposium Nr. 33, Amsterdam: Elsevier.

Perry, B. D. (2002), »Childhood experience and the expression of genetic potential: what childhood neglect tells us about nature and nurture«, in: *Brain and Mind* 3, S. 79–100.

Perry, B. D., R. A. Pollard, T. L. Blakeley, W. L. Baker und D. Vigilante (1995), »Childhood trauma, the neurobiology of adaption and ›use-dependent‹ development of the brain: how ›states‹ become ›traits‹«, in: *Infant Mental Health Journal* 16, S. 271–291.

Pessoa, F. (2000), *Poemas de Fernando Pessoa*, Vol I, Tomo V (1934–1935), Lissabon: Imprensa Nacional – Casa da Moeda.

Phillips, A. ([1993] 1997). *Vom Küssen, Kitzeln und Gelangweiltsein*, übers. von Klaus Laermann, Göttingen: Steidl.

Pick, I. (1985), »Working through in the counter-transference«, in: *International Journal of Psychoanalysis* 66, S. 157–166.

Pine, F. (1985), *Developmental Theory and Clinical Process*, New Haven/CT u. a.: Yale University Press.

Racker, H. ([1968] 1982), *Übertragung und Gegenübertragung. Studien zur psychoanalytischen Technik*, Hrsg. und übers. von Gisela Krichhauff, München: Reinhardt.

Reddy, V. (2005), »Feeling shy and showing off: self-conscious emotions must regulate self-awareness«, in: J. Nadel und D. Muir (Hrsg.), *Emotional Development*, Oxford: Oxford University Press.

Reddy, V. (2008), *How Infants Know Minds*, Cambridge/MA: Harvard University Press.

Reid, S. (1988), »Interpretation: food for thought«, Vortrag beim Jahreskongress der Kinderpsychotherapeuten in London, Juni 1988.

Reid, S. (Hrsg.) (1997), *Developments in Infant Observation: The Tavistock Model*, London: Routledge.

Reid, S. (1999a), »Autism and trauma: autistic post-traumatic developmental disorder«, in: A. Alvarez und S. Reid (Hrsg.), *Autism and Personality: Findings from the Tavistock Autism Workshop*, London: Routledge.

Reid, S. (1999b), »The assessment of the child with autism: a family perspective«, in: A. Alvarez und S. Reid (Hrsg.), *Autism and Personality: Findings from the Tavistock Autism Workshop*, London: Routledge.

Resnik, S. (1995), *Mental Space*, London: Karnac.

Rey, H. (1988), »That which patients bring to analysis«, in: *International Journal of Psychoanalysis* 69, S. 457–70 [auch in: J. Magagna (Hrsg.) (1994), *Universals of Psychoanalysis in the Treatment of Psychotic and Borderline States: Henri Rey*, London: Free Association Books].

Rhode, M. (2001), »The sense of abundance in relation to technique«, in: J. Edwards (Hrsg.), *Being Alive: Building on the Work of Anne Alvarez*, Hove: Brunner-Routledge.

Riviere, J. (Hrsg.) (1952), *Developments in Psycho-Analysis*, London: Hogarth.

Rizzolatti, G., L. Craighero und L. Fadiga (2002), »The mirror system in humans«, in: M. Stamenov und V. Gallese (Hrsg.), *Mirror Neurons and the Evolution of Brain and Language*, Philadelphia/PA: John Benjamins.

Robarts, J. (2009), »Supporting the development of mindfulness and meaning: clinical pathways in music therapy with a sexually abused child«, in: S. Malloch und C. Trevarthen (Hrsg.), *Communicative Musicality: Exploring the Basis of Human Companionship*, Oxford: Oxford University Press.

Robertson, R. (2005), »A psychoanalytic perspective on the work of a physiotherapist with infants at risk of neurological problems: comparing the theoretical background of physiotherapy and psychoanalysis«, in: *Infant Observation* 8, Heft 3, S. 259–278.

Robson, K. (1967), »The role of eye-to-eye contact in maternal–infant attachment«, in: *Journal of Child Psychology and Psychiatry* 8, S. 13–25.

Rodrigue, E. (1955), »The analysis of a three-year-old mute schizophrenic«, in: M. Klein, P. Heimann und R. E. Money-Kyrle (Hrsg.), *New Directions in Psychoanalysis: The Significance of Infant Conflict in the Pattern of Adult Behaviour*, London: Tavistock.

Rosenfeld, H. (1964), »On the psychopathology of narcissism«, in: *International Journal of Psychoanalysis* 45, S. 332–337.

Rosenfeld, H. ([1987] 1990), *Sackgassen und Deutungn. Therapeutische und antitherapeutische Faktoren bei der psychoanalytischen Behandlung von psychotischen, Borderline- und neurotischen Patienten*, übers. von Max Looser, München/Wien: Verlag Internationale Psychoanalyse.

Roth, P. (2001), »Mapping the landscape: levels of transference interpretation«, in: *International Journal of Psychoanalysis* 82, S. 533–543.

Rustin, M. (1997), »Child psychotherapy within the Kleinian tradition«, in: B. Burgoyne und M. Sullivan (Hrsg.), *The Klein–Lacan Dialogues*, London: Rebus.

Rustin, M. E. (1998), »Dialogues with parents«, in: *Journal of Child Psychotherapy* 24, S. 233–252.

Salo, F. (1987), »The analysis of a well-endowed boy from emotionally impoverished background«, in: *Journal of Child Psychotherapy* 13, Heft 2, S. 15–32.

Sander, L. (1975), »Infant and caretaking environment: investigation and conceptualization of adaptative behaviour in a system of increasing complexity«, in: E. J. Anthony (Hrsg.), *Explorations in Child Psychiatry*, New York: Plenum.

Sander, L. (2000), »Where are we going in the field of infant mental health?«, in: *Infant Mental Health Journal* 21, Heft 1/2, S. 5–20.

Sander, L. (2002), »Thinking differently: principles of process in living systems and the specificity of being known«, in: *Psychoanalytic Dialogues* 12, Heft 1, S. 11–42.

Sandler, A. M. (1996), »The psychoanalytic legacy of Anna Freud«, in: *Psychoanalytic Study of the Child* 51, S. 270–284.

Sandler, J. (1960), »The background of safety«, in: *International Journal of Psychoanalysis* 41, S. 352–356.

Sandler, J. (1988), *Projection, Identification, Projective Identification*, London: Karnac.

Sandler, J. und A. Freud ([1985] 1989), *Die Analyse der Abwehr*, übers. von Horst Vogel, Stuttgart: Klett-Cotta.

Sandler, J. und A. M. Sandler (1994a), »Phantasy and its transformations: a contemporary Freudian view«, in: *International Journal of Psychoanalysis* 75, S. 387–394.

Sandler, J. und A. M. Sandler (1994b), »The past unconscious and the present unconscious: a contribution to a technical frame of reference«, in: *Psychoanalytical Study of the Child* 49, S. 278–292.

Sanville, J. (1991), *The Playground of Psychoanalytic Therapy*, Hillsdale/NJ: Analytic Press.

Scaife, M. und J. Bruner (1975), »The capacity for joint visual attention in the infant«, in: *Nature* 253, S. 265–266.

Schafer, R. ([1976] 1982), *Eine neue Sprache für die Psychoanalyse*, übers. von Wolfgang Krege, Stuttgart: Klett-Cotta.

Schafer, R. (1999), »Recentering psychoanalysis: from Heinz Hartmann to the contemporary British Kleinians«, in: *Psychoanalytic Psychology* 16, S. 339–354.

Schore, A. (1994), *Affect Regulation and the Origin of the Self: The Neurobiology of Emotional Development*, Hillsdale/NJ: Lawrence Erlbaum.

Schore, A. (1997), »Interdisciplinary development research as a source of clinical models«, in: M. M. Moskowitz, C. Monk, C. Kaye und S. Ellman (Hrsg.), *The Neurobiological and Developmental Basis for Psychotherapeutic Intervention*, London: Jason Aronson.

Schore, A. ([2003] 2007), *Affektregulation und die Reorganisation des Selbst*, Hrsg. und übers. von Eva Rass, Stuttgart: Klett-Cotta.

Searles, H. (1959), »Oedipal love in the countertransference«, in: ders. (1986), *Collected Papers on Schizophrenia and Related Subjects*, New York: International University Press.

Searles, H. (1961), »Sexual processes in schizophrenia«, in: ders. (1986), *Collected Papers on Schizophrenia and Related Subjects*, New York: International University Press.

Segal, H. ([1957] 1992), »Anmerkungen zur Symbolbildung«, in: dies., *Wahnvorstellung und künstlerische Kreativität. Ausgewählte Aufsätze*, übers. von Annegrete Lösch, Stuttgart: Klett-Cotta.

Segal, H. ([1964] 2004), *Melanie Klein. Eine Einführung in ihr Werk*, übers. von Gerhard Vorkamp, Tübingen: edition diskord (2. Aufl. 2013 bei Brandes & Apsel).

Segal, H. (1983), »Some implications of Melanie Klein's work«, in: *International Journal of Psychoanalysis* 64, S. 269–276.

Shakespeare, W. (1957), *Das Wintermärchen*, übers. von Dorothea Schlegel, in: *Dramatische Werke*, Bd.1, Frankfurt a. M.: Büchergilde Gutenberg.

Shedler, J. (2010), »The efficacy of psychodynamic psychotherapy«, in: *American Psychologist* 65, Heft 2, S. 98–109.

Shiner, R. und A. Caspi (2003), »Personality differences in childhood and adolescence: measurement, development and consequences«, in: *Journal of Child Psychology and Psychiatry* 44, S. 2–32.

Siegel, D. J. ([1999] 2010), *Wie wir werden, die wir sind. Neurobiologische Grundlagen subjektiven Erlebens und die Entwicklung des Menschen in Beziehungen*, übers. von Theo Kierdorf und Hildegard Höhr, Paderborn: Junfermann.

Sinason, V. ([1992] 2000), *Geistige Behinderung und die Grundlagen menschlichen Seins*, übers. von Barbara Strehlow und Wolfgang Jantzen (Gedichte), Neuwied/Berlin: Luchterhand.

Slade, A. (1987), »Quality of attachment and early symbolic play«, in: *Developmental Psychology* 17, S. 326–335.

Solms. M. (2000), »Freudian dream theory today«, in: *The Psychologist* 12, Heft 1, S. 618–619.

Solms, M. und O. Turnbull ([2002] 2004), *Das Gehirn und die innere Welt. Neurowissenschaft und Psychoanalyse*, übers. von Elisabeth Vorspohl, Düsseldorf: Patmos.

Sonuga-Barke, E. J. S. (2010), »It's the environment, stupid!«, in: *Journal of Child Psychology and Psychiatry* 51, Heft 2, S. 113–115.

Sorenson, P. B. (2000), »Observations of transition facilitating behaviour: developmental and theoretical implications«, in: *Infant Observation* 3, Heft 2, S. 46–54.

Spillius, E. B. (1983), »Some developments from the work of Melanie Klein«, in: *International Journal of Psychoanalysis* 64, S. 321–332.

Stein, D. (1985), *The Interpersonal World of the Infant*, New York: Basic Books.

Steiner, J. ([1993] 1998), »Probleme der psychoanalytischen Technik: patientenzentrierte und analytikerzentrierte Deutungen«, in: ders., *Orte des seelischen Rückzugs. Pathologische Organisationen bei psychotischen, neurotischen und Borderline-Patienten*, übers. von Heinz Weiß, Stuttgart: Klett-Cotta.

Steiner, J. (1994), »Patient-centered and analyst-centered interpretations: some implications of containment and counter-transference«, in: *Psychoanalytic Inquiry* 14, Heft 3, S. 406–422.

Steiner, J. (2004), »Containment, enactment, and communication«, in: E. Hargreaves und A. Varchevker (Hrsg.), *In Pursuit of Psychic Change: The Betty Joseph Workshop*, London: Brunner-Routledge.

Stern, D. N. (1974), »Mother and infant at play: the dyadic interaction involving facial, vocal and gaze behaviours«, in: M. Lewis und L. A. Rosenblum (Hrsg.), *The Effect of the Infant on its Caregiver*, New York: Wiley.

Stern, D. N. ([1977] 1979), »Falsche Schritte beim Tanz«, in: ders., *Mutter und Kind. Die erste Beziehung*, übers. von Thomas M. Höpfner, Stuttgart: Klett-Cotta.

Stern, D. N. (1983), »The early development of schemas of Self, Other and Self with Other«, in: J. D. Lichtenberg und S. Kaplan (Hrsg.), *Reflections on Self Psychology*, Hillsdale/NJ: Analytic Press.

Stern, D. N. ([1985] 1992), *Die Lebenserfahrung des Säuglings*, übers. von Wolfgang Krege, Stuttgart: Klett-Cotta.

Stern, D. N. (2000), »Putting time back into our considerations of infant experience: a microdiachronic view«, in: *Infant Mental Health Journal* 21, S. 21–28.

Stern, D. N. ([2010] 2011), *Ausdrucksformen der Vitalität. Die Erforschung dynamischen Erlebens in Psychotherapie, Entwicklungspsychologie und den Künsten*, übers. von Elisabeth Vorspohl, Frankfurt a. M.: Brandes & Apsel.

Stern, D. N., L. W. Sander, J. P. Nahum, A. M. Harrison, K. Lyons-Ruth, A. C. Morgan, N. Bruschweiler-Stern und E. Z. Tronick (1998), »Non-interpretive mechanisms in psychoanalytic psychotherapy«, in: *International Journal of Psychoanalysis* 79, S. 903–921. Dt.: Stern, D. N. et al. (The Boston Change Process Study Group) (2012), »nicht-deutende Mechanismen in der psychoanalytischen Therapie. Das ›Etwas-Mehr‹ als Deutung«, in: Stern, D. N. et al. (The Boston Change Process Study Group) Veränderungsprozesse. Ein integratives Paradigma, Frankfurt a. M.: Brandes & Apsel.

Sternberg, J. (2005), *Infant Observation at the Heart of Training*, London: Karnac.

Stolorow, R. D. und F. M. Lachmann (1980), *Psychoanalysis of Developmental Arrests: Theory and Treatment*, Madison/CT: International Universities Press.

Strachey, J. (1934), »The nature of the therapeutic action of psychoanalysis«, in: *International Journal of Psychoanalysis* 15, S. 127–159.

Strathearn, L., P. H. Gray, M. J. O'Callaghan und D. O. Wood (2001), »Childhood neglect and cognitive development in extremely low birth weight infants: a prospective study«, in: *Paediatrics* 108, Heft 1, S. 142–151.

Striano, T. und P. Rochat (1999), »Developmental links between dyadic and triadic social competence in infancy«, in: *British Journal of Developmental Psychology* 17, S. 551–562.

Sylva, K. und J. S. Bruner (1974), »The role of play in the problem-solving of children 3–5 years old«, in: J. S. Bruner, A. Jolly und K. Sylva (Hrsg.) (1976), *Play – Its Role in Development and Evolution*, Harmondsworth: Penguin.

Symington, J. (2002), »Mrs Bick and infant observation«, in: A. Briggs (Hrsg.), *Surviving Space: Papers on Infant Observation*, London: Karnac.

Symington, J. (2004), »Mrs Bick, infant observation and the question of un-integration«, Vortrag beim internationalen Kongress über Säuglingsbeobachtung in der Tavistock Clinic, London.

Symington, N. (1980), »The response aroused by the psychopath«, in: *International Review of Psychoanalysis* 7, S. 291–298.

Symington, N. ([1993] 1997), *Narzissmus*, übers. von Brigitte Flickinger, Göttingen: Steidl.

Symington, N. (1995), »Mrs Bick and infant observation«, Vortrag zum 75jährigen Bestehen der Tavistock Clinic, London, August 1995.

Thelen, E. und L. B. Smith (1994), *A Dynamic Systems Approach to the Development of Cognition and Action*, Cambridge/MA u. a.: MIT Press.

Tompkins, S. (1981), »The quest for primary motives: biography and autobiography of an idea«, in: *Journal of Personality and Social Psychology* 41, S. 306–329.

Tremelloni, L. (2005), *Arctic Spring: Potential für Growth in Adults with Psychosis and Autism*, London: Karnac.

Trevarthen, C. (1993), »Playing into reality: conversations with the infant communicator«, in: L. Spurling (Hrsg.), *Winnicott Studies*, Bd. VII, London: Karnac.

Trevarthen, C. (2001), »Intrinsic motives for companionship in understanding: their origin, development, and significance for infant mental health«, in: *Infant Mental Health* (Sonderheft: *Contributions from the Decade of the Brain to Infant Mental Health*) 22, Heft 1/2, S. 95–131.

Trevarthen, C. und K. J. Aitken (2001), »Intersubjectivity: research, theory and clinical applications«, in: *Journal of Child Psychology and Psychiatry* 42, S. 3–48.

Trevarthen, C. und P. Hubley (1978), »Secondary intersubjectivity: confidence, confiding and acts of meaning in the first year«, in: A. Lock (Hrsg.), *Action, Gesture and Symbol: The Emergence of Language*, London: Academic Press.

Trevarthen, C. und H. Marwick (1986), »Signs of motivation for speech in infants, and the nature of a mother's support for development of language«, in: B. Lindblom und R. Zetterstrom (Hrsg.), *Prescursors of Early Speech*, Basingstoke: Macmillan.

Tronick, E. (2007), *The Neurobehavioral and Social-Emotional Development of Infants and Children*, New York: Norton.

Tronick, E. Z., N. Bruschweiler-Stern, A. M. Harrison, K. Lyons-Ruth, A. C. Morgan und J. P. Nahum (1998), »Dyadically expanded states of consciousness«, in: *Infant Mental Health Journal* 19, S. 290–299.

Trowell, J., M. Rhode, G. Miles und I. Sherwood (2003), »Childhood depression: work in progress«, in: *Journal of Child Psychotherapy* 29, Heft 2, S. 147–169.

Tuch, R. H. (2007), »Thinking with, and about, patients too scared to think: can non-interpretive manoeuvres stimulate reflective thought?«, in: *International Journal of Psychoanalysis* 88, S. 91–111.

Tustin, F. (1980), »Autistic objects«, in: *International Review of Psychoanalysis* 7, S. 27–39.

Tustin, F. ([1981] 1989), *Autistische Zustände bei Kindern*, übers. von Horst Brühmann, Stuttgart: Klett-Cotta.

Urwin, C. (1987), »Developmental psychology and psychoanalysis: splitting the difference«, in: M. Richards und P. Light (Hrsg.), *Children of Social Worlds*, Cambridge: Polity.

Urwin, C. (2002), »A psychoanalytic approach to language delay: when autistic isn't necessarily autism«, in: *Journal of Child Psychotherapy* 28, Heft 1, S. 73–93.

Uzgiris, I. C. und J. M. V. Hunt (1975), *Towards Ordinal Scales of Psychological Development in Infancy*, Champaign: University of Illinois Press.

Van der Kolk, B. (2009), »Proposal to include Developmental Trauma Disorder diagnosis for children and adolescents in *DSM-V*«, Vortrag beim Trauma-Kongress der UCLA, Kalifornien, Juli 2009.

Viding, E. (2004), »Annotation: understanding the development of psychopathy«, in: *Journal of Child Psychology and Psychiatry* 45, Heft 8, S. 1329–1337.

Vygotskij, L. S. ([1960] 1992), *Geschichte der höheren psychischen Funktionen*, übers. von Regine Kämper, Münster u. a.: Lit.

Waddell, M. (2006), »Integration, unintegration, disintegration: an introduction«, in: *Journal of Child Psychotherapy* 32, Heft 2, S. 148–152.

Wakschlag, L. S., P. H. Tolan und B. L. Leventhal (2010), »Research review, ›Ain't misbehaving‹: towards a developmentalized specified nosology for preschool disruptive behaviour«, in: *Journal of Child Psychology and Psychiatry* 51, Heft 1, S. 3–22.

Waska, R. T. (2002), *Primitive Experiences of Loss: Working with the Paranoid-Schizoid Patient*, London: Karnac.

Williams, A. H. (1960), »A psycho-analytic approach to the treatment of the murderer«, in: *International Journal of Psychoanalysis* 4, S. 532–539.

Williams, A. H. (1998), *Cruelty, Violence and Murder*, London: Karnac.

Williams, Gianna ([1997] 2003), »Über Introjektionsprozesse: die Hypothese einer ›Omega-Funktion‹«, in: dies., *Innenwelten und Fremdkörper. Abhängigkeitsbeziehungen bei Eßstörungen und anderen seelischen Erkrankungen*, übers. von Antje Vaihinger, Stuttgart: Klett-Cotta.

Wing, L. und A. Attwood (1987), »Syndromes of autism and atypical development«, in: D. Cohen und A. Donnellan (Hrsg.), *Handbook of Autism and Pervasive Developmental Disorders*, New York: Wiley.

Winnicott, D. W. ([1945] 1976), »Die primitive Gefühlsentwicklung«, in: ders., *Von der Kinderheilkunde zur Psychoanalyse. Aus den ›Collected Papers‹*, übers. von Gudrun Theusner-Stampa, München: Kindler.

Winnicott, D. W. ([1947] 1976), »Haß in der Gegenübertragung«, in: ders., *Von der Kinderheilkunde zur Psychoanalyse. Aus den ›Collected Papers‹*, übers. von Gudrun Theusner-Stampa, München: Kindler.

Winnicott, D. W. ([1951] 1976), »Übergangsobjekte und Übergangsphänomene. Eine Studie über den ersten Besitz, der ›Nicht-Ich‹ ist«, in: ders., *Von der Kinderheilkunde zur Psychoanalyse. Aus den ›Collected Papers‹*, übers. von Gudrun Theusner-Stampa, München: Kindler.

Winnicott, D. W. ([1954] 1976), »Die depressive Position in der normalen emotionalen Entwicklung«, in: ders., *Von der Kinderheilkunde zur Psychoanalyse. Aus den ›Collected Papers‹*, übers. von Gudrun Theusner-Stampa, München: Kindler.

Winnicott, D. W. ([1960] 1984), »Die Theorie von der Beziehung zwischen Mutter und Kind«, in: ders., *Reifungsprozesse und fördernde Umwelt*, übers. von Gudrun Theusner-Stampa, Frankfurt a. M.: Fischer.

Winnicott, D. W. ([1963] 1984), »Die Entwicklung der Fähigkeit der Besorgnis (Concern)«, in: ders., *Reifungsprozesse und fördernde Umwelt*, übers. von Gudrun Theusner-Stampa, Frankfurt a. M.: Fischer.

Winnicott, D. W. ([1971] 1979), *Vom Spiel zur Kreativität*, übers. von Michael Ermann, Stuttgart: Klett-Cotta (2. Aufl.).

Wittenberg, I. ([1975] 2011), »Primäre Depression im Autismus – John«, in: D. Meltzer, J. Bremner, S. Hoxter, D. Weddell und I. Wittenberg, *Autismus. Eine psychoanalytische Erkundung*, übers. von Monika Noll, Frankfurt a. M.: Brandes & Apsel.

Wolff, P. H. (1965), »The development of attention in young infants«, in: L. J. Stone, H. T. Smith und L. B. Murphy (Hrsg.) (1974), *The Competent Infant: Research and Commentary*, London: Tavistock.

Wollheim, R. ([1971] 1972), *Sigmund Freud*, übers. von Walter Theimer, München: Deutscher Taschenbuch-Verlag.

Woods, J. (2003), *Boys who Have Abused: Psychoanalytic Psychotherapy with Victim/Perpetrators of Sexual Abuse*, London: Jessica Kingsley.

Wrye, H. K. und J. K. Welles (1989), »The maternal erotic transference«, in: *International Journal of Psychoanalysis* 70, S. 673–684.